U0259511

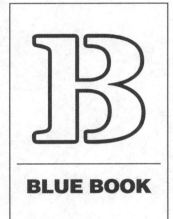

BLUE BOOK

智 库 成 果 出 版 与 传 播 平 台

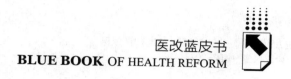

医改蓝皮书

BLUE BOOK OF HEALTH REFORM

中国医改发展报告
（2023）

DEVELOPMENT REPORT ON HEALTH REFORM
IN CHINA (2023)

研　创／中国医学科学院
主　编／朱洪彪　王　辰　姚建红
副主编／薛海宁　刘　辉

社会科学文献出版社
SOCIAL SCIENCES ACADEMIC PRESS（CHINA）

图书在版编目（CIP）数据

中国医改发展报告 . 2023 ／ 朱洪彪，王辰，姚建红
主编 . --北京：社会科学文献出版社，2024.3
（医改蓝皮书）
ISBN 978-7-5228-3334-7

Ⅰ.①中… Ⅱ.①朱… ②王… ③姚… Ⅲ.①医疗保
健制度-体制改革-研究报告-中国-2023 Ⅳ.
①R199.2

中国国家版本馆 CIP 数据核字（2024）第 050660 号

医改蓝皮书

中国医改发展报告（2023）

研　　创／中国医学科学院
主　　编／朱洪彪　王　辰　姚建红
副主编／薛海宁　刘　辉

出版人／冀祥德
组稿编辑／周　丽
责任编辑／王玉山
文稿编辑／白　银　张　爽　王　娇
责任印制／王京美

出　　版／社会科学文献出版社·城市和绿色发展分社（010）59367143
　　　　　　地址：北京市北三环中路甲 29 号院华龙大厦　邮编：100029
　　　　　　网址：www.ssap.com.cn
发　　行／社会科学文献出版社（010）59367028
印　　装／天津千鹤文化传播有限公司

规　　格／开　本：787mm×1092mm　1/16
　　　　　　印　张：18.75　字　数：281 千字
版　　次／2024 年 3 月第 1 版　2024 年 3 月第 1 次印刷
书　　号／ISBN 978-7-5228-3334-7
定　　价／168.00 元

读者服务电话：4008918866

医改蓝皮书编委会

主　　编　朱洪彪　王　辰　姚建红

副 主 编　薛海宁　刘　辉

编写成员　（按姓氏笔画排序）

马　聪	王　芳	王　坤	王　昊	王　炎
王　静	王秀峰	王春晓	王莹莹	孔　芸
付　强	冯芮华	冯佳园	任　静	刘思琦
刘皈阳	汝小美	李　建	李　鹰	李亚子
李晋珩	杨均隆	吴　丹	伯广宝	应亚珍
张立强	张丽芳	张艳春	陈　龙	陈爱贞
林春梅	郁卫平	周小园	周海欣	周颖玉
练凌东	赵　君	赵　锐	胡红濮	姚　岚
秦江梅	秦盼盼	贾　梦	徐　雯	徐　源
徐冬艳	徐旭亮	高术宝	郭珉江	黄　飞
黄佛生	曹晓琳	程礼才	曾章康	蒯丽萍
管雪帆				

主编简介

    朱洪彪   国家卫生健康委员会体制改革司一级巡视员（主持工作），长期从事卫生规划财务管理工作、医药卫生体制改革政策研究及推动落实工作，主持起草建立现代医院管理制度的指导意见、改革完善药品生产流通使用政策、推动公立医院高质量发展的意见、推广福建省三明市医改经验等重要改革文件。曾任原卫生部规划财务司副巡视员、原国家卫生计生委药物政策与基本药物制度司副巡视员、原国家卫生计生委体制改革司副司长。

    王 辰   呼吸病学与危重症医学专家，中国工程院院士，美国国家医学科学院、欧洲科学院外籍院士，欧洲科学与艺术学院院士，中国医学科学院学部委员。中国工程院副院长，中国医学科学院北京协和医学院院校长，国家呼吸医学中心主任。担任世界卫生组织（WHO）多项重要专业职务。*Chinese Medical Journal*（《中华医学杂志》英文版）总编辑。长期从事呼吸与危重症医学临床、教学与研究工作。主要研究领域包括呼吸病学、群医学及公共卫生。在慢性气道疾病、肺栓塞、呼吸衰竭、新发呼吸道传染病、控制吸烟等领域做出多项重要创新，改善医疗卫生实践。在 *New Engl J Med*、*Lancet* 等国际权威期刊发表论文 290 余篇。获得国家科技进步特等奖、一等奖、二等奖。作为学科带头人以先进理念引领我国现代呼吸学科健康发展。推动创立我国住院医师和专科医师规范化培训制度、"4+4" 医学教育制度、群医学学科。

姚建红　医学博士，现任中国医学科学院北京协和医学院党委书记、副院校长，兼任北京协和医学院马克思主义学院院长，全国政协委员，中国卫生健康思想政治工作促进会副会长及医学教育科研分会会长、中国医师协会人文医学专委会主任委员，北京市东城区人大代表。长期从事深化医改和城乡基层卫生的理论研究、实践推广、重大政策文件的起草工作以及马克思主义理论研究、党的建设及行政管理工作。组织牵头协调起草年度深化医改重点任务安排、"十三五"深化医改规划以及完善城乡居民大病保险制度、健全乡村医生队伍、建设农村卫生服务体系等文件。新冠疫情发生以来，参加国家卫生健康委员会新冠应对处置工作领导小组专家组工作。在国内外各类期刊发表论文50余篇。

摘　要

中国医学科学院以科学性、严谨性和代表性为原则，组织医改领域有关专家、地方卫生健康委，以 2022 年医改主要进展和现阶段医改重点领域、重点问题为内容编写本书，基于事实证据对医改进行客观分析，提出面向新时代的改革战略构想，为进一步深化医药卫生体制改革提供有力支撑。

2022 年，深化医药卫生体制改革工作继续坚持以人民健康为中心，以体制机制改革创新为动力，聚焦重点领域和关键环节，推进改革不断迈向纵深。优质医疗资源扩容和区域均衡布局取得新进展，公立医院综合改革和高质量发展五大新机制加快形成，多元复合支付方式改革和多层次医疗保障体系推进医疗保障事业高质量发展，药品供应保障制度不断完善，公共卫生体系建设和能力提升持续增强，以传承创新发展为目标的中医药改革不断深化，卫生健康信息化、科技创新和人才队伍等改革相关领域建设成效逐步凸显。深化医药卫生体制改革进入承前启后、继往开来的重要历史时期，未来医改发展战略应体现以中国式现代化健康治理的顶层设计为引领，以进一步完善卫生健康高质量发展体制机制为抓手，以技术赋能卫生健康事业发展为手段，最终实现共建共享、全民健康的战略目标。

本书包括总报告、专题报告和地方经验与案例三个部分。总报告围绕加快构建有序的就医和诊疗新格局、推进公立医院改革和高质量发展、促进多层次医疗保障体系发展、完善药品供应保障制度、加强公共卫生体系建设和能力提升、推动中医药振兴发展、推进信息化和人才队伍建设等 2022 年度医改重点领域，系统、科学、客观分析各领域主要进展、成效及问题。专题

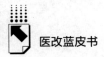

报告围绕推进中国式现代化卫生健康、公立医院改革与高质量发展、深化医保支付方式改革、基本医保药品临床使用及政策改革等内容，客观、深入论证重点领域核心问题，从专家视角进行系统分析，希望能给读者带来启发和思考。地方经验与案例部分选取部分改革进度较快且改革成效有所显现的典型地区，对其实践经验进行总结，为推动全国医改向纵深发展提供借鉴和启示。

关键词： 医药卫生体制改革　高质量发展　健康治理　协同联动

目 录

Ⅰ 总报告

Ⅱ 专题报告

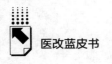

Ⅲ 地方经验与案例

皮书数据库阅读**使用指南**

总报告

B.1
2022年深化医改进展与成效

中国医学科学院医学信息研究所课题组*

摘 要： 2022年，全国持续推进深化医改工作，多项关键改革举措落地见效：继续以促进优质医疗资源扩容和区域均衡布局为切入点，加快构建有序就医和诊疗新格局；点面结合推进公立医院综合改革，加快形成公立医院高质量发展五大新机制；深化医疗保障制度改革，持续推动医疗保障事业高质量发展；药品供应保障能力进一步增强，推动药品供应保障制度不断完善；持续推动公共卫生体系建设和能力提升，创新医防协同机制；不断深化中医药治理机制改革，促进中医药传承创新发展；卫生健康信息化、科技创新和人才队伍等改革相关领域建设持续助力医改深化。面对新的形势与挑战，未来医改应把保障人民健康放在优先发展的战略位置，推进中国式现代化健康治理，不断完善卫生健康高质量发展体制机制，用新技术新手段赋能卫生健康事业发展。

---

* 执笔人：刘辉、王芳、胡红濮、李亚子、赵锐、李建、王莹莹、贾梦、冯芮华、郭珉江、王坤、曹晓琳、秦盼盼、管雪帆、李晋珩、王静。

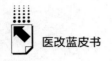

关键词： 深化医改　体制机制改革　高质量发展　健康治理

在全面建设社会主义现代化国家、推进新时代伟大变革的关键时刻，我国迎来党的二十大胜利召开，深化医药卫生体制改革进入承前启后、继往开来的重要历史时期。中国式办法在新冠疫情的大考中得到检验，恪守以人民健康为中心的改革发展理念和实践，为卫生健康的中国之问、世界之问，提供了新办法、新方案。

（一）以人民健康为中心领航中国特色医改道路

新时代的医药卫生体制改革工作，深入贯彻以人民为中心的发展思想，坚持以维护人民健康促进全体人民共同富裕，夯实中国式现代化健康根基。不断强化基本医疗卫生事业公益属性，加大对卫生健康事业的投入力度，确定了政府投入保障公立医院和基层医疗卫生机构的六项基本支出，落实对疾病预防控制中心等公共卫生机构的投入保障责任，建立与经济社会发展、财政状况和健康指标相适应的政府卫生投入机制。2018~2022 年，累计安排中央预算内投资约 142 亿元支持省、市、县疾控机构基础设施建设；安排中央投资超过 190 亿元支持中医药传承创新、中医特色重点医院、县中医医院等项目建设。改革卫生健康系统动力机制，强化政府资金、公共卫生资金、医疗保障资金等与健康绩效之间的关系，强化卫生健康系统的整合性，促进医疗卫生机构更加重视疾病的早期防控和诊治，构建以人民健康为中心的运行机制，进一步落实公益属性、服务人民群众的基本功能定位等。不断健全制度设计，减少因病致贫、因病返贫，各地全面实施城乡居民大病保险，普遍开展职工大额医疗费用补助。2022 年职工医保、居民医保住院费用目录内基金支付比例达到新的高度。

（二）守正创新巩固新时代医药卫生体制改革成果

新时代的医药卫生体制改革，不断强化理论创新、制度创新、管理创新、技术创新，在实践中坚持用中国式办法解决世界性难题，敢于突破利益固化藩篱，敢于破除体制机制弊端，蹄疾步稳推进医药卫生体制改革工作，实现了一系列创新和突破，为卫生健康事业高质量发展注入了强劲动力和活力。在推进医药卫生体制改革过程中，强调把人民健康放在优先发展的战略地位、没有全民健康就没有全面小康，对健康的重要地位和作用进行了深刻阐释，为医药卫生体制改革提供了根本遵循和理论指导。我国大力推进健康中国建设，构建"大卫生、大健康"治理模式，强调健康融入所有政策，全方位防控健康风险，实施健康风险评估制度等。加强优质医疗资源扩容和区域均衡布局，国家医学中心和国家区域医疗中心覆盖所有省份和新疆生产建设兵团。加强医联体和县域医共体建设，县域和基层服务能力不断提升，超过3/4的试点地区县域内就诊率超过90%。毫不动摇坚持医疗卫生事业的公益属性，不断强化基础设施建设，加强人力资源配置，提高急诊急救等技术服务能力，面向人民生命健康加强医学科技创新。实践证明，新时代的医药卫生体制改革工作方向正确、路径清晰、措施得力、成效显著，医药卫生体制改革成果在伟大的抗疫斗争、健康中国建设、中国式现代化建设中得到检验，受到全社会的充分认可和肯定，为解决医药卫生体制改革这个世界性难题提供了中国式办法。

（三）协同联动推进改革激发中国式办法发展活力

新时代的医药卫生体制改革工作，准确把握卫生健康工作发展的基本规律，坚持不懈、协同推进"三医"联动，通过国家药品和耗材集中带量采购改革，不断降低药品耗材成本、净化医药卫生发展环境，2018~2022年，国家组织开展了7批药品集中带量采购，累计采购294种药品，中选产品平均降价超过50%。深化医保战略购买机制和支付方式改革，完善医药服务价格形成机制，医疗服务补偿机制得到转变，医疗服务行为不断改善，进一步提高了医疗资源配置效能。努力加强医疗卫生系统内部的协同联动机制建设，强化医防融合，不断加强医疗卫生机构与公共卫生机构的高效协同、无缝衔接，健全防治结合、联防联控工作机制，完善公共卫生重大风险研判、

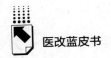

评估、决策和防控协同机制。坚持共建共治共享，推进医药卫生体制改革，动员全社会参与自我健康管理，共建共享改革发展成果。加强疾病的早期预防和控制，提高人民群众的健康素养和水平，有效落实预防为主的工作方针，全国居民健康素养水平以较快速度提升。

新时代的医药卫生体制改革工作，在理论、制度、实践层面不断实现创新突破，提出了破解世界难题的中国式办法。党的二十大要求把保障人民健康放在优先发展的战略位置，完善人民健康促进政策；深化医药卫生体制改革，促进医疗、医保、医药协同发展和治理；深化以公益性为导向的公立医院改革；创新医防协同、医防融合机制等。进一步深化医药卫生体制改革，解决中国式现代化建设中出现的新的卫生健康问题，是不断提高人民群众健康水平、夯实民族复兴健康根基的关键措施。立足新发展阶段，贯彻新发展理念，构建新发展格局，各级政府需要以更加坚定的政治勇气，更加科学的工作方法，更加自觉的工作作风，不断推进新时代医药卫生体制改革。

一 加快构建有序的就医和诊疗新格局

促进优质医疗资源扩容和区域均衡布局，是党的二十大报告和政府工作报告强调的重点。2022年深化医改重点任务继续以促进优质医疗资源扩容和均衡布局为切入点，加快构建有序的就医和诊疗新格局。通过发挥国家医学中心和国家区域医疗中心的引领辐射作用、发挥省级高水平医院的辐射带动作用、增强市县级医院服务能力、提升基层医疗卫生服务水平、持续推进分级诊疗和优化就医秩序等举措，推动做到大病重病在本省就能解决，一般病在市县解决，头疼脑热在乡镇、村里解决。从总体成效来看，截至2022年底，全国县域内住院量占比为82.2%，基层医疗卫生机构门诊量占总门诊量的比例为50.7%，其中乡镇卫生院和社区卫生服务中心（站）诊疗量占总诊疗人次的24.2%，较上年提高0.7个百分点；① 三级、二级公立医院

---

① 《2022年我国卫生健康事业发展统计公报》，国家卫生健康委网站，2023年10月12日，http：//www.nhc.gov.cn/guihuaxxs/s3585u/202309/6707c48f2a2b420fbfb739c393fcca92.shtml。

住院患者转往基层医疗卫生机构的比例分别为3.45%和1.79%，分别较2021年增长1.42个和1.30个百分点。基层医疗卫生机构向上级医院转诊的病人占比为0.76%，与2021年基本持平。

（一）国家医学中心和国家区域医疗中心引领辐射作用凸显

1. 国家医学中心建设加快推进

2022年，按照"揭榜挂帅、择优选拔"的思路，继续设置国家医学中心，打造临床医学高峰。年内共有3家专科类国家医学中心相继揭牌，以中日友好医院为主体设置国家中西医结合医学中心，以北京大学第六医院为主体设置精神疾病医学中心，以北京积水潭医院、上海市第六人民医院为主体设置国家骨科医学中心。截至2022年12月底，全国共依托24家医院，设置13个类别的国家医学中心，涵盖了心血管病、癌症、老年医学、儿童医学、创伤医学、呼吸医学、口腔医学、神经疾病医学、传染病医学、精神疾病医学、中西医结合医学和骨科医学等专科类别。另外，全国首个综合类国家医学中心建设项目于2022年11月在复旦大学附属中山医院启动。同年，国家卫生健康委相继发布了《国家内分泌代谢病医学中心设置标准》《国家重症医学中心设置标准》《国家检验医学中心设置标准》《国家罕见病医学中心设置标准》等多个标准，标志着这些国家医学中心将陆续设置。随着国家医学中心类别扩围，重大疾病诊疗服务体系顶层设计将逐步完善，在实现优质医疗资源扩容的同时，为国家区域医疗中心建设打造高水平输出医院。

2. 国家区域医疗中心完成全国范围规划布局

2022年，围绕死亡率高、疾病负担重、转外就医集中、严重危害群众健康的病种，继续开展国家区域医疗中心建设。3月，国家发展改革委会同相关部门印发《有序扩大国家区域医疗中心建设工作方案》，积极推动国家区域医疗中心建设从试点逐步转向面上推进。在第一批试点省份、输出医院基础上，有序扩大国家区域医疗中心建设覆盖省份，扩大重点病种覆盖范围，加强优质医疗资源输出储备。现已有5批125个国家区域医疗中心项目

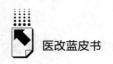

落地建设，覆盖所有医疗资源薄弱省份。

3. 双中心建设取得阶段性成效

以"大病不出省"为核心目标，国家医学中心、国家区域医疗中心（以下简称"双中心"）正在向更高标准迈进。为进一步规范"双中心"设置与管理，加强部门间协调配合，形成有利于"双中心"发展和发挥作用的政策环境，2022年12月，国家卫生健康委发布《国家医学中心管理办法（试行）》和《国家区域医疗中心管理办法（试行）》。通过建立"揭榜挂帅""赛马"等工作机制，引导已设置"双中心"落实功能定位，发挥"双中心"在推动优质医疗资源扩容和区域均衡布局方面的关键作用。组织对"双中心"的组织管理、运行发展、任务完成等情况进行考核评价，并根据考核结果进行动态调整。国家医学中心主要是"筑高峰"，起引领作用；国家区域医疗中心旨在"建高原"，补齐区域诊疗水平和医疗资源短板，起接上启下的作用。国家医学中心的考核评价重点关注"揭榜挂帅"任务落实情况和行业示范引领情况，而国家区域医疗中心的考核评价则重点考核区域带动情况、患者跨区域和跨省就医情况。

国家区域医疗中心建设项目实施以来，经过2年多的建设，首批试点工作起步平稳，部分启动运营较早的试点医院医疗水平得到较快提升，群众就医流向初步改善，取得阶段性建设成效。截至2023年4月，125个国家区域医疗中心项目合计有1400余项诊疗技术从输出医院本部平移至输入省份，填补了300多项不同领域医疗技术空白，相关省份跨省就医人数明显下降。2021年首批国家区域医疗中心相关专科的跨省就医比例较2019年下降9.3%。北京儿童医院河南医院运行以来，河南累计前往北京儿童医院门诊就诊的患儿下降63%，住院治疗的患儿下降51%。

（二）推进省域内医疗资源布局和结构调整

1. 推进省级区域医疗中心建设

省级区域医疗中心聚焦重点病种和专科，按照"省市共建、网格布局、均衡配置"的工作思路，旨在通过引导省会城市和超（特）大城市医院向资源薄弱地区输出以及加强地市现有医院建设等方式，推动优质医疗资源扩容和区域均衡布局，形成省域内具有辐射带动作用的医疗服务"高地"。2022年基本完成省级区域医疗中心的规划布局，启动相关项目建设。目前，各省份已经陆续公布对省级区域医疗中心的规划。四川在成都、川北、川南、川东、川西五大片区设置区域医疗中心；湖北针对转诊率高、医疗资源短缺的心血管、呼吸、肿瘤、儿科等13个专科，分4个片区打造专科类省级区域医疗中心。

2. 规划布局紧密型城市医疗集团建设试点

根据2017年医联体建设的顶层设计，城市医疗集团作为四种模式之一，2019年在118个城市开展了试点工作，2020年在总结试点经验的基础上出台了医联体管理办法，进一步规范包括城市医疗集团在内的医联体建设与管理。目前，全国紧密型城市医疗集团建设已经具备一定的基础，2022年开始在全国遴选试点城市，每个省份选择2~3个设区市开展紧密型城市医疗集团建设试点，通过科学合理网格化布局紧密型城市医疗集团，进一步推动医疗服务供给侧结构性改革。2023年2月，国家卫生健康委等6个部门联合印发通知，公布了北京市朝阳区、山西省大同市等81个紧密型城市医疗集团建设试点城市。试点城市将以紧密型城市医疗集团建设为载体，构建城市网格化医疗服务新体系，负责为居民提供疾病预防、诊断、治疗、康复等一体化、连续性医疗卫生服务。北京市朝阳区目前已成立4个综合医联体，分别由北京朝阳医院、北京安贞医院、中日友好医院、垂杨柳医院牵头，覆盖所有政府办社区卫生服务中心。为稳步推进紧密型城市医疗集团建设，朝阳区建立重点专科对口扶持、绿色通道、远程会诊、指导培训等多项工作机制；区财政设立医联体保障专项资金，对医联体的管理运行、督导考核、基层医疗卫生机构管理技术能力提升等重点工作予以支持。

3. 县域医疗服务能力和管理能力进一步提升

2022年，全国县级（含县级市）医院诊疗人次13.5亿，乡镇卫生院诊疗人次 12.1 亿，村卫生室诊疗人次 12.8 亿。① 2022 年，县医院平均诊疗人次和平均出院人数分别为 39.63 万和 2.13 万，较 2020 年略有增加。县医院病床使用率稳定在 80%，东、中、西部分别为 78.36%、81.54%、81.55%。东、中、西部县医院收治病种种类亚目平均数分别为 1634 种、1482 种、1417 种，区域均衡性增强。② 县域内住院量占比是反映县域内医疗卫生服务能力、衡量分级诊疗制度建设成效的主要指标之一，截至 2022 年底，全国居民县域内住院量占比为 82.2%（见图 1）。

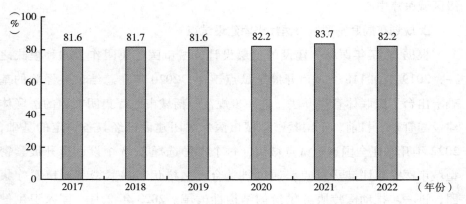

图 1 2017~2022 年全国居民县域内住院量占比

资料来源：《2022 年国家卫生健康委体制改革司医改监测报告》。

2022 年继续深入推进紧密型县域医共体建设，在紧密型县域医共体内实行行政、人事、财务、业务、药品、信息系统等统筹管理，提高县域整体医疗水平。全国 827 个试点县共建成紧密型县域医共体 673 个，探索通过医保支付方式改革、人事薪酬制度改革等完善支持保障措施，形成管理、服务、责任、利益共同体，为群众提供一体化、连续性医疗卫生服务。超过

---

① 《2022 年我国卫生健康事业发展统计公报》，国家卫生健康委网站，2023 年 10 月 12 日，http：//www.nhc.gov.cn/guihuaxxs/s3585u/202309/6707c48f2a2b420fbfb739c393fcca92.shtml。

② 《国家卫生健康委办公厅关于通报 2021—2022 年度县医院医疗服务能力评估情况的函》，福建省卫生健康委网站，2023 年 5 月 16 日，https：//wjw.fujian.gov.cn/xxgk/fgwj/gjwj/202305/t20230516_6169884.htm。

3/4 的试点地区县域内就诊率超过 90%，2/3 的试点地区县域内住院量占比稳步提升，在促进患者回流和资源下沉方面发挥关键作用。

（三）提升基层医疗卫生服务水平

1. 深入开展"优质服务基层行"活动和社区医院建设

2022 年继续深入开展"优质服务基层行"活动，强调对能力提升内涵和标准的准确把握，并充分发挥绩效评价的导向作用，提高基层医疗卫生机构服务能力和效率。一是制定了新版能力评价标准，在 2018 版基础上优化调整了部分指标，形成了《乡镇卫生院服务能力标准（2022 版）》和《社区卫生服务中心服务能力标准（2022 版）》。二是制定评价指南，《基层医疗卫生机构发展和服务国家级绩效评价方案（2022）》通过权重最高的 4 项指标（诊疗人次数、家庭医生签约服务全人群覆盖率、医师日均担负诊疗人次和医疗服务收入占比）重点反映基层医疗卫生机构的功能定位、服务效率和经济管理。各省份基层医疗卫生机构绩效评价工作开展情况将作为国家基本药物制度补助项目等资金的绩效分配因素。

截至 2022 年底，全国达到服务能力基本标准的乡镇卫生院和社区卫生服务中心超过 2.3 万家，达到推荐标准的超过 7000 家。从 2022 年起，社区医院建设情况一并纳入一致性评价（一致性评价是指由中国农村卫生协会、中国社区卫生协会分别承担对乡镇卫生院和社区卫生服务中心的评价工作，结合"优质服务基层行"活动现场一致性复核工作，对机构报送的数据进行复核），对于未达到标准的，不得加挂社区医院牌子。2022 年初，多省份公布年内计划新增社区医院数量，由省卫生健康委组织专家对创建机构进行现场评估，下半年公布达到社区医院建设标准的基层医疗卫生机构名单。截至 2022 年底，全国累计 2642 个基层医疗卫生机构通过评估建成社区医院，2022 年新增建成社区医院 1403 家。

2. 推进家庭医生签约服务高质量发展

截至 2022 年底，全国组建家庭医生团队约 44.1 万个，重点人群覆盖率达到 80.1%，较上年提升 4.8 个百分点。进一步扩大长期处方、出诊、家庭

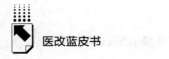

病房等服务覆盖面，提高老年人、残疾人、慢性病患者等重点人群签约服务满意度，目前全国80%以上的社区卫生服务中心和乡镇卫生院可提供长期处方服务。2022年3月，国家卫生健康委会同相关部门印发《关于推进家庭医生签约服务高质量发展的指导意见》，引导二级、三级医院医师加入家庭医生队伍，指导地方合理核算家庭医生签约服务费标准，推动将不低于70%的签约服务费用于人员薪酬分配。目前，家庭医生队伍规模已达143.5万人，进一步释放了服务供给能力。截至2022年10月，全国已有27个省份出台了签约服务费政策，241个地市确定了收费标准。① 北京、上海、浙江等地签约服务费达到120元/（人·年）。

3. 加快推进基层卫生健康综合试验区建设

2021年，国家卫生健康委印发《关于开展基层卫生健康综合试验区建设的通知》，确定了山西省介休市、浙江省海盐县、安徽省濉溪县、福建省长汀县、山东省寿光市、河南省郏县、四川省泸县、新疆维吾尔自治区新源县等8个县（市）为基层卫生健康综合试验区（以下简称"试验区"）。2022年11月发布的《关于建立动态调整机制加快推进基层卫生健康综合试验区建设的通知》，确定新增北京市密云区、广西壮族自治区防城港市上思县、海南省东方市、贵州省遵义市习水县等4个县（市、区）为试验区。部分省份结合实际，在国家试点的基础上，开展本省份试验区建设。如浙江、新疆确定"1+5"综合试验区，即1个国家综合试验区、5个省级试验区；山东遴选2个市和7个县（区）为省级试验区。12个国家试验区首先符合"建立强有力的党委政府领导的工作机制"的首要遴选条件，由国家卫生健康委统一管理。2022年已完成试验区基线调查，并建立了动态调整机制，依据《基层卫生健康综合试验区建设评价内容及要点（试行）》对试验区建设开展评价，连续两年排在后两位的试验区将调整至候补试验区，候补试验区建设成效显著的调整为试验区。

4. 稳步推进基本公共卫生服务项目

2022年基本公共卫生服务经费人均财政补助标准为84.4元，较2021

---

① 《全国城市家庭医生签约服务费调查报告》，中国医学科学院医学信息研究所，2023年1月。

年增加 2.1 元，排名前三的省份为北京、上海、天津。2022 年服务范围和内容进行了优化变更，首次将重大疾病及危害因素监测、国家随机监督抽查以及人口监测进行删除处理，相应补助用于加强重点人群服务。同时，新增了优化生育服务，明确将"一老一小"作为重点项目单列，充分体现了基于人口结构变化的适应性调整。2022 年，在基层医疗卫生机构接受健康管理的 65 岁及以上老年人 12708.3 万人、高血压患者 11236.3 万人、2 型糖尿病患者 3791.5 万人。①

（四）问题分析

目前县域内住院量占比水平反映出"一般的病在市县解决，头疼脑热在乡镇、村里解决"的目标基本实现，以"大病不出省"为核心目标的国家区域医疗中心建设也取得阶段性成效，但现阶段医疗资源分布不均衡与无序扩张并存现象尚未完全改变，有序就医和诊疗新格局尚未完全建立。一是区域之间，优质医疗资源集中在大城市和省会城市，群众跨省就医问题仍较为突出。全国 42.9% 的三级医院和 61.4% 的国家卫生健康委委属委管医院分布在东部地区，与东部地区相比，中西部省份在医疗技术水平、医学科研教育、设施设备等方面仍存在明显差异。县医院能力提升进展不均衡，东、中、西部地区基本标准符合率分别为 89.86%、82.74%、75.26%，西部地区增幅低于全国 0.46 个百分点。② 二是层级之间，医疗资源与就诊向基层下沉的效果不明显，持续向高层级医院集中的态势仍未改变。基层诊疗量占比和患者基层首诊率长期在低位徘徊，最近 10 年全国社区卫生服务中心（站）和乡镇卫生院诊疗人次占全国总诊疗人次的比例都在 20% 上下波动，并无明显增长趋势。医共体成员单位各自为政、相互竞争，牵头医

---

① 《2022 年我国卫生健康事业发展统计公报》，国家卫生健康委网站，2023 年 10 月 12 日，http：//www.nhc.gov.cn/guihuaxxs/s3585u/202309/6707c48f2a2b420fbfb739c393fcca92.shtml。

② 《国家卫生健康委办公厅关于通报 2021—2022 年度县医院医疗服务能力评估情况的函》，福建省卫生健康委网站，2023 年 5 月 16 日，https：//wjw.fujian.gov.cn/xxgk/fgwj/gjwj/202305/t20230516_6169884.htm。

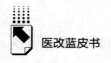
院越做越强，对基层医疗卫生机构形成"虹吸"效应，尚未建立有效的合作协同机制，分级诊疗效果不显著，分级诊疗内生动力不足。由于卫生人才增量有限，区域医疗中心在一定程度上也会虹吸当地医院的人才和病患。头部医院对其他医疗机构的人才"虹吸"，可能会加剧优质资源向大医院的过度集中。

（五）相关建议

未来应持续加强医疗卫生资源合理配置引导和体系均衡发展的体制机制建设。一是规范促进区域医疗中心发挥引领辐射作用的管理和运行机制。完善区域医疗中心建设方案，遏制医院无序扩张和非正常的人才流动，不盲目扩大建设规模和床位规模，不盲目追求患者门诊量，不虹吸基层人才和常见病多发病病源，与市县级医疗机构进行合理分工，真正意义上促进优质医疗资源均衡布局和患者合理有序就医。二是发挥医保支付经济杠杆作用。建立"统一预算、总额包干、结余留用、合理超支分担"机制，结余留用的医保资金纳入医疗服务性收入，形成医联体内部统一的利益导向，促进医疗资源下沉和医疗服务模式转变。三是强化城乡基层医疗卫生服务网底。持续加强基层医疗卫生机构规范化建设，充分发挥三级医院、综合性医院和专科医院的资源优势作用，加大基层全科医生培养培训力度，壮大全科医生人才队伍。完善家庭医生签约服务，发挥好基层的"健康守门人"作用。四是进一步发挥信息化在分级诊疗中的积极作用。建设远程医疗协作网，缩小区域间服务能力差距。推动医联体内信息互通、数据共享，搭建分级诊疗信息化平台，为家庭医生签约服务、双向转诊、预约诊疗等提供技术支撑。

二 公立医院改革与高质量发展加快推进

我国于 2010 年启动以公益性为导向的公立医院综合改革试点，2017 年全面推开，2018 年底启动现代医院管理制度改革试点工作。2021 年，为了更好地满足人民群众对健康的需要，国务院办公厅印发《关于推动公立医院高质量发展的意见》（以下简称《意见》），公立医院迎来质量变革、体系变革、效能变革、动力变革的战略机遇期。党的二十大报告强调，高质量发展是全面建设社会主义现代化国家的首要任务。在高质量发展新阶段，我国采取点面结合的方式推动公立医院高质量发展，以省级为单位，在 11 个综合医改试点省份率先探索各级各类公立医院高质量发展的路径；以地市为单位，实施公立医院改革与高质量发展示范项目；以医院为单位，选择 9 个省份的 14 家大型高水平公立医院开展试点。各省份积极推进省级试点，共有 22 个省份选择了 389 家各级各类医院开展省级试点。开展公立医院高质量发展评价，制定《各省（区、市）推进公立医院高质量发展评价指标（试行）》，国家对各省份推进公立医院高质量发展情况开展评价；印发《公立医院高质量发展评价指标（试行）》，指导地方按照属地原则对辖区内公立医院高质量发展情况进行评价，加快形成各级各类公立医院高质量发展的良好局面。

（一）构建公立医院高质量发展新体系

打造国家级和省级高水平医院。以推动国家医学进步为目标，依托现有资源大力推进国家医学中心和国家区域医疗中心建设，打造国家级高水平医院，让优质医疗资源加速向人民群众延伸。截至 2022 年，24 家高水平医院在心血管等 13 个主要专业领域布局设置国家医学中心，集中力量开展核心技术攻关、前沿医学科技创新研究和成果转化，着力解决影响人民健康的长期性、全局性医学问题。近年来，"双中心"通过调动聚合地方政府、高等院校、科研机构等多方面力量，深入开展核心技术攻关，产出了一批具有开创性的临床研究成果，2022 年"双中心"开展国内、国际首创和领先技术攻关 372 项。[①] 突出省级高水平医院的龙头带动作用，积极推进省级区域医疗中心建设，中央预算内投资 178.8 亿元，支持 100 个省级区域医疗中心建设。

---

① 《卫健委举行"贯彻落实党的二十大精神"主题新闻发布会（第一场）》，国务院新闻办网站，2023 年 4 月 13 日，http://www.scio.gov.cn/xwfb/bwxwfb/gbwfbh/wsjkwyh/202307/t20230703_721327.html。

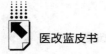

强化县级医院的基础性作用。提升县域医疗服务能力，加快实施"千县工程"，加强县级医院以人才、技术、重点专科为核心的医疗卫生服务能力建设，支持县级医院争创三级医院，全面补齐县级医院综合能力短板，推动县级医院发挥基础性作用。截至 2022 年底，87.7% 的县医院达到了二级医院能力，45.6% 的县医院达到了三级医院能力，全国县医院医疗服务能力和管理能力进一步提升。①《"千县工程"县医院综合能力提升工作方案（2021—2025 年）》进一步指出，2025 年全国至少 1000 家县医院达到三级医院医疗服务能力水平。

构建整合型医疗卫生服务体系。有序推进医联体建设，提高辖区内整体医疗水平，促进分级诊疗制度形成，基本实现"大病不出区""大病不出县"。目前，已有 118 个城市开展城市医疗联合体建设试点，81 个城市开展紧密型城市医疗集团建设试点，827 个县开展县域医共体建设试点（其中 673 个为紧密型），探索通过医保支付方式改革、人事薪酬制度改革等完善支撑保障措施，形成管理、服务、责任、利益共同体，为群众提供一体化、连续性医疗卫生服务。

建立健全重大疫情救治体系。2020 年以来，累计安排中央预算内投资近 1400 亿元，支持全国包括重大疫情救治基地、方舱医院、县级医院等在内的近 3500 个医疗卫生机构项目建设，为提升各地疫情防控和医疗救治能力夯实设施设备基础。规划建设国家紧急医学救援基地 33 个，实现全国所有省份全覆盖。建成 40 支国家级医疗应急队伍，指导建立省、市、县三级医疗应急队伍，共计近 6500 支。成立国家医疗应急专家组，涵盖 22 个专业，总计接近 540 人。2020 年以来，重大疫情救治体系不断健全，充分发挥公立医院主力军作用，全力以赴做好新冠病毒感染医疗救治工作，经受住了疫情冲击，平稳度过了感染、急诊和重症三个高峰期，全国 2 亿多人得到诊治，近 80 万例重症患者得到有效救治，感染者死亡率保持全球最低水平，

---

① 《国家卫生健康委员会 2023 年 4 月 13 日新闻发布会文字实录》，国家卫生健康委网站，2023 年 4 月 13 日，http://www.nhc.gov.cn/xcs/s3574/202304/7662d2ed31e341f2a46bcf7b99235b1e.shtml。

最大限度保护了人民群众生命安全和身体健康，最大限度减少了疫情对经济社会发展的影响。

（二）引领公立医院高质量发展新趋势

加强临床专科建设。《"十四五"国家临床专科能力建设规划》对临床专科能力建设做出整体性、系统性、制度性安排。从国家、省、市（县）不同层面分级分类开展临床重点专科建设，实施临床重点专科"百千万工程"，促进临床专科均衡、持续发展。"十四五"以来，累计设立国家级重点专科项目610个、省级重点专科项目2700个、市级重点专科项目7000个，累计开展新技术新项目1.8万个，申请专利1万余项，着力构建"国家级重点专科往前带、省级重点专科均衡建、县级重点专科有序跟"的工作格局，促进区域间均衡发展、区域内辐射带动。通过临床专科能力项目建设，逐步形成网格化临床专科服务体系，以专科发展带动常见疾病的诊疗能力和水平提升。2021年，全国三级公立医院出院患者手术占比、四级手术占比分别为30.8%和19.7%，解决疑难复杂疾病能力进一步增强。全国三级公立医院按疾病诊断相关分组（DRG）组数中位数达到611组，诊疗病种覆盖范围逐年扩大，医疗服务广度进一步提升。开展日间手术和微创手术的三级公立医院占比分别达到70%和89%，为缓解患者"住院难"和"手术难"做出有益探索。

推进医学科技创新。强化医学科技创新体系建设，面向人民生命健康，分4批在20个疾病领域建成50家国家临床医学研究中心，建立覆盖2000多家医疗机构的协同创新网络，建设5家转化医学重大科技基础设施，建设103家国家卫生健康委重点实验室，聚焦重大疾病和重点人群，推动前沿技术研发和转化应用，加快实现生物医药高水平科技自立自强。重大新药创制和重大传染病防治2个科技重大专项圆满收官，推动我国药物研发创新能力和传染病防诊治水平跨越式提升，在"卡脖子"关键核心技术上取得一定突破。中央财政投入960亿元，实施科技创新"2030'癌症、心脑血管、呼吸和代谢性疾病防治研究'"重大项目。国家选择6家高水平医院开展

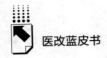

提升临床研究和成果转化能力试点，在科研自主权、薪酬激励、科研仪器设备采购等方面，采取与支持高校、科研院所创新同等的政策，中央财政给予专项资金支持。

优化医疗服务模式。进一步简化优化服务流程，2022年全国三级医院平均预约诊疗率提升至48.32%，实现分时段预约诊疗的医疗机构达到13085家。积极推广新型诊疗模式，2022年913家试点医院分娩镇痛率达到60.2%，开展日间手术的医疗机构增加到3104家；此外，已有2767家二级以上医疗机构开设了至少一类麻醉、疼痛、药学、健康管理等新型门诊，其中四类新型门诊均开设的医疗机构达487家。① 针对肿瘤、心脑血管疾病等重大疾病建立专病联合诊治的有效模式，推广多学科诊疗、加速康复、中西医结合等诊疗模式，争取在手术机器人、3D打印、新医学材料应用、计算机智能辅助诊疗等方面取得积极进展。

强化信息化支撑作用。国家级全民健康信息平台基本建成，所有的省份、85%的市、69%的县建立了区域全民健康信息平台，接入全国7000多家二级以上公立医院。推动云计算、区块链、5G、物联网等新一代信息技术与医疗服务和医院管理深度融合，在全国31个省份开展"5G+医疗健康创新"试点项目987项，15个省份开展医学人工智能应用和社会治理实验，12个省份开展区块链创新应用试点。积极推进电子病历、智慧服务、智慧管理"三位一体"的智慧医院建设工作。大力发展远程医疗和互联网诊疗，远程医疗服务已覆盖全国31个省份及新疆生产建设兵团，以及全部的市县；已设置2700多家互联网医院，5500多家二级以上医院提供线上服务；2022年，开展互联网诊疗服务2590万人次、远程医疗服务2670万人次。

（三）提升公立医院高质量发展新效能

加强医院运营管理。提高公立医院全员精细化管理意识，开展以"规范管

---

① 《国家卫生健康委努力在改善就医感受提升患者体验上下功夫切实解决人民群众看病就医急难愁盼问题》，国家卫生健康委网站，2023年8月26日，http://www.nhc.gov.cn/yzygj/s3594r/202308/317d0e8bf08f496ea938af614f5c0e33.shtml。

理、提质增效、强化监管"为主题的"公立医疗机构经济管理年"活动，着力推动以"业财融合"为核心的运营管理建设。举办卫生健康经济大讲堂，以线上及线下结合方式，围绕公立医院运营管理、全面预算管理、内部控制管理、成本核算和价格行为管理等专题进行培训，全面系统提升经济管理水平。加强卫生健康行业经济管理队伍建设，着力培养高素质、复合型经济管理人才，提升公立医院行政领导干部经济管理能力、战略决策和领导能力。2021年，全国76%的三级公立医院设立了总会计师，约200家医院在2021年新设了总会计师，逐步发挥总会计师在医院重要经济事项分析决策中的专业优势。[①]

加强医疗质量管理。《三级医院评审标准（2022年版）》将医疗质量安全核心制度作为评审标准内容，督促医疗机构落实医疗质量安全核心制度。国家卫生健康委和国家中医药管理局印发《全面提升医疗质量行动计划（2023—2025年）》，从基础质量安全管理等维度，全面加强医疗质量安全管理。巩固加强质控体系建设，国家级质控中心扩展到41个专业，发布23个专业质控指标和54个单病种质量监测项。新增诊疗指南、操作规范和临床路径等50余项，全国97%的三级医院和90%的二级医院实现临床路径管理。

全面开展公立医院绩效考核。发挥绩效考核"指挥棒"作用，从医疗质量、运营效率、持续发展、满意度评价等四个方面开展绩效考核，引导公立医院进一步强化公益性，落实功能定位。通过多年的持续发力，我国医院管理的现代化水平不断提升，平均住院日、四级手术比例、住院总死亡率等反映医疗质量、运营效率和可持续发展能力的指标持续改善，以目标为导向的质量改进工作取得明显成效。2021年，全国三级公立医院手术患者并发症发生率和一类切口手术部位感染率分别较2020年下降0.03个和0.02个百分点；低风险组病例死亡率为0.01%，与2020年持平。

---

① 《国家卫生健康委办公厅关于2021年度全国三级公立医院绩效考核国家监测分析情况的通报》，国家卫生健康委网站，2022年12月21日，http://www.nhc.gov.cn/yzygj/s3594q/202212/f40bfe4606eb4b1d8e7c82b1473df9ae.shtml。

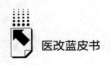

（四）激活公立医院高质量发展新动力

建立公立医院新型补偿机制，取消药品耗材加成，公立医院补偿由原来的服务收费、药品耗材加成收入、财政补助三个渠道改为服务收费和财政补助两个渠道。对于取消药品耗材加成后公立医院减少的合理收入，主要通过调整医疗服务价格、增加政府投入、药品耗材集采降价、深化支付方式改革、加强成本控制进行补偿。按照腾空间、调结构、保衔接的路径，推进药品耗材集中带量采购、医疗服务价格、薪酬制度等方面的联动改革，将取消药品耗材加成收入和药品耗材集采降价腾出的空间主要用于调整医疗服务价格，支持公立医院通过提供技术服务获得合理收入和提高医务人员薪酬待遇。

落实政府投入责任。2009~2022 年，全国公立医院财政补助收入占总收入的比例整体呈现上升趋势，2022 年达到 14.9%（见图 2）。尤其是深圳市，持续加大卫生健康投入力度，医疗卫生资源配置大幅增加，2020 年全市公立医院财政投入占总收入比重达 32%，居全国首位。

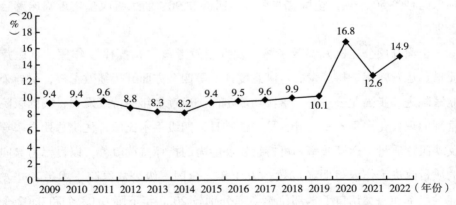

图 2　2009~2022 年全国公立医院财政补助收入占总收入的比例

资料来源：2010~2022 年《中国卫生健康统计年鉴》和《2022 年国家卫生健康委体制改革司医改监测报告》。

深化医疗服务价格改革。根据国家医保局等多部门联合印发的《深化医疗服务价格改革试点方案》《关于进一步做好医疗服务价格管理工作的通知》文件要求，2022 年全国扎实开展医疗服务项目价格编制工作，31 个省份全部建立医疗服务价格动态调整机制，连续两年开展调价评估工作，2021年、2022 年分别有 24 个和 17 个省份实施调价。公立医院医疗收入结构持续优化，医疗服务收入（不含药品、耗材、检查检验收入）占比稳步提高，2022 年达到 29.2%。

深化医保支付方式改革。建立按病种付费为主，按人头付费、按服务单元付费等复合型付费方式，逐步减少按服务项目付费，切实增强医保基金购买能力，促进公立医院重控制、节约成本。截至 2022 年，206 个统筹地区实现 DRG/DIP①实际付费，占全国统筹地区的 52%，病种覆盖率达到 78%。890 个县（市、区）对紧密型县域医共体实行医保总额付费、结余留用、合理超支分担，多元复合式支付方式格局基本形成。

深化人事薪酬制度改革。公立医院薪酬制度改革从试点到全面推开，在合理确定薪酬水平、优化薪酬结构、完善考核评价机制、落实自主分配权等方面进行了积极探索，2796 家公立医院实行院长年薪制。2012～2022 年全国公立医院人员支出占业务支出的比例总体呈上升趋势，2022 年达到 40.2%（见图 3）。各地积极探索编制制度改革，形成了依据核定床位动态核增编制、建立编制周转池制度、编制在医共体内统筹调配使用等有益经验。深化卫生专业技术人员职称制度改革，探索下放高级职称评审自主权，坚持问题导向破"四唯"②，突出实践立"新标"，引导医生回归临床的作用正在显现。

加强人才队伍建设。深化医教协同改革，完善医学院校教育、毕业后教育、继续教育三个阶段有机衔接的医学人才培养体系。持续开展住院医师规范化培训，累计招收培训住院医师 95 万名，已有 52 万名住院医师取得合格证书。专科医师规范化培训制度试点初见成效，累计培训专科医师 9000 余名。加强继续医学教育，2013 年以来累计培训医务人员 7687 万人次。聚焦紧缺专业，2022 年培训老年护理专业护士、医疗护理员、康复治疗师等 20 余万人次。

---

① DIP 指按病种分值。
② "四唯"：唯论文、唯职称、唯学历、唯奖项。

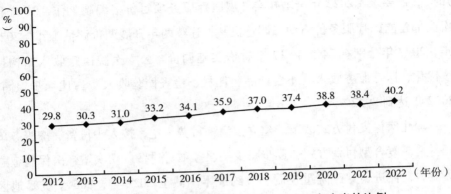

图3　2012～2022年全国公立医院人员支出占业务支出的比例

资料来源：2013～2022年《中国卫生健康统计年鉴》和《2022年国家卫生健康委体制改革司医改监测报告》。

（五）建设公立医院高质量发展新文化

强化患者需求导向。大力推广诊间（床旁）结算、检查检验结果互认、精准用药服务、分娩镇痛、老年人"绿色通道"等一系列优化措施，持续改善群众就医体验。2022年发布的《医疗机构检查检验结果互认管理办法》提出，推动医疗机构检查检验结果互认，减轻人民群众就医负担。加快建设老年友善医院，破解老年人就医难题，截至2021年底，全国建成老年友善医疗机构的综合性医院共5290个，全国设置老年人"绿色通道"的二级以上综合医院数量超6000家。① 鼓励医院将健康教育与健康促进工作纳入绩效考核，纳入医务人员日常业务、评先评优、职称晋升的考核内容，促进医防融合，切实提升群众健康素养。

建立特色鲜明的医院文化。以文化建设凝聚公立医院高质量发展精神力量，弘扬伟大抗疫精神和崇高职业精神，增强医务人员职业荣誉感。深入推进中国医师节、国际护士节等主题宣传活动。深入推进廉洁文化进医院，全

---

① 《对十三届全国人大五次会议第5169号建议的答复》，国家卫生健康委网站，2023年3月23日，http：//www.nhc.gov.cn/wjw/jiany/202303/df34060e1e5449af901ff00614fdb66f.shtml。

面落实廉洁从业行动计划和"九项准则",严厉打击收"红包"、吃回扣、欺诈骗保等违法违规行为,营造风清气正的行业环境。

关心关爱医务人员。加大政策支持和资金投入力度,落实关心关爱医务人员的有关政策措施,全力做好医务人员疫情防治临时性工作补助发放工作。加强平安医院建设,关心爱护医务人员,维护良好医疗秩序。把医务人员满意度纳入公立医院高质量发展评价指标体系,进一步推动公立医院不断满足人民群众就医需要,建立完善保护关心爱护医务人员长效机制。

(六)坚持和加强党对公立医院的全面领导

强化政策落实。落实中共中央办公厅《关于加强公立医院党的建设工作的意见》,把政治优势和组织优势转化为推动医院高质量发展的治理效能,以高质量党建引领公立医院高质量发展。成立全国医院党建工作指导委员会,协调解决医院党建工作中的重大问题,推动公立医院党建工作重点任务全面落实。建立健全公立医院党建工作质量评价体系,启动公立医院党建工作质量评价工作。做好经验总结和先进典型培育选树工作,持续发挥先进典型的示范带动和引领作用。

大力推动落实党委领导下的院长负责制。截至2022年底,党委领导下的院长负责制已覆盖9771家公立医院,占比84.9%。中央组织部、国家卫生健康委党组印发《公立医院党委会、院长办公会议事规则(示范文本)》,完善医院领导班子议事决策制度,更好促进医院党委落实"把方向、管大局、作决策、促改革、保落实"的领导职责,坚持民主集中制,集体讨论决定医院重大问题和重要事项。

全面加强公立医院基层党组织建设。注重党建业务深度融合,实施党支部书记"双带头人"培育工程,将优秀学术带头人培养成党建带头人,把党支部书记培养成优秀学术带头人,推进党建工作与医疗业务管理紧密结合,把支部建在科室上。建立健全把业务骨干培养成党员、把党员培养成业务骨干的"双培养"机制,充分发挥基层党组织战斗堡垒和党员先锋模范作用。

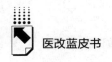

（七）问题分析

一是公立医院新补偿机制尚未全面建立。医疗服务价格调整是建立取消药品加成补偿长效机制、开展医务人员薪酬改革、优化医疗机构收入结构、实现高质量发展的重要前提。医疗服务价格调整区域间发展不均衡，总体调整不到位，医院收入下行压力较大，据国家卫生健康委体制改革司统计，2019 年至 2021 年 6 月，全国公立医院取消药品耗材加成减少的收入通过价格调整实际补偿比例比原先的政策设计低 13 个百分点。药品耗材集采医保基金结余留用成为公立医院新增的一个收入渠道，然而，由于带量采购规模小、结余留用政策落实不到位等情况，当前医保结余留用资金规模尚小，加上药品耗材零差率加成补偿不到位，当前补偿机制无法发挥公立医院成本补偿和促进薪酬制度改革的作用。二是公立医院薪酬制度改革进展缓慢。我国公立医院薪酬制度与发达国家和地区相比仍然具有一定的调整和完善空间，符合卫生行业特点的薪酬制度改革亟待突破。公立医院负责人薪酬激励约束机制基本建成，人均工资水平已接近社会平均工资的 2 倍，人员支出占业务支出比例不断提高，但是与国际通行做法相比，公立医院薪酬水平仍具有一定的增长空间，国际上公立医院医务人员薪酬水平一般为社会平均工资的 3~5 倍。改革中，各地区以完善岗位绩效工资制度为主，医务人员固定薪酬占比仍然较低，应注重医务人员的收入稳定和有效激励。

（八）相关建议

一是持续完善公立医院补偿机制。持续深化医疗服务价格改革，逐步调低大型医疗设备检查价格，同步提高体现医务人员劳务价值的医疗服务价格，建立科学合理的医疗服务价格动态调整机制。持续扩大药品耗材集采范围，贯彻落实好集中带量采购药品耗材医保资金结余留用政策。加大政府对公立医院的投入力度，建立稳定的政府卫生投入增长机制，探索实行"以事定费、购买服务、专项补助"财政补助机制，让财政补助与编制脱钩，为公立医院薪酬制度改革奠定坚实基础。二是持续深化公立医院薪酬制度改革。建立科学合理的补偿机制也是薪酬制度改革成功的关键，需要加强"三医"联动改革，强化政策叠加效应，拓宽公立医院薪酬制度改革经费渠道，增加公立医院薪酬存量和增量所需经费。进一步完善公立医院薪酬水平决定机制、薪酬水平和总量核算方法，提高公立医院医务人员薪酬水平，争取达到社会平均工资的 3~5 倍。进一步优化公立医院医务人员薪酬结构，提高固定薪酬占比，逐步建立医务人员收入与医疗收入脱钩机制。

三 持续推动医疗保障事业高质量发展

2022 年，全国基本医疗保险参保率稳定，参保群众待遇得到进一步巩固和提升；多元复合支付方式改革进入快速发展期，多种激励约束机制正在形成，生育保险覆盖用人单位及其在职职工，积极研究完善生育保险等相关配套支持政策，49 个长期护理保险试点城市进一步探索失能人员长护保障问题的解决经验；跨省异地就医直接结算范围进一步扩大，信息化等手段有力提升了经办服务的质量和效率，基金监管更加规范化、制度化。

（一）全民医保的保障能力得到进一步巩固和提升

截至 2022 年底，我国基本医疗保险总参保人口达 134592 万人，其中职工医保 36243 万人、居民医保 98349 万人，参保率在 95%以上[1]；全国共资助困难群众 9766 万人参保，农村低收入人口和脱贫人口参保率在 99%以上[2]。基本医疗保障全民覆盖为减轻人民群众就医经济负担提供了坚实保障。

2022 年我国基本医疗保险（含生育保险）基金总收入 30922.17 亿元，比上年增长 7.6%，其中职工医保基金收入 20793.27 亿元，比上年增长

---

[1] 《2022 年全国医疗保障事业发展统计公报》，国家医疗保障局网站，2023 年 7 月 10 日，http://www.nhsa.gov.cn/art/2023/7/10/art_ 7_ 10995.html。

[2] 《国新办举行"权威部门话开局"系列主题新闻发布会介绍"贯彻落实党的二十大重大决策部署 着力推动医保高质量发展"有关情况》，国家医疗保障局网站，2023 年 5 月 18 日，http://www.nhsa.gov.cn/art/2023/5/18/art_ 14_ 10627.html。

9.4%；居民医保基金收入 10128.90 亿元，比上年增长 4.2%。2022 年，我国基本医疗保险（含生育保险）基金总支出 24597.24 亿元，比上年增长 2.3%，累计结存 42639.89 亿元，基金运行平稳，其中，职工医保基金支出 15243.80 亿元，比上年增长 3.3%，累计结存 35105.76 亿元；居民医保基金支出 9353.44 亿元，比上年增长 0.6%，累计结存 7534.13 亿元。

2022 年，我国基本医疗保险待遇享受人次为 42.61 亿，其中职工医保和居民医保待遇享受人次分别为 21.04 亿和 21.57 亿，分别比上年增长 3.1% 和 3.7%（见图 4）；职工医保和居民医保参保人员住院率分别为 17.6% 和 16.3%，分别比上年提高 0.6 个和 1.1 个百分点；职工医保医药费用和居民医保医药费用分别为 16382.40 亿元和 16265.94 亿元，分别比上年增长 9.2% 和 7.7%；职工医保和居民医保次均住院费用分别为 12884 元和 8129 元，分别比上年下降 0.5% 和增长 1.3%（见图 5）。2022 年，职工医保和居民医保住院费用目录内基金支付比例分别为 84.2% 和 68.3%，其中，职工医保住院费用在三级、二级、一级及以下医疗机构住院费用目录内基金支付比例分别为 79.8%、87.2%、89.2%；居民医保住院费用在三级、二级、一级及以下医疗机构住院费用政策范围内报销比例分别为 63.7%、71.9%、80.1%。

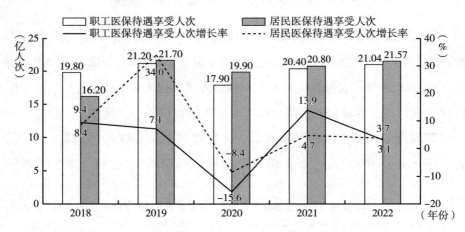

图 4　2018~2022 年基本医疗保险待遇享受人次变化趋势

资料来源：《2022 年全国医疗保障事业发展统计公报》。

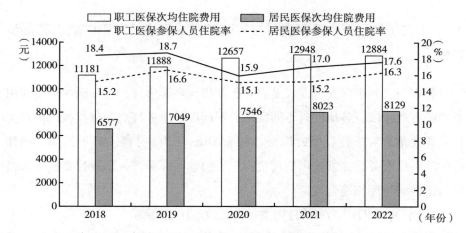

图5　2018~2022年基本医疗保险次均住院费用及参保人员住院率变化趋势

资料来源：《2022年全国医疗保障事业发展统计公报》。

门诊保障方面，2022年各地全面启动职工医保门诊共济保障机制改革，在不增加社会和个人额外负担的前提下，把普通门诊医疗费用纳入统筹基金报销。2022年，改革已覆盖超七成职工参保人员[①]，参保人员政策范围内报销比例在50%左右，普通门诊统筹待遇惠及11.8亿就诊人次[②]，减轻职工就医负担1086亿元，通过"待遇置换、资金平移"，改革的效果逐步显现[③]。2022年，居民医保高血压和糖尿病门诊用药保障机制进一步完善，部分地区通过取消起付线、提高报销比例以及提高年支付限额等措施，不断提升"两病"门诊用药保障水平；截至2022年底，累计惠及患者1.4亿人，减轻群众用药负担约608亿元。[④]

---

① 《全国医疗保障工作会议在京召开》，国家医疗保障局网站，2023年1月13日，http：//www.nhsa.gov.cn/art/2023/1/13/art_ 14_ 10045.html。

② 《怎样看待门诊共济保障改革》，《人民日报》2023年2月16日。

③ 《国家医保局有关司负责人就职工医保门诊共济保障机制改革相关问题答记者问》，国家医疗保障局网站，2023年2月25日，http：//www.nhsa.gov.cn/art/2023/2/25/art_ 14_ 10190.html。

④ 《国家医疗保障局2022年法治政府建设情况报告》，国家医疗保障局网站，2023年3月31日，http：//www.nhsa.gov.cn/art/2023/3/31/art_ 123_ 10317.html。

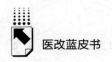

（二）多元复合医保支付方式改革梯次推进，激励约束机制逐步形成

管用高效的医保支付方式是引导医疗机构合理诊疗，提高医保资金使用效能的有效手段。各地针对不同疾病、不同医疗服务特点，分类推进医保支付方式改革。对于住院医疗服务，探索 DIP、DRG 付费；对于长期、慢性病住院医疗服务，探索按床日付费；对于门诊医疗服务，积极探索按人头付费与慢性病管理相结合等。

1. 以 DRG/DIP 为主的住院支付方式改革快速发展

DRG/DIP 支付方式改革。截至 2022 年底，已完成 DRG/DIP 支付方式改革三年行动计划覆盖 40% 统筹地区的目标。全国 206 个统筹地区实现 DRG/DIP 实际付费。① 在实际付费地区中，按 DRG/DIP 付费的定点医疗机构占比达到 52%，病种覆盖范围达到 78%，按 DRG/DIP 付费的医保基金支出占统筹地区医保基金住院支出比例达到 77%。②

随着 DRG/DIP 改革的推进，出现分解住院、高靠诊断、推诿重症患者以及抑制新药新技术发展等问题。为此各地积极探索完善相关配套措施。一是探索新药新技术除外机制，激励医药领域创新发展。如浙江省探索将达芬奇机器人手术、肿瘤断层调强放疗、经导管主动脉瓣置入术和飞秒激光手术进行除外按项目付费；2022 年北京市出台《CHS-DRG 付费新药新技术除外支付管理办法》，允许企业和医疗机构为创新药械/诊疗项目申报独立于 DRG 付费模式之外的单独据实支付。二是建立医保支付方式动态调整机制，合理补偿有关费用。如天津市对因规范使用国家谈判药品导致单位 DRG 权重费用消耗上涨的，通过调整相关 DRG 组的付费权重，或者调整试点医疗

---

① 《2022 年全国医疗保障事业发展统计公报》，国家医疗保障局网站，2023 年 7 月 10 日，http：//www. nhsa. gov. cn/art/2023/7/10/art_ 7_ 10995. html。

② 《2022 年医疗保障事业发展统计快报》，国家医疗保障局网站，2023 年 3 月 9 日，http：//www. nhsa. gov. cn/art/2023/3/9/art_ 7_ 10250. html。

机构费率调节系数等方式予以合理补偿。①

2. 多种门诊支付方式改革与住院支付方式改革协同推进

2022年，浙江省在试点基础上同步推进浙大版和金华版两套APG（Ambulatory Patient Groups）方案研究测算工作，优化金华版基层签约医疗机构按人头包干付费方案，下一步浙江省将完善门诊支付方式改革试点指导意见，推进门诊APG分组方案、按人头付费测算方案研究工作，启动扩大试点地区遴选工作。② 广东省实施腹膜透析治疗费用包干支付。天津市推行糖尿病门诊特定疾病按人头总额付费，通过"1+N就诊模式"，22万名糖尿病门特患者纳入糖尿病门特健康主管责任制范围，占全市活跃糖尿病门特患者的50%以上。

3. 探索符合中医药特点的医保支付方式改革

2022年国务院办公厅印发《"十四五"中医药发展规划》，进一步明确提出探索符合中医药特点的医保支付方式，遴选和发布中医优势病种，鼓励实行中西医同病同效同价。截至2022年底，全国已有16个省份开展中医按病种付费工作。山东省分2批遴选不少于10个中医药适宜技术门诊病种和5个中医优势病种实行住院按病种付费，从疗效价值的角度确定中医药付费标准，实行同病同质同价。上海市确定22个中医优势病种开展按疗效价值付费试点。安徽省在40个县域医共体中开展中医优势病种试点，将15个门诊病种、10个住院病种纳入医保支付方式改革范围。

4. 紧密型医联体医保支付方式改革促进分级诊疗格局形成

2022年，天津市将紧密型医联体内基层医疗卫生机构家庭医生签约服务的参保人员及其门诊特定疾病、普通门（急）诊和住院医疗费用，全部

---

① 《市医保局　市卫生健康委关于持续做好国家医保谈判药品供应保障和分类管理工作的通知》，天津市医疗保障局网站，2021年12月28日，https://ylbz.tj.gov.cn/xwzx/tzgg/202112/t20211228_5763304.html。

② 《2022年度省政府工作报告重点工作及民生实事完成情况（三季度）》，浙江省医疗保障局网站，2022年12月12日，http://ybj.zj.gov.cn/art/2022/12/12/art_1229226120_5037577.html。

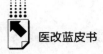

纳入按人头总额付费核算范围。① 云南省共有 73 个县（市、区）探索启动紧密型县域医共体打包付费改革，初步构建"总额包干、结余留用、超支不补"改革激励引导机制。福建省于 2022 年开始实行紧密型县域医共体医保基金打包支付。② 上海市崇明区在全市率先开展医联体居民医保按人头付费试点，在 2021 年的执行清算中，崇明医联体获得 258.68 万余元清算激励。③

（三）多层次医疗保障体系不断健全

1. 加强医疗救助兜底保障功能，探索发展商业健康保险

2022 年，全国医疗救助支出 626 亿元，其中，中央财政安排医疗救助补助资金 311 亿元，比上年增长 4%。医疗救助基金资助参加基本医疗保险人员 8186 万人，实施门诊和住院救助 11829 万人次④，全国次均住院救助费用、门诊救助费用分别为 1226 元、84 元。⑤ 2022 年，通过基本医疗保险、大病保险、医疗救助三重保障制度，梯次减轻参保人员医疗费用负担，各项医保综合帮扶政策惠及农村低收入人口就医 1.45 亿人次，减轻农村低收入人口医疗费用负担 1487 亿元。同时，各地不断探索建立防范化解因病返贫致贫风险的长效机制，实现动态监测、及时预警、精准帮扶。到 2022 年 6月，各地推送预警信息达 170 万人次，实施救助 34 万人。⑥

---

① 《市医保局　市卫生健康委关于对开展家庭医生签约服务的紧密型区域医疗联合体试行按人头总额付费有关工作的通知》，天津市医疗保障局网站，2022 年 1 月 16 日，https：//ylbz. tj. gov. cn/xxgk/zcfg/ybjwj/202202/t20220216_ 5805327. html。

② 《福建省医疗保障局　福建省财政厅　福建省卫生健康委员会关于印发〈福建省紧密型县域医疗卫生共同体医保基金打包支付指导意见〉的通知》，福建省医疗保障局网站，2021 年 12 月 31 日，https：//ybj. fujian. gov. cn/zfxxgkzl/zc/xzgfxwj/xxyxgfxwjdyp/202306/t20230616_ 6188034. htm。

③ 《对区政协二届一次会议第 0170 号提案的答复》，上海市崇明区卫生健康委网站，2022 年 5月 13 日，https：//www. shcm. gov. cn/govxxgk/qwsjkw/2022 - 05 - 13/a5000036 - 2055 - 46d3 - 9f15 - 4340e2613a9b. html。

④ 医疗救助资助参保人数不含其他部门资助参保人数。

⑤ 《2022 年全国医疗保障事业发展统计公报》，国家医疗保障局网站，2023 年 7 月 10 日，http：//www. nhsa. gov. cn/art/2023/7/10/art_ 7_ 10995. html。

⑥ 《国新办举行困难群众帮扶有关工作国务院政策例行吹风会》，国家医疗保障局网站，2022年 6 月 18 日，http：//www. nhsa. gov. cn/art/2022/6/18/art_ 14_ 8307. html。

国家金融监督管理总局数据显示，2022年我国商业健康险共实现保费收入8653亿元[①]，同比增长2.4%，赔付支出3600亿元[②]。目前，有170多家保险公司开展健康保险业务，涵盖疾病保险、医疗保险、护理保险、失能收入损失和医疗意外保险。一方面，商业保险公司积极承办城乡居民大病保险和长期护理保险，2022年全国31个省份城乡居民参加大病保险人数达12.2亿。[③] 另一方面，各地不断探索推出城市定制型商业健康保险产品"惠民保"。截至2022年底，"惠民保"已累计上线408个产品，覆盖29个省份150个城市，累计覆盖2.8亿人次，累计保费收入约307亿元，其中2022年投保1.15亿人次，保费收入124亿元。[④] 部分地区探索推进全国医疗保障信息平台与商业健康保险信息平台信息共享。通过医保数据共享方式在产品设计环节、产品投保环节和产品理赔环节支持商业健康保险进一步发展，打通基本医疗保险和商业健康保险之间的数据与服务壁垒。如浙江省出台《关于促进商业补充医疗保险发展 进一步完善多层次医疗保障体系的指导意见》提出，"在确保信息安全的前提下，为承办保险公司开展产品设计和校验精算提供必要的数据支持，提升商业补充医疗保险的精准性和合理性"，同时率先实现医保结算"3+N"模式，实行基本医疗保险、大病保险、医疗救助和商业补充医疗保险赔付"一站式"结算，切实提高群众的获得感和满意度。

2. 不断完善生育保险政策，扎实推进长期护理保险试点

2022年7月，国家卫生健康委等17个部门联合印发《关于进一步完

---

① 《2022年12月全国各地区原保险保费收入情况表》，国家金融监督管理总局网站，2023年1月28日，http：//www.cbirc.gov.cn/cn/view/pages/ItemDetail.html？docId=1093184&itemId=954&generaltype=0l。

② 《2022年12月保险业经营情况表》，国家金融监督管理总局网站，2023年1月28日，http：//www.cbirc.gov.cn/cn/view/pages/ItemDetail.html？docId=1093175&itemId=954&generaltype=0。

③ 《中国保险行业协会发布〈2022中国保险业社会责任报告〉》，中国保险行业协会网站，2023年9月1日，https：//www.iachina.cn/art/2023/9/1/art_22_107128.html。

④ 《中再寿险发布〈惠民保的内涵、现状及可持续发展〉报告》，"金台资讯"百家号，2023年6月27日，https：//baijiahao.baidu.com/s？id=1769818934337189544&wfr=spider&for=pc。

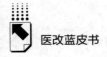

善和落实积极生育支持措施的指导意见》，明确提出将灵活就业人员纳入生育保险覆盖范围，指导地方综合考虑基金可承受能力、相关技术规范性等因素，逐步将适宜的分娩镇痛和辅助生殖技术项目按程序纳入基金支付范围。截至 2022 年底，全国生育保险参保人口 24608 万人，比 2021 年底增加 856 万人，同比增长 3.6%；生育保险基金待遇支出 891.82 亿元，同比增长 4.7%。① 各省份积极完善落实生育保险政策，如河南郑州、山东、湖北、浙江、安徽等提出符合条件的参保职工免予申报，直接享受生育津贴。北京、山西、江西等将参保女职工生育三孩费用纳入生育保险待遇支付范围。北京、辽宁探索将辅助生殖费用纳入基本医疗保险或生育保险报销范围。

为妥善解决失能人员长期护理保障问题，自 2016 年起我国启动长期护理保险制度试点，截至 2022 年底，试点共覆盖 49 个城市。从参保对象和保障范围来看，明确试点阶段从职工医保参保人群起步，重点解决重度失能人员基本护理保障需求，有条件的地方可随制度探索完善，逐步扩大参保对象范围、调整保障范围。从筹资机制方面来看，着力建立单位、个人、财政、社会等多渠道筹资机制。试点从职工医保参保人群起步的地区，筹资以单位和个人缴费为主，单位和个人缴费原则上按同比例分担，明确各方责任。从标准体系建设来看，2021 年 7 月和 2022 年 1 月《长期护理失能等级评估标准（试行）》和《长期护理保险失能等级评估操作指南》先后发布。从待遇保障方面来看，坚持保障基本，合理确定保障范围和待遇标准。截至 2022 年底，49 个试点城市参加长期护理保险人口共 16990.2 万人，享受待遇人口 120.8 万人。2022 年长期护理保险基金收入 240.8 亿元，基金支出 104.4 亿元；长期护理保险定点服务机构达 7679 个，护理服务人员达 33.1 万人。②

---

① 《2022 年医疗保障事业发展统计快报》，国家医疗保障局网站，2023 年 3 月 9 日，http：// www. nhsa. gov. cn/art/2023/3/9/art_ 7_ 10250. html。
② 《2022 年全国医疗保障事业发展统计公报》，国家医疗保障局网站，2023 年 7 月 10 日，http：//www. nhsa. gov. cn/art/2023/7/10/art_ 7_ 10995. html。

（四）持续推进医保基金"智能监控"全国一张网建设，医保公共服务更加便捷高效

1. 推动构建全方位、多层次、立体化医保基金监管体系

医保基金是人民群众的"看病钱""救命钱"，[①] 涉及广大民众的切身利益和医疗事业的健康发展。通过飞行检查、专项整治、日常监管、智能监控、社会监督等多种监管方式，打好监管"组合拳"，成体系地推进医保基金监管工作，有利于进一步提高医保基金的安全和合理使用水平。2022年，全国共检查医药机构76.7万家，发现有违法违规问题机构39.8万家，共追回医保资金188.4亿元。[②]

国家医保局于2019年开始探索建立飞行检查机制，采取"省份交叉互检"模式，精准发现各种违法行为，切实维护医保基金安全。在有关部门配合下，累计派出飞行检查组184组次，检查定点医疗机构384家，发现涉嫌违法违规使用相关资金43.5亿元。[③] 其中，2022年，国家医保局组织飞行检查24组次，检查23个省份的定点医疗机构48家、医保经办机构23家，查出涉嫌违法违规资金9.8亿元。[④]

为了进一步保障医保基金的安全和合理使用，国家医保局开展打击欺诈骗保专项整治行动，并不断拓展专项整治行动的广度和深度。同时，完善医保部门主导、多部门参与的监管联动机制，健全信息共享、协同执法、联防联动、行刑衔接和行纪衔接等工作制度，推进综合监管结果协同运用，形成

---

① 《医疗保障基金是人民群众的"看病钱"、"救命钱"》，中国政府网，2021年2月20日，https：//www.gov.cn/xinwen/2021-02/20/content_5587888.htm？eqid=c26ac33e000095b30000000364610442。

② 《2022年医疗保障事业发展统计快报》，中国政府网，2023年3月10日，http：//www.gov.cn/xinwen/2023-03/10/ content_5745859.htm。

③ 《国家医保局：2019年以来飞行检查发现涉违法违规使用医保相关资金43.5亿》，央视网，2023年5月18日，http：//news.cctv.com/2023/05/18/ARTIKroKR6IHQE2d7dNyRtla230518.shtml。

④ 《2022年医疗保障事业发展统计快报》，中国政府网，2023年3月10日，http：//www.gov.cn/xinwen/2023-03/10/ content_5745859.htm。

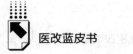
一案多查、一案多处、齐抓共管的基金监管工作格局。这些措施有助于进一步提高医保基金的监管效能，确保医保基金安全和合理使用。2022 年，全国共破获诈骗医保基金案件 2682 起，打掉犯罪团伙 541 个，累计追缴医保基金 10.7 亿元，联合惩处医药机构 299 家。[1]

通过飞行检查、专项整治和日常监管相结合，医保基金监管的高压态势已初步形成。但是，仅靠常规手段很难全面覆盖监管对象。基于医保大数据的智能审核监控已成为医疗机构安全规范使用医保基金的第一道防线。2022 年 3 月，《医疗保障基金智能审核和监控知识库、规则库管理办法（试行）》出台，[2] 为形成全国智能审核监控一张网提供了先决条件。2022 年，全国通过智能监控拒付和追回医保资金 38.5 亿元，约占追回基金总数的 26%。[3]

全国各省份均建立了举报奖励制度，促进了政府监管和社会监督的良性互动，为基金监管营造了社会共治、共享的良好氛围。越来越多的群众参与医保基金监管，各地举报奖励人次、奖励发放金额、查处违规金额逐年增加，社会监督对于打击欺诈骗保的作用日益显著。根据相关群众举报线索，医保部门已经查实并追回 1.58 亿元的医保违规资金。[4]

2. 推进信息化和标准化建设，提升医保服务效率

全国统一的医疗保障信息平台已在 31 个省份和新疆生产建设兵团全面上线，覆盖约 40 万家定点医疗机构和约 40 万家定点零售药店，为 13.6 亿人提供优质医保服务。医疗保障信息平台包括支付方式、跨省异地就医、公共服务、药品和医用耗材招采等 14 个子系统，已陆续落地应用，满足了几

---

① 《公安部：2022 年全国共破获诈骗医保基金案件 2682 起》，"红星新闻"百家号，2023 年 6 月 9 日，https://baijiahao.baidu.com/s?id=1768213896217607294&wfr=spider&for=pc。

② 《国家医疗保障局关于印发〈医疗保障基金智能审核和监控知识库、规则库管理办法（试行）〉的通知》，中国政府网，2022 年 3 月 30 日，https://www.gov.cn/zhengce/zhengceku/2022-04/08/content_5684118.htm。

③ 《我国已初步构建打击欺诈骗保的高压态势》，中国政府网，2023 年 6 月 20 日，https://www.gov.cn/zhengce/202306/content_6885655.htm。

④ 《〈违法违规使用医疗保障基金举报奖励办法〉解读》，中国政府网，2022 年 11 月 25 日，https://www.gov.cn/zhengce/2022-11/25/content_5728703.htm。

百个统筹区多样化的业务需求。① 作为全国统一的医疗保障信息平台的重要组成部分，医保电子凭证是参保人员在线办理医保业务的身份凭证。截至2022年底，医保电子凭证全渠道激活用户已超过8亿人。② 例如，北京打造"无需持卡，刷脸就医"便民新模式；江西建立医保电子凭证推广通报制度。

加快推进建立统一的医保信息业务编码标准体系，已发布18项标准，以形成全国"通用语言"。医保信息化标准化确保编码全量完整维护、及时入库、动态调整、同步更新；定点医药机构也在信息系统中实现带码入库、带码使用和带码结算等功能。③

3. 跨省异地就医直接结算范围进一步扩大，受益面不断增加

2022年6月《关于进一步做好基本医疗保险跨省异地就医直接结算工作的通知》出台，着力推进人群覆盖、政策统一和业务协同机制的完善，破解备案人员范围窄、时限短，跨省长期居住人员在备案地和参保地不能双向享受待遇，跨省临时外出就医人员备案后报销比例偏低等问题。④

跨省异地就医直接结算范围进一步扩大，实现每个县至少有一家定点医疗机构能够直接结算包括门诊费用在内的医疗费用；高血压、糖尿病、恶性肿瘤门诊放化疗、尿毒症透析以及器官移植后抗排异治疗5种门诊慢特病跨省异地就医实现所有统筹地区全覆盖。截至2022年底，住院费用跨省联网定点医疗机构达6.3万家；普通门诊、门诊慢特病费用跨省联网定点医疗机构分别达8.9万和2.46万家，跨省联网定点零售药店达22.6万家。

2022年，全国跨省异地就医直接结算惠及3812.35万人次，基金支付

① 《全国统一医保信息平台建成》，中国政府网，2022年5月12日，https：//www.gov.cn/xinwen/2022-05/12/content_5689783.htm。

② 《3大举措，提升医院医保电子凭证结算率》，搜狐网，2022年12月13日，https：//www.sohu.com/a/616912717_439958。

③ 《国家医疗保障局关于进一步深化推进医保信息化标准化工作的通知》，国家医疗保障局网站，2022年2月17日，http：//www.nhsa.gov.cn/art/2022/2/17/art_104_8180.html。

④ 《国家医保局　财政部关于进一步做好基本医疗保险跨省异地就医直接结算工作的通知》，中国政府网，2022年6月30日，https：//www.gov.cn/zhengce/zhengceku/2022-07/26/content_5702881.htm。

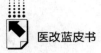

809. 19 亿元。① 其中，住院费用跨省直接结算惠及 568. 8 万人次，涉及医疗费用 1278. 27 亿元，医保基金支付 762. 33 亿元；门诊费用跨省直接结算惠及 3243. 6 万人次，较 2021 年增加 2040. 27 万人次，增长 169. 6%，基金支付 46. 85 亿元，基金支付金额较 2021 年增加 30. 06 亿元，增长 179. 1%；全国门诊慢特病相关治疗费用跨省直接结算惠及 24. 82 万人次，基金支付金额 2. 40 亿元。②

（五）问题分析

一是我国医保已经从增量发展阶段进入存量改革以实现高质量发展阶段，在经济增长放缓的前提下，面临筹资增长速度难以跟上卫生总费用增长速度的挑战。2022 年我国卫生总费用 84846. 7 亿元，与上年相比涨幅达 10. 41%；基本医疗保险基金总收入 30922. 17 亿元，与上年相比涨幅达 7. 64%，比卫生总费用涨幅低了 2. 77 个百分点。二是改革长期性、系统性不足，"三医"协同治理机制仍然欠缺，导致临床医生和参保群众"获得感"不高，集采、支付方式改革等结余经费的再次分配未能全面触及终端用户，医疗服务价格改革尚处于试点阶段，未能在薪酬制度改革中充分体现医生技术劳务价值。三是医保的长期监测评估有待实现，例如在"三医"联动多重改革背景下，还需综合评估支付方式改革的激励作用与医药服务价格改革、公立医院薪酬制度改革之间的系统性、协调性和联动性。四是居民医保参保扩面难度加大，居民医保参保法定义务尚不明确，仍为自愿参保，随着筹资水平的不断提高，部分居民缺乏风险意识，出现断保、漏保。另外，一直以来居民医保实行定额缴费模式，尚未建立缴费与收入情况相衔接的动态调整机制，部分低收入地区缴费负担较重，也影响了参保扩面。

---

① 《全国医疗保障跨省异地就医直接结算公共服务信息发布（第五十五期）》，国家医疗保障局网站，2023 年 1 月 31 日，http：//www. nhsa. gov. cn/art/2023/1/31/art_ 114_ 10102. html。

② 《这五年，跨省异地直接结算取得了 4 方面进展》，《中国医疗保险》2023 年第 6 期；《2022 年医疗保障事业发展统计快报》，中国政府网，2023 年 3 月 10 日，http：//www. gov. cn/xinwen/2023-03/10/ content_ 5745859. htm。

（六）相关建议

一是亟须明确基本医疗保障的内涵，促进多层次医疗保障体系的发展是"十四五"医疗保障制度改革的目标，前提是明确基本医疗保障的内涵，由商业保险公司等社会、市场主体承办基本医疗保障以外的内容，有限的医疗保障基金优先用于巩固基本医疗保障内容，确保医疗保障基金的安全高效。二是强化改革的系统性、协调性和联动性，强化医疗保障业务领域内部的耦合性，实现支付方式改革、谈判药、药械集采等政策的协调和融合，使改革切实增强临床医生和参保患者的获得感；强化"三医"联动的系统性、医保的战略性，增强医药技术的创新性和安全有效性，促进公立医院改革和患者受益。三是持续开展监测评估，动态调整改革的措施和手段，利用大数据、区块链等技术整合医保、药监、卫生健康、医药企业、市场供应链的数据，持续监测医保政策对药品供应、医药技术创新、就诊秩序、诊疗行为、患者健康与经济负担、基金支出绩效等方面的作用，优化调整医保、医药、卫生健康等方面的政策。四是落实基本医疗保险强制参保政策并尽快建立与收入关联的居民医保筹资增长机制，建立量能负担缴费制度。

四　健全完善药品供应保障制度

党的二十大报告提出，深化医药卫生体制改革，促进医疗、医保、医药协同发展和治理。"小药片"反映"大民生"。药品供应保障覆盖药品研制、生产、流通、使用全流程，与医疗、医保、医药相融互通，作为深化医改和"健康中国"建设的重要内容，是"三医"联动的重点领域。近年来，国家相关部门围绕药品的研发、生产、供应、质量、采购、价格、支付、报销等环节出台了系列文件，也针对基本药物、短缺药品、仿制药品、儿童药品、创新药品、集采药品、罕见病用药等制定了相应的政策措施，药品供应保障能力进一步增强，极大地提高了人民群众用药可及性、公平性，为推进药品供应保障制度高质量发展奠定良好基础。

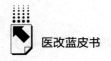
（一）药品供应保障体系不断完善

一是药品审评审批制度改革不断深化，具有临床价值的创新药物加快上市。国家药监局累计发布了 400 多项技术指导原则和规范性文件，指导新药研发申报，已基本形成包括中药、化学药和生物制品，涵盖药学、临床和药理毒理等各领域的指导原则体系。2020 年出台的《药品注册管理办法》明确了优先审评审批范围包括创新药（短缺药品、防治重大传染病和罕见病等疾病）和改良型新药、儿童用药（新品种、剂型和规格）、疫苗、纳入突破性治疗药物程序的药品、符合附条件批准的药品等，并明确审评时限，其中药品上市许可申请时限为 130 日，临床急需的境外已上市境内未上市罕见病药品审评时限为 70 日。同年发布的《药品上市许可优先审评审批工作程序（试行）》进一步明确了适用范围、适用条件、工作程序和工作要求。① 2019 年至 2022 年 7 月，国家已批准药品上市注册申请达 2000 余件，其中 2019 年、2020 年和 2021 年通过优先审评审批的药品上市注册申请分别为 143 件、217 件和 219 件，一批满足临床急需且具有明显临床价值的新药获批上市。② 全面落实临床试验 60 天审批制度，进一步完善药品上市注册程序。在国家组织药品集采后，相关品种通过一致性评价的仿制药使用比例从 50% 提高到 90% 以上，实现仿制药有效替代。同时，开展药品专项整治行动，进一步加强国家集采中选品种等相关重点产品的监督管理，持续强化全生命周期的质量监管，截至 2023 年 7 月，国家药品抽检总体合格率已达到 99.4%，国家药监局检查涉及医疗器械生产企业近 170 家、药品生产企业近 600 家，且抽检 333 个药品品种和 15 个医疗器械品种，保障了国家组织集采药品和医疗器械的质量安全。此外，进一步巩固了审评审批制度改革成效。进一步加大企业的研发创新工作力度，继续优化临床急需的药品、医疗

---

① 吴忠虹、董丽：《我国药品优先审评审批制度的现状分析》，《中国处方药》2022 年第 10 期。
② 《国家药监局：提高临床试验审批效率 鼓励短缺药、儿童用药、罕见病用药上市注册》，腾讯网，2022 年 7 月 23 日，https://new.qq.com/rain/a/20220723A02JKI00。

器械、罕见病用药、国产替代产品和"卡脖子"产品的审批工作，推动审评工作重心前移，并且持续加大制定技术指导原则的力度，强化对企业产品研发的指导及服务。[①]

二是优化基本药物制度管理机制，基本药物主导地位更加突出。《国务院办公厅关于完善国家基本药物制度的意见》明确基本药物"突出基本、防治必需、保障供应、优先使用、保证质量、降低负担"的功能定位，同时《国务院办公厅关于进一步做好短缺药品保供稳价工作的意见》提出要促进基本药物优先配备使用，政府办基层医疗卫生机构、二级和三级公立医院基本药物配备品种数量占比原则上分别不低于90%、80%和60%。各级医疗机构逐步形成以基本药物为主导的"1+X"用药模式。2021年，全国各级公立医疗机构基本药物配备使用品种占比为56.3%，比上年的53.9%提高了2.4个百分点，其中政府办基层医疗卫生机构和二级、三级公立医院分别达到63.0%和49.4%、41.1%，基本药物使用金额占比为34.8%。广西、河北等15个省份以开展基本药物制度综合试点为抓手，全面推进基本药物优先使用、药品供应保障、药品使用监测和综合评价等各项药政工作。仿制药质量和疗效一致性评价率先从基本药品做起，并逐步扩大到其他药品，为国家持续提高药品质量、组织集中带量采购创造了条件。

三是全国药品使用监测体系和药品临床综合评价工作机制逐步健全。2021年发布实施药品编码（YPID）卫生健康行业推荐标准，从机构覆盖率、YPID比对正确率、数据正确率和错误数据修复率4个维度形成数据质量评估指标和治理框架。截至2022年，全国所有省份YPID比对正确率超过98%。此外，药品使用监测范围已覆盖全部二级及以上公立医院和80%以上政府办基层医疗卫生机构，共计47266家，同比增长39.8%。国家卫生健康委先后组织制定并发布《药品临床综合评价管理指南（2021年版试行）》和抗肿瘤、心血管、儿童药品临床综合评价技术指南，初步形成

[①] 《持续推进药品医疗器械审评审批制度改革　国家药品抽检总体合格率升至99.4%》，"商业观察杂志社"百家号，2023年7月7日，https：//baijiahao.baidu.com/s？id=1770753567939990558&wfr=spider&for=pc。

"1+3"（1个管理指南+3份技术指南）的药品临床综合评价体系。构建药品临床综合评价质量控制体系，推动评价规范开展。① 国家医学中心发挥带动作用，有针对性地指导地方开展重要疾病防治基本用药综合评价。相关省份重点聚焦国家基本药物、儿童用药、抗肿瘤药品、心血管药物、抗菌药等，开展药品临床综合评价及相关研究400余项。如江苏省探索构建"大评价+小评价"模式，组织开展医疗卫生机构药品遴选与临床应用评价，切实推动药品临床综合评价工作深入开展。② 河北省推进化学药品和中药药品临床综合评价工作，将药品临床综合评价结果用于各医疗机构的用药目录遴选，助推国家基本药物使用占比提高。2022年，基本药物制度综合试点医联体牵头医院调整用药目录，使基本药物占调入药品的53%。③

（二）药品供应保障能力逐步增强

一是短缺药品监测预警和分级应对能力迈上新台阶。健全多维度、多层级的常态化工作机制，持续提升短缺药品监测预警和应对水平。逐步形成国家、省、市、县四级短缺药品监测和应对体系。建立完善短缺药品供应保障机制，目前短缺药品生产供应监测预警平台已有507家易短缺药品生产企业报告有关数据。2020年首次公布国家短缺药品清单和临床必需易短缺药品重点监测清单（共57个品种），31个省份以制定清单、明确保障范围等不同方式制定应对措施。2022年，国家、省、市、县四级卫生健康部门核实并处置了1200余种药品的供应问题，应对处置率达81%。在新冠疫情防控中，各省份依托国家短缺药品信息直报系统，在做好国家清单药品供应保障工作的基础上，积极开展省级清单动态调整工作，同时启动短缺药品替代使用流程，切实保障临床救治需求。

---

① 赵锐等：《我国药品临床综合评价全面质量管理体系的构建》，《中国药房》2022年第12期。

② 崔林：《积极履行药品临床综合评价职能 江苏探索构建"大评价+小评价"模式》，《中国卫生》2022年第2期。

③ 《河北省：因地制宜开展药品临床综合评价》，河北省卫生健康委网站，2023年5月26日，http://wsjkw.hebei.gov.cn/sjdt/396233.jhtml。

二是鼓励仿制药品工作取得进展。为进一步满足临床用药及公共卫生安全需求，国家卫生健康委按程序先后制定发布两批《鼓励仿制药品目录》，通过优先审评审批、优先纳入医保报销目录等措施，引导企业研发、注册和生产。两批目录共包括 56 个品种（按剂型计），涉及抗肿瘤、抗感染等 14 个方面治疗用药。目前，共有 29 个品种获批上市，其中 5 个品种填补国内空白、6 个品种填补国产空白，有效解决了部分药品临床短缺的问题。

三是儿童用药供应保障得到全面加强。国家药监局开通儿童药品审评审批绿色通道，审评审批系统将儿童用药项目设置特殊标识，加快优先审评审批。采取一系列措施鼓励儿童用药研发生产。2023 年 8 月国家印发第四批清单，前三批清单 105 种药品中已有 23 种上市，涵盖神经系统、抗肿瘤及免疫调节和精神障碍等 8 个治疗领域，其中罕见病用药共有 6 种。国家医保局优先将清单中的药品纳入国家医保报销目录。启动儿童用药数据库建设，截至 2022 年底，我国上市的中西药品共 10020 种，说明书中明确儿童适应症和用法用量的中西药品有 1300 多种。2023 年 1 月，国家卫生健康委办公厅印发《关于进一步加强儿童临床用药管理工作的通知》，明确提出要鼓励医疗机构针对儿童用药开发出可灵活调整剂量的新方法及新技术，以进一步提高儿童药品供应保障能力。

四是罕见病患者用药保障有效完善。2018 年以来，通过谈判的方式，医保药品目录中新增了 19 种罕见病用药，平均降价 52.6%。[1] 叠加其他药品准入方式，当前在我国获批上市的 75 种罕见病用药中，已有 50 余种纳入医保药品目录。[2] 截至 2023 年 6 月底，全国已有 22.9 万家定点医院和药店配备了包括罕见病用药在内的国家医保谈判药品。同时，以解决罕见病用药氯巴占供应问题为契机，探索医疗机构临床急需药品临时进口保障政策。国

---

① 《用心呵护 2000 多万名罕见病患者——我国加快探索罕见病诊疗与保障的"中国模式"》，中国政府网，2022 年 11 月 3 日，https://www.gov.cn/xinwen/2022－11/03/content_5724188.htm。

② 《国家医疗保障局关于政协十四届全国委员会第一次会议第 03136 号（医疗卫生类 270 号）提案答复的函》，国家医疗保障局网站，2023 年 8 月 17 日，http://www.nhsa.gov.cn:800/art/2023/8/17/art_110_11177.html。

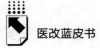

家卫生健康委会同国家药监局联合制定印发《氯巴占临时进口工作方案》以及《临床急需药品临时进口工作方案》，建立健全临时进口药品的论证机制和配送流程，保障氯巴占、盐酸沙丙蝶呤等药品通过临时进口顺利进入医疗机构。天津市创新管理机制，拓宽罕见病患者用药渠道。针对"境外有药、境内无药"、国内现有治疗手段无法满足救治需要的患者，2019年天津自贸区重点开展了临床急需进口药品绿色通道试点，逐步建立临床急需进口药品用药监测和使用管理机制，创新"1+2+3"工作模式，即"1"以患者为中心，一病例一方案；"2"院级、市级双论证；"3"管控使用前、使用中、使用后3个核心环节，助力临床急需进口药品绿色通道建设，保障罕见病患者"境外药品"使用安全。

（三）患者用药可及性可负担性有效提升

一是国家医保药品目录谈判提质增效。自2000年第一版国家医保药品目录（药品总数1535种）出台，截至2022年我国已先后颁布8版国家医保药品目录。《国家基本医疗保险、工伤保险和生育保险 药品目录（2021年）》收载西药和中成药共2860种，其中，西药1486种、中成药1374种。另外，还有基金可以支付的中药饮片892种。共有94种药品谈判成功，其中目录外和目录内分别为67种和27种，总体成功率为80.34%，目录外67种药品最终降价61.71%。2022年，调整后的国家医保药品目录共收载西药和中成药2967种，其中，西药1586种，中成药增加至1381种。基金可以支付的中药饮片未作调整，仍为892种。共3种药品调出目录，共111种药品进入目录，成功率为82.3%，谈判和竞价新准入药品价格平均降幅为60.1%。

二是国家组织药品集中带量采购改革成效显著。2018年12月国家开展"4+7"带量采购，试点地区公立医疗机构为集中采购主体，组成采购联盟，实行以量换价和招标采购合一，保证药品的质量、及时供应以及回款。[①] 自国家药品集中采购政策执行以来，控费效果显著，7批国家集采共覆盖药

---

① 傅鸿鹏：《药品集中招标采购的发展和展望》，《中国医疗保险》2020年第3期。

294 种，药品价格平均降幅超 50%，累计节约药品费用超 3800 亿元。第八批国家集采共有 39 种药品采购成功，拟中选药品平均降价 56%，预计每年可节省费用 167 亿元。同时，高值医用耗材带量采购进程的持续加快，有效压缩了医用耗材虚高的价格。2020 年首次在国家层面对冠脉支架进行集采，共 10 个中选产品，平均中选价格为 768 元左右，最高降幅达 96%。

（四）医疗机构药事管理水平和服务质量持续提升

一是药学服务同质化水平进一步提高。2021 年，《国家卫生健康委办公厅关于印发医疗机构药学门诊服务规范等 5 项规范的通知》就各医疗机构如何为人民群众提供药学服务划定了医疗机构药学门诊服务规范、医疗机构药物重整服务规范、医疗机构用药教育服务规范、医疗机构药学监护服务规范和居家药学服务规范 5 项规范。[①] 同时为加强医疗机构药学服务管理，保障药学服务质量，中国医院协会制定了《医疗机构药学服务规范》，规范内容包括药学门诊、处方审核、药物重整、用药咨询和用药教育等。此外，为适应紧密型县域医共体、城市医疗集团建设需求，注重提升"药学服务同质化"水平，医疗联合体通过建立统一的药品采购目录和供应保障机制，推进上下用药衔接。近年来，山东组织开展医联体"中心药房"建设，山东省内县域医共体各成员单位的药品配备品种数量平均增加 30 种以上，且药品配备品种的重合率平均提高 18.6%；[②] 四川省华西城市医疗集团联盟推进牵头医院和成员单位 HIS 系统一体化，成员单位医生可通过该系统为患者开具牵头医院所配备药品，并与第三方物流公司合作建立统一的药品流通配送链，提供冷链运输配送药品服务；广东省则制定"总药师制度"，规定在每个城市医疗集团/县域医共体内设置 1 名总药师，负责指导成员单位开展处方点评、临床药师查房、抗菌药管理和合理使用等工作，并在区域内基层医疗机构 HIS 系统一体化的基础上探索建立区域性审方中心，实现对区域内全部社区卫生

---

① 《国家卫生健康委办公厅关于印发医疗机构药学门诊服务规范等 5 项规范的通知》，西部律师网，2021 年 10 月 9 日，http://cqlx.pkulaw.cn/fulltext_ form.aspx? Gid = 5077574&Db = chl。

② 《中心药房：县域医共体的"药袋子"》，《中国卫生》2023 年第 7 期。

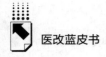

服务中心的处方前置审核，使各社区卫生服务中心的处方合格率逐步增长。[①]

二是药学服务和保障能力显著提升。探索建立临床药物治疗路径管理制度，完善临床合理用药长效机制。上海市率先探索制定6条疾病药物临床应用路径，制定《上海市相关疾病药物临床应用路径（试行）》，部分试点医院将试点路径录入院内信息系统进行电子化管理。[②] 江苏省在南京、常州、无锡等地主动开展临床路径精细化管理试点，临床药师与临床医生共同制定最优性价比用药方案，在加快患者康复、缩短住院时间、提高临床合理用药水平、实现"保质控费"等方面发挥了积极作用。2023年4月，江苏省在前期试点地区的基础上印发《关于开展优化临床药物治疗路径试点工作的通知》，进一步发挥临床药物治疗路径在推进合理用药、减少不合理药费支出等方面的作用。[③] 积极发挥临床药师作用，开展临床用药评价。2022年，北京天坛医院药学部牵头开展消化内科用药优化项目，全年节约药品费用2000万元。中山大学孙逸仙纪念医院（中山大学附属第二医院）制定人血白蛋白临床合理应用指引，通过专项处方点评指出各科室人血白蛋白不合理使用占比及具体的不合理用药项目，并开发循证综合评价系统，提供药品不良反应检索、系统评价分析、指南共识查询和生成评价分析报告等功能，使人血白蛋白使用费用从2021年的3880万元下降至2022年的2726万元，降幅达30%。转变临床药师服务模式，推进合理用药实践。北京大学第三医院药剂科开设医生药师联合房颤抗凝门诊，使全院血栓事件发生率从5.6%下降至1.0%，出血事件发生率从9.3%下降至8.0%。持续监控重点药物，协助梳理临床用药路径，医嘱不合理率逐步降低，其中辅助用药注射用重组人脑利钠肽（新活素）的医嘱不合理率从21.1%下降为0%。同时，积极参与抗感染治疗，经2021年开展规范头孢菌素皮试的系列干预研究，全院抗菌药物强度下

① 皇甫天然等：《医联体总药师制度促进基层医疗机构合理用药的实践与探索》，《中国药房》2022年第6期。

② 《上海首次发布药事服务规范暨相关疾病药物临床应用路径》，"新民晚报"百家号，2019年11月19日，https：//baijiahao.baidu.com/s？id=1650608220168943710&wfr=spider&for=pc。

③ 《江苏：8家医院启动优化临床药物治疗路径试点工作》，《中国卫生杂志》2023年8月4日。

降，抗菌药物使用结构进一步优化。通过探索药学服务收费，体现药师服务价值。2022年，福建省在省属公立医院范围内为15项临床药学服务"定价"，湖北省则新增设"药学门诊诊查费"，允许按次根据药师级别收取相应的诊查费。各省份的系列举措对促进药学服务高质量发展和各级医疗机构药学服务能力提升具有重要意义。

（五）问题分析

一是存在政策集中扎堆、衔接不顺畅的现象。近年来，药品供应保障政策密集出台，有力提高了群众看病用药的可及性，但药品供应保障政策链条较长，涉及部门较多，在具体落实中存在政策接续性不足、相关环节衔接不畅等问题，阻碍了群众获得感的提升。特别是在实施DRG/DIP支付方式改革、医保谈判、药品集采等医保战略购买政策背景下，如何进一步激励企业生产好药、指导医院合理用药、保障患者用上好药，成为构建"三医"协同治理机制的关键问题。二是人民群众越发多元化的用药需求对药品供应保障政策提出挑战。随着经济水平的提高，公众的多元化用药需求增加，越来越多的人对生命健康和生活质量提出了更高要求。诸如对慢性疾病、罕见疾病新特药的需求增加，同时更加渴求用药的后期服务。医保药品目录、基本药物目录等仍需进一步探寻更符合临床价值的准入标准，以满足人民群众用药多样化需求。三是政策性短缺与市场机制短缺仍然存在。当前我国药品短缺现象虽得到了极大缓解，现阶段主要为暂时性、局部性短缺，但是企业垄断、价格虚高、以缺逼涨等行为依然存在，部分急抢救药品涨价幅度过大，有些临床常用药品的制剂或原料由外资企业独家供应。政策性短缺与市场机制短缺并存，需要更加深入地分析如何处理好企业生产积极性、药品供应稳定性、采购价格合理性等政策目标的关系。四是用药科学合理安全问题需持续关注。药品供应保障制度建设，保障药品可及是基础，用药科学合理安全是关键。一方面，患者对科学、合理、安全用药和高质量药学服务的需求日益增长。特别是老龄社会加速到来，老年人、慢性病患者多重用药对疾病治疗和管理带来巨大挑战。另一方面，我国不同品种、剂型、规格、包装、厂

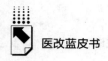
家的产品数量多达7万种，加之药师队伍人才数量不足、能力有待提升，不同区域、层级、类型的医疗机构合理用药水平差异巨大，因此未来需要进一步规范医疗机构合理用药行为。

（六）相关建议

一是进一步增强药品供应保障政策落实的协同性与系统性。药品供应保障覆盖药品研制、生产、流通、使用全流程，政策发布主体多元，但最终都要在临床使用终端落地落实。诸如要增强政策系统性，形成政策合力；加强医保、药监、卫生健康和医药产业等相关领域的联系，协同推进"三医"联动改革；增强协调性，强化协同配合。二是探索有效政策工具应对人民群众用药需求新趋势。人民群众对药品供应保障的期盼，出现由国内上市药品向境外上市药品转变、由基本用药需求向个体化需求转变的趋势。需要在既有政策基础上，探讨更加精准的政策来保障临床急需用药需求，采用更加贴近临床实际需求的药品目录调整方式，以及更加重视疗效和健康获益的药品准入价值衡量体系。三是系统推进多重政策影响下的药品保供稳价工作。在坚持市场调节药品价格的基础上，发挥医保对药品价格引导作用，推进形成合理的药品差价比价关系，建立健全药品价格常态化监管机制。按照"保障药品供应优先、满足临床需要优先"原则，在价格招采方面，制定激励短缺药品供应的有关系统政策，同时强化对短缺药品恶意涨价和非短缺药品"搭车涨价"等行为的监管处罚。四是进一步规范医疗机构合理用药。强化药品合理使用，加强医疗机构药品安全管理，强化药师对处方的审核，加强合理用药管理和绩效考核，确保实现安全、有效、经济、适宜用药，丰富药学服务工作的内涵，提高居家药学服务提供的可及性和科学水平，重视医联体内药学服务同质化管理。

五　持续推动公共卫生体系建设和能力提升

党的十八大以来，习近平总书记对卫生健康工作提出了一系列新理念新论断新要求，深刻回答了中国卫生健康事业发展改革的理论渊源、本质特征、基本规律和举措路径，指明了事业前进方向。新冠肺炎是近百年来人类遭遇的影响范围最广的全球性大流行病，对全世界是一次严重危机和严峻考验，人类生命安全和健康面临重大威胁。面对新冠疫情，我国政府始终坚持因时因势优化调整防控政策措施，高效统筹疫情防控和经济社会发展，成功避免了致病力较强、致死率较高的病毒株的广泛流行，有效保护了人民群众生命安全和身体健康，最终取得疫情防控重大决定性胜利。公共卫生体系攻坚克难、砥砺前行，重大疾病防治成效显著，群众健康水平明显提升，全国疾控系统经受住了空前考验，在保障人民生命健康、防范化解重大风险、促进经济社会发展等方面发挥了重要作用。

（一）专业公共卫生机构建设不断加强

截至2022年末，我国专业公共卫生机构共计12436个，其中疾病预防控制中心3386个，包括省属机构31个、地级市（地区）属机构409个、县（市、区）级机构2776个，① 还有专科疾病防治机构856个、妇幼保健机构3031个、卫生监督所（中心）2944个。2018~2022年，国家累计安排中央预算内投资约142亿元支持省、市、县疾控机构基础设施建设。

截至2022年末，全国公共卫生机构人员达97.9万人，每万人口专业公共卫生机构人员6.94人，较2021年的每万人口6.79人有所提高，其中疾病预防控制中心人员达22.4万人，受新冠疫情影响，疾控人员数量出现一定回升，从2019年末的18.8万人增至2022年末的22.4万人；妇幼保健机构人员达56.1万人，卫生监督所（中心）人员达7.0万人。

近年来，全国疾病预防控制中心收入、支出、财政拨款收入占比和人员经费占比均呈现上涨趋势，结余出现一定的波动。2021年，全国疾病预防

---

① 《2022年我国卫生健康事业发展统计公报》，国家卫生健康委网站，2023年10月12日，http://www.nhc.gov.cn/guihuaxxs/s3585u/202309/6707c48f2a2b420fbfb739c393fcca92/files/8a3994e41d944f589d914c589a702592.pdf。

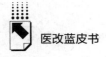

控制中心收入 1387.14 亿元，其中财政拨款收入占总收入的 67.02%；总支出 1339.13 亿元，其中人员经费支出占 26.63%，近年受新冠疫情影响，全国疾控中心收入与支出水平均大幅提升。

（二）疾病控制与公共卫生工作成效显著

传染病监测体系不断完善。2022 年 12 月，为动态掌握新冠病毒感染水平和变化趋势，及时监测病毒变异及生物学特性变化，评估医疗资源负荷情况，国家卫生健康委、国家疾控局会同有关部门在传染病网络直报系统的基础上，进一步拓展监测渠道，形成多个监测子系统，包括病例报告监测系统、医疗机构发热门诊（诊室）监测系统、哨点医院监测系统、病毒变异监测系统、污水监测系统、重点机构聚集性疫情监测系统、人群核酸和抗原检测系统、医疗机构在院病例监测系统、社区人群哨点监测系统、网络调查系统等。初步形成兼顾常态和应急、入境和本土、城市和农村、一般人群和重点人群的多渠道监测体系。下一阶段，国家疾控局将会同相关部门进一步健全监测预警体系，加强常态化预警能力建设，提高监测质量，强化监测预警机制，完善跨领域、多学科专家队伍。继续完善传染病网络直报系统功能，提高数据收集的信息化水平和智能化分析能力。①

传染病防控效果显著。2012~2021 年，我国社会经济快速发展，居民生活居住条件不断改善，健康素养及健康意识不断提升，传染病防控和应急处置能力不断提高。各项防控政策措施不断压实，我国传染病防控取得显著成效，对 27 种甲乙类法定传染病进行了持续监测报告，报告发病率下降趋势明显。2012 年，中国内地共报告 27 种甲乙类法定传染病 321.69 万例，报告发病率为 238.68/10 万。2021 年共报告 27 种甲乙类法定传染病 271.18 万例，报告发病率为 192.58/10 万，较 2012 年下降 19.3%。2021 年肠道传染病报告发病率为 7.42/10 万，较 2012 年下降 67.9%；呼吸道传染病报告发

---

① 《国务院联防联控机制 2023 年 2 月 23 日新闻发布会文字实录》，国家卫生健康委网站，2023 年 2 月 23 日，http://www.nhc.gov.cn/xcs/s3574/202302/172708cde8fb4e40976e693443bbb596.shtml。

病率为 48.18/10 万，较 2012 年下降 35.6%；血源及性传播传染病报告发病率为 131.03/10 万，较 2012 年下降 3.7%。[①] 2022 年，全国甲乙类传染病（除新冠肺炎外，下同）报告发病 243.1 万例，报告死亡 2.2 万人，全国甲乙类传染病报告发病率为 172.4/10 万、死亡率为 1.5/10 万，均较 2021 年有所降低。

慢性病综合防控成效明显。"全民健康生活方式行动"县级覆盖率超过 97%，截至 2022 年末，建设国家级慢性病综合防控示范区 488 个，全国 2880 个县（市、区）启动了"全民健康生活方式行动"，在全国建立了 605 个死因监测点，肿瘤登记工作覆盖了全国 2806 个县（市、区）。2022 年，全国 31 个省份和新疆生产建设兵团对 353.9 万人开展食管癌、胃癌、肝癌等重点癌症早诊早治工作，心脑血管疾病筛查干预项目筛查 146.2 万人，儿童口腔疾病综合干预项目年度免费口腔检查 191.3 万人。

妇女儿童健康水平得到显著提升。我国孕产妇、婴幼儿和 5 岁以下儿童死亡率持续下降，我国被世界卫生组织评为全球高绩效妇幼健康国家，与全球平均水平以及全球中高收入国家相比，我国孕产妇死亡率、婴儿死亡率和 5 岁以下儿童死亡率均远低于全球和中高收入国家平均水平。2022 年，全国 5 岁以下儿童死亡率 6.8‰、婴儿死亡率 4.9‰、孕产妇死亡率 15.7/10 万，与 2021 年相比，均有不同程度下降。

推进老年健康服务和医养结合。截至 2022 年末，全国设有国家老年疾病临床医学研究中心 6 个，设有老年医学科的二级及以上综合性医院 5909 个，建成老年友善医疗机构的综合性医院 8627 个、基层医疗卫生机构 19494 个，设有临终关怀（安宁疗护）科的医疗卫生机构 4259 个。全国医疗卫生机构与养老服务机构建立签约合作关系的达 8.4 万对；"两证"齐全（指具备医疗机构执业许可或备案，并进行养老机构备案）的医养结合机构共有 6986 个。

---

① 《国家卫健委：10 年间我国传染病防控取得显著成效》，"环球网"百家号，2022 年 6 月 17 日，https://baijiahao.baidu.com/s? id=1735847555390733931&wfr=spider&for=pc。

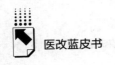

（三）联防联控、群防群控、社区组织参与发挥重要作用

国家制度的力量发挥了重要作用。我国采取联防联控、群防群控、多部门协同参与等重大举措，各级政府、各部门、各单位，每一个个体，都在各自的岗位上发挥了重要作用，也积累了应对重大传染病疫情的体制机制经验。

社区防控是新冠疫情防控的重要环节。村（居）民委员会公共卫生委员会是组织群众参与做好社区防控工作的重要力量。2021年底，民政部等四部委发布的《关于加强村（居）民委员会公共卫生委员会建设的指导意见》提出，"村（居）民委员会公共卫生委员会（以下简称"公共卫生委员会"）是村（居）民委员会下属委员会，是基层群众性自治组织体系的重要组成部分"；提出力争用两年左右时间，实现公共卫生委员会机制全覆盖、能力普遍提升、作用有效发挥，初步建立常态化管理和应急管理动态衔接的基层公共卫生管理机制。截至2022年末，我国90%以上的村委会和居委会建立了公共卫生委员会，夯实了疫情社区防控基础，下一阶段要加快推进公共卫生委员会与其他机构一起有效发挥作用。中国已经形成较为通畅和有效的社区治理体系和良好的社区卫生健康治理能力，将疫情防控工作有机地和基层治理工作进行了结合和融合，创造了中国经验。今后不论是对重大疫情的防控，还是对其他突发公共卫生事件的应对，包括对慢性病的管理，社区防控都有重要的作用。

（四）有序推进疾病预防控制体系改革

2021年5月，国家疾病预防控制局（以下简称"国家疾控局"）正式挂牌成立，2022年2月出台的《国家疾病预防控制局职能配置、内设机构和人员编制规定》明确了国家疾控局主要职责是：组织拟订传染病预防控制及公共卫生监督的法律法规草案、政策、规划、标准，领导地方各级疾病预防控制机构业务工作，规划指导传染病疫情监测预警体系建设，组织开展疫情监测、风险评估工作并发布疫情信息，建立健全跨部门、跨区域的疫情信息通报和共享机制等等。该规定明确了国家疾控局应当强化对各级疾病预防控制机构的业务领导和工作协同，坚持将预防关口前移，健全多渠道监测预警机制，建立智慧化预警多点触发机制，推动公共卫生服务与医疗服务高效协同、无缝衔接，完善公共卫生重大风险评估、研判、决策机制，提高评估监测敏感性和准确性。

按照党中央、国务院的要求，针对疾控体系在新冠疫情防控中暴露出的短板弱项，坚持和加强党对疾控工作的集中统一领导，按照"系统重塑、预防为主、科学防控、协调高效"的原则，进一步深化改革。国家卫生健康委等六部门推动地方落实疾病预防控制体系改革方案，要求2023年底前完成全部机构改革任务。

各地积极探索疾控机构运行机制改革。山东省着力构建三大体系，包括构建集中统一的组织领导体系、系统完备的职责职能体系和灵活高效的绩效激励体系，不断改革完善疾控体系，持续提高疾病防控能力，激发疾控机构发展活力，全面推动疾控事业高质量发展。① 安徽省大幅增加疾控机构编制总量，探索开展"公益一类、二类绩效管理"模式，不断提升疾控人员待遇。福建省探索相应改革机制，允许疾控机构在充分履行公益职责、高质量完成各项疾控任务的前提下，积极拓展与业务有关的技术服务和企业委托检测项目，通过技术服务等方式取得的收入可按一定比例用于人员绩效，既能锻炼专业队伍，也可适当增加服务收入。

（五）创新医防协同机制，强化各级医疗机构疾病预防控制职责

近年来，国家卫生健康委、国家疾控局积极推进医防协同、医防融合工作，推动建立以专业公共卫生机构为骨干、医疗机构为依托、基层医疗卫生机构为网底的疾病预防控制体系。国家层面通过《医疗机构传

---

① 《山东省卫生健康委在2023年全国卫生健康体改工作会议上作典型发言》，山东省卫生健康委网站，2023年4月19日，http://wsjkw.shandong.gov.cn/ywdt/wndt/202304/t20230418_4294106.html。

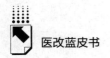

染病防控责任清单》进一步强化医疗机构公共卫生职责，推动医疗机构落实传染病预防控制责任，同时决定在上海、浙江、安徽、河南、湖北、广东、四川、陕西、甘肃 9 个试点省份试行医疗机构疾控监督员制度，建立专业公共卫生机构向医疗机构和基层医疗卫生机构派驻疾控监督员的制度，协助、督促、指导医疗卫生机构公共卫生工作。各地探索推进公共卫生机构和医疗机构人员流动，将专业公共卫生机构纳入各级医联体、医共体建设，赋予公共卫生医师处方权等举措，在促进医防融合工作上做出新的探索。

（六）深入实施健康中国行动

2019 年，国务院先后发布《关于实施健康中国行动的意见》《健康中国行动（2019—2030 年）》，围绕疾病预防和健康促进两大核心，提出开展 15 个重大专项行动，加快推动从以治病为中心向以人民健康为中心转变。国家成立由国务院分管领导担任主任的健康中国行动推进委员会，并设立专家咨询委员会和 15 个专项行动工作组。党的十八大以来，以习近平同志为核心的党中央把维护人民健康摆在更加突出的位置，召开全国卫生与健康大会，确定新时代卫生健康工作方针，出台《"健康中国 2030"规划纲要》，爱国卫生运动与时俱进，不断丰富工作内涵，取得新的显著成效。

截至 2022 年底，全国现有国家卫生城市（区）占比达到 66.3%，地级及以上城市空气质量平均优良天数占比达 87%，农村卫生厕所普及率达 73%，城乡人居环境卫生状况发生巨变，我们的祖国天更蓝、山更绿、水更清。国家公共卫生安全得到有力保障，通过有效的社会动员，构筑起联防联控、群防群控、专群结合的"防疫大堤"，有效防控了重大传染病疫情。特别是在抗击新冠疫情斗争中，广大人民群众和基层干部共同行动，集中开展环境卫生清理整治，有效降低了疫情通过环境传播的风险。全方位多层次开展健康科普，大力倡导文明健康绿色环保生活方式，群众防病意识明显提升，筑牢了疫情防控的社会大防线。人民健康状况大幅改善，爱国卫生运动通过改观念、改环境、改行为，极大激发和弘扬了爱国主义、集体主义精神，有力提升了全民族身心健康素质和全社会综合文明程度，充分显示了"移风易俗、改造国家"的巨大作用。2021年，我国人均期望寿命提高到78.2岁，居民健康素养水平达25.4%，热爱健康、追求健康的新理念蔚然成风。

（七）问题分析

1. 公共卫生治理体系尚未健全

现阶段我国公共卫生治理基本依靠政府主导，社会力量和民间组织在公共卫生治理中发挥的作用有限，公共卫生治理的现代化水平不高，公共卫生治理的多元化格局尚未形成，公共卫生治理的机制和制度还需健全。虽然我国已初步建立覆盖城乡的公共卫生体系，但公共卫生的管理仍存在分散化、碎片化的问题，治理主体包括政府、公共卫生机构、社会组织、公众等利益相关者。突发公共卫生事件期间，我国各区域公共卫生防控治理水平参差不齐，部分地区应急管理经验不足，防控水平整体偏低，完善公共卫生治理体系仍是未来一段时间的重要任务。

2. 医防融合的工作机制尚未完全成熟

我国已经提出"预防为主，防治结合"几十年，但"医"与"防"之间如何深度融合尚未形成共识，[①] 如何处理好疾控中心与医疗机构的关系仍然存在困境。在医防融合的推进过程中，疾控中心定位不清的问题较为突出。医防融合的本质在于将"防"贯穿于"医"的全过程，通过疾控中心与医疗机构协同、医护人员与公共卫生人员合作实现以人群健康为中心的服务融合，然而在医防融合的探索与发展过程中，落实医疗机构的公共卫生职责存在困难，现阶段医防融合的工作机制和路径尚不明确。

3. 不同层级疾病预防控制中心职责同质化问题突出

国家对省、市、县各级疾控中心职责规定存在差异不明显、重点不突出的问题，基本职责共7类266项，其中省级职责7类244项、市级职责7类

---

① 吴凡等：《中国疾病预防控制体系发展改革的若干问题与对策建议》，《中国卫生资源》2020年第3期。

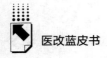

236 项，县级职责 7 类 210 项，职责内容和数量较为冗杂。① 在具体的工作落实中，大部分机构简单地将上级交办的任务转达布置给下一级，大量业务工作集中到基层疾控中心。与此同时，基层疾控中心要承接来自国家多个机构的工作，基层的压力进一步加大，但基层在人员、技术能力、设备配置、经费保障等资源配置上都相对较弱，这不仅造成基层工作负担过重，也会影响各项职责落实的质量，长此以往则陷入疾控职能弱化或缺失的恶性循环。

4. 公共卫生法律体系不健全

公共卫生法律体系是公共卫生法治体系的基础性支柱，包括理论支撑、人才配备、经费保障、物资供给、技术支持、群众参与等多个方面，涉及政治、经济、文化、教育、科学、社会等多个领域，是一个综合性的保障体系。② 目前，我国公共卫生领域有 13 部法律，但主要侧重微观技术层面，部门立法和管理型立法特征明显，立法碎片化问题突出。

（八）相关建议

1. 强化公共卫生协同治理体系

加强国家对公共卫生治理的主导，同时理顺各公共卫生治理主体在公共卫生治理中充当的角色和承担的职能，及时解决各主体之间的冲突并打通壁垒，发挥各主体的治理合力，更好履行国家赋予的职责，切实保障人民群众的生命健康安全。

强化公共卫生治理现代化理论研究，加强从中国式现代化视角研究我国重大公共卫生治理现代化理论，开展人类命运共同体意识、公共卫生事件管理、政治沟通、社会心态、经济协调等理论研究，为解决人类共同面临的公共卫生问题提供更多更好的中国智慧、中国方案。

---

① 《卫生部关于印发〈各级疾病预防控制中心基本职责〉和〈疾病预防控制工作绩效评估标准〉的通知》，国家疾控局网站，2008 年 12 月 18 日，http://www.nhc.gov.cn/jkj/s7914g/200812/a9949418dac742239caac4332cbc3275.shtml。

② 钟南山、曾益康、陈伟伟：《我国公共卫生治理现代化的法治保障》，《法治社会》2022 年第 2 期。

2. 加强疾病预防控制机构能力建设

疾病预防控制机构的能力建设是完成职责范围内疾病预防控制工作的基础，包括完善财政补偿机制、强化基础设施建设、优化人才激励机制等。我国多项研究显示，疾病预防控制机构存在人员和设备短板，新冠疫情背景下我国大部分地区启动了疾病预防控制机构的基础设施建设，但是在人才激励与留用上仍然存在困境。首先，以人才为重点提升能力，通过高层次专家专项政策、完善编制制度、改善薪资水平和等级等措施引入高层次人才，减少人员流失。其次，完善考核评价制度，推动疾病预防控制机构的可持续发展，建议在疾病预防控制机构考核评价中，对地方政府和卫生行政部门进行考核，激励地方积极投入。最后，在具体能力提升上，以流行病学调查能力、实验室检验检测能力、突发公共卫生事件应急处置能力等专业技术能力为提升重点，抓准疾病预防控制机构专业技术机构的定位，围绕疾病预防控制机构的各项职责进行能力专项提升，同时各层级根据相对应的职责进行职能的差异化培训，落实继续教育制度。

3. 推动不同层级疾病预防控制机构在联动基础上的职责差异化

针对目前不同层级的疾控中心职责同质化的问题，建议建立不同层级疾控中心的上下联动机制。首先，允许不同层级机构能力发展水平的差异化，推动不同层级的机构形成良好的互补关系，在专业技术能力和科研能力建设上，从国家到省级再到市县级形成有梯度的递减关系，具体的技术指导则更多由基层承担，既强化区域和省级疾控中心的能力，也不对县级提出过高的发展要求。其次，职责规定与能力发展协调同步，各层级疾控中心按照能力发展水平形成差异化的职责，错位发展，对专业技术能力要求高的疾病监测、应急处置、疾病暴发调查等职能由高层级的疾控中心承担，基层疾控中心更多地承担患者管理、免疫接种、技术指导职责。

4. 完善公共卫生法律法规体系

尽快完善突发公共卫生事件管理法律法规，对其中权责不清、流程冲突、防治分离、指导性差等问题进行整合与修正。对现有的法律法规进行系统梳理，及时修订《传染病防治法》《突发公共卫生事件应急条例》等相关

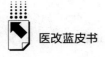

法律法规，构建国家生物安全法律法规体系，清除废止不合时宜的法律法规。同时，对医疗机构在公共卫生工作中扮演的角色、应履行的职能和具体内容进行明确，明确奖惩细则，充分发挥医疗机构在公共卫生体系中的重要作用，促进公共卫生整体水平的提升。

六　坚持传承创新深化中医药改革

中医药系统全面贯彻落实党的二十大精神，坚持中医药传承创新发展，长远谋划"十四五"中医药发展工作，推进优质中医药资源扩容和均衡布局。以综合改革示范区建设为引领，不断深化中医药治理机制改革，推动中西医协同发展、医疗医保医药政策联动，加强中医药文化传播，不断提升依法治理水平，激发高质量发展活力。不断推动中医药发展高质量融入共建"一带一路"，深化中医药对外交流合作，助力构建人类卫生健康共同体。

（一）中医药高质量发展顶层设计不断完善

党的十八大以来，党中央把中医药工作摆在更加突出的位置，统筹推进中医药法治化管理，加强立法实施监督，推进中医药传承创新发展，坚定走特色发展之路，优质中医药资源不断扩容、均衡布局，中国式现代化建设的中医药篇章开局良好。

1. "十四五"中医药高质量发展蓝图绘就

国家中医药管理局等部门长远谋划、统筹设计中医药"十四五"时期高质量发展工作，2022年3月，国务院办公厅印发《"十四五"中医药发展规划》，对我国中医药事业发展做出了全面系统的战略部署，提出的重点工作任务包括：建设一批国家中医医学中心，建设130个左右中医特色重点医院，建设35个左右国家中医疫病防治基地，50个左右中西医协同"旗舰"医院，形成100个左右中西医结合诊疗方案或专家共识，推动建设100个左右中医药类一流本科专业建设点，建设10个左右国家中医药综合改革示范区等。

2022年3月，国家中医药管理局、国家卫生健康委等10个部门联合印发《基层中医药服务能力提升工程"十四五"行动计划》，提出到2025年，80%以上的县级中医医院达到"二级甲等中医医院"水平；社区卫生服务中心和乡镇卫生院中医馆配置率达到100%；社区卫生服务中心、乡镇卫生院能够规范开展10项以上中医药适宜技术的比例达到100%；社区卫生服务中心和乡镇卫生院中医类别医师占同类机构医师总数比例超过25%；等等。

为进一步强化科技和信息化对中医药高质量发展的支撑作用，2022年9月，国家中医药管理局、科技部联合制定印发了《"十四五"中医药科技创新专项规划》，为中医药创新发展提供依据。相关部门开展了中医药科技创新平台建设、科学研究项目、人才培养等一系列工作，并取得一定进展。2022年11月，国家中医药管理局印发了《"十四五"中医药信息化发展规划》，主要部署了四个方面的重点任务：夯实中医药信息化发展基础，开展中医药数据中心建设等；深化数字便民惠民服务，支持20家左右三级中医医院开展智慧医院建设，10家左右中医医共体开展远程医疗中心和共享中药房建设；加强中医药数据资源治理，建设全国一体化中医药综合统计信息平台；推进中医药数据资源创新应用，建设国家中医药古籍数字博物馆、中医药博物馆数字馆等。

2. 优质中医药资源扩容和均衡布局成效明显

为推动优质中医药资源扩容和均衡布局，我国积极推进国家中医医学中心建设，根据"辅导类"、"培育类"和"关注类"3个档次统筹推进国家中医医学中心建设的整体设计，将6家中医医院纳入"辅导类"国家中医医学中心创建范围，打造中医医学高地，满足群众享有优质中医医疗资源的需求。国家相关部门鼓励地方政府和医院双向选择、自愿合作，积极推进国家中医区域医疗中心建设。2022年国家中医药管理局、国家发展改革委、国家卫生健康委联合印发《有序扩大国家区域医疗中心建设工作方案》，将中医类输出医院扩大至20家，包括中国中医科学院西苑医院、北京中医药大学东直门医院、天津中医药大学第一附属医院等。截至2022年8月，共有8个中医项目被确定为国家中医区域医疗中心建设项目。

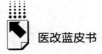

为推动中医药科技创新体系建设，我国先后建设了天然药物活性组分与药效（中国药科大学）等 17 家中医药领域国家重点实验室、2 家中医类国家临床医学研究中心，建成 40 个国家中医临床研究基地，开展国家中医药传承创新中心遴选。国家中医药管理局会同教育部搭建产学研一体化融合创新平台，布局建设了"方剂学"等 24 个教育部重点实验室、"中药现代制剂技术"等 13 个教育部工程研究中心和 8 个省部共建中医药类协同创新中心，大力推动现代科学技术与传统中医药研究的结合，[①] 为中医药高质量发展奠定了坚实基础。

3. 基层中医药服务体系更加完善

不断加强基层中医药服务体系建设，提高服务能力，是我国中医药改革工作的重点任务之一。按照"十四五"时期中医药发展规划以及基层中医药服务能力提升工程行动计划要求，2022 年我国采取了一系列具体举措推动基层中医药服务工作开展。一是开展县级中医医院"两专科一中心"建设。每家医院建设 2 个中医特色优势专科（专病），建成 1 个中医适宜技术推广中心。2022 年，中央财政安排第一批建设资金 3 亿元，支持全国 150家县级中医医院开展建设工作。二是继续加强紧密型县域医共体建设，探索医共体与省、市三级医院建立医联体，加强中医专科或专科联盟建设，不断提升县级中医医院服务能力，截至 2022 年 9 月，全国统筹 403 家三级医院对口帮扶 699 家县级中医医院。[②] 三是持续推进社区和乡镇中医药服务体系建设，2016~2022 年，中央财政累计支持约 2.8 万个社区卫生服务中心和乡镇卫生院中医综合服务区（中医馆、国医堂）建设，截至 2021 年底，全国85% 的社区卫生服务中心和乡镇卫生院设立了中医馆。[③] 四是国家中医药管理局联合国家卫生健康委以"优质服务基层行"活动为依托，加强乡镇卫

① 《十年来我国中医药事业稳步发展》，《光明日报》2022 年 9 月 24 日。

② 参见《"中国这十年"系列主题新闻发布》，http：//www. scio. gov. cn/ztk/dtzt/47678/48355/index. htm。

③ 《关于政协第十三届全国委员会第五次会议第 03612 号（医疗卫生类 317 号）提案答复的函》，国家中医药管理局网站，2022 年 12 月 26 日，http：//www. natcm. gov. cn/bangongshi/gongzuodongtai/2022-12-26/28609. html？eqid = 88450b1400001235000000066449ea63。

生院和社区卫生服务中心中医科室建设，进一步完善基层中医药卫生服务体系，不断提升中医药服务能力。五是积极推进基层常见病多发病中医适宜技术推广基地建设，已建立基层常见病多发病中医适宜技术推广省级基地 32个、县级基地 1820 多个，并依托基地加强对基层卫生技术人员适宜技术推广培训。力争到 2025 年，每个乡镇卫生院能够按照中医药技术操作规范开展 6 类 10 项以上中医适宜技术，80％以上村卫生室能够按照中医药技术操作规范熟练开展 4 类 6 项以上中医适宜技术。

4. 中药高质量发展产业政策更加健全

中药材是中医药服务的基本要素，关系到中医药服务的质量，关系到患者生命安全。国家中药管理部门积极完善中药高质量发展管理体系建设，加强中药市场管理，从源头做好质量控制工作。一是推动中药材规范化种植，2019~2022 年，中央安排对地方转移支付资金 1.68 亿元，实施"中药材质量提升""道地药材生态种植及质量保障""中药质量保障"项目，开展道地药材良种繁育、规范化种植以及田间管理、产地加工技术等培训，提高中药材规范化种植水平。二是加强标准化管理，2022 年 3 月，国家药监局等四部门发布《中药材生产质量管理规范》，从中药材质量管理、基地选址、种植与养殖、采收与产地加工、包装、放行与储运、质量检验等多个方面，推进中药材规范化生产。三是加强中药材生产和应用质量监控，在健全省级中药药事管理质控中心职能的基础上，推动全国 237 个地级市建立地市级中药药事管理质控中心，指导各地加强医疗机构中药饮片质量监控，健全处方专项点评制度。2018~2021 年，我国药品抽检总合格率呈稳步上升趋势，其中，中药饮片抽检合格率由 2018 年的 88％提升至 2021 年的 98％以上，公众用药安全得到有效保障。

（二）以中医药综合改革示范区建设引领改革工作

我国以深化改革创新为引领，推进中医药事业高质量发展。在改革过程中，坚持问题导向、目标导向、结果导向，以破除制约中医药高质量发展的体制机制和政策障碍为切入点，持续推进中医药领域改革创新，为中医药传承创新发展营造良好政策环境，实现中医药事业高质量发展。

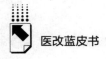
1. 积极推进国家中医药综合改革示范区建设

2021年底，国家中医药管理局、国家卫生健康委等部门，批复同意上海、浙江、江西、山东、湖南、广东、四川7个省份作为首批国家中医药综合改革示范区建设试点，以省份为单位，强化中医药改革工作，主要包括健全符合中医药规律的管理体制机制、改革形成符合中医药特点的评价体系、健全特色优势鲜明的中医药服务体系、创新中西医协作的医疗服务模式等10项任务。相关省份在做好"必答题"的基础上，积极选做"特色卷"，有重点、有特色地推动示范区建设工作。上海市重点打造中医药国际标准化高地和中医药科技创新策源地；广东省打造粤港澳大湾区中医药装备制造业集群；山东省积极探索中医药治未病、重大疾病特色技术等。

2. 按照整体布局推进各项中医药改革工作

根据医药卫生体制改革的各项工作要求，中医药领域积极推进各项改革工作统筹落实到位。2021年，462家中医医院新设总会计师，中医医院设立总会计师的比例达到69.79%。不断优化公立中医医院收支结构，2021年医疗服务收入（不含药品、耗材、检查检验收入）占医疗收入比例为30.34%，较2020年提升0.8个百分点；重点监控高值医用耗材收入占比34.42%，较2020年下降4.98个百分点。2021年全国三级公立中医医院门诊次均费用增幅为-2.48%，住院次均费用增幅为1.94%，门诊次均药品费用（不含中药饮片）增幅和住院次均药品费用（不含中药饮片）增幅分别为-10.62%和-4.59%。2021年三级公立中医医院向医联体内二级医院或基层医疗机构下转的门急诊和住院患者人次数较2020年增加30.87%；已完成老年人就诊"绿色通道"设置的二级及以上公立中医医院达2856家，占比95.65%。[①]

3. 完善高质量发展治理机制建设

2022年，国家卫生健康委办公厅、国家中医药管理局办公室印发《公立医院高质量发展评价指标（试行）》，围绕党建引领、能力提升、结构优化、创新

---

① 《关于政协第十三届全国委员会第五次会议第00205号（医疗卫生类016号）提案答复的函》，国家中医药管理局网站，2022年12月26日，http://www.natcm.gov.cn/bangongshi/gongzuodongtai/2022-12-26/28608.html。

增效、文化聚力五个方面内容建立指标体系。针对中医医院的高质量发展，制定了特色评价方案，明确了24项评价指标。另外，各地加快地方中医药条例制修订进程，截至2022年9月，已有26个省份新颁布地方中医药条例。①

4. 中医药服务体系的地位和作用日益提升

立足新发展阶段、贯彻新发展理念、构建新发展格局，对照"健康中国"建设战略部署，我国相关部门积极推动中医药体制机制改革，促进"中医药传承创新发展"，取得了明显实效，中医药在我国卫生健康服务体系中的地位和作用日益突出。

一是中医药卫生技术人才规模提升较快。中医药卫生技术人才数量呈现稳步增长趋势，占全部卫生技术人才的比例也稳步提升。我国中医执业（助理）医师的数量由2011年的30.9万人上升到2022年的76.4万人，占全国卫生技术人员的比例由4.99%上升到6.55%（见图6），我国中医药卫生技术人才增长速度明显高于其他专业类别。

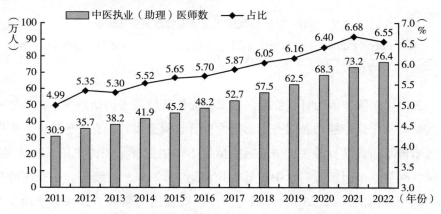

图6　2011~2022年我国中医执业（助理）医师数变化情况

资料来源：《2021年中医药事业发展统计提要报告》、历年《中国卫生健康统计年鉴》、《2022年我国卫生健康事业发展统计公报》。

---

① 《关于政协第十三届全国委员会第五次会议第00167号提案答复的函》，国家中医药管理局网站，2022年12月23日，http://www.natcm.gov.cn/bangongshi/gongzuodongtai/2022-12-23/28593.html。

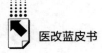

二是中医类实有床位数增长较快。全国中医类床位数由 2013 年的 79 万张增长到 2022 年的 159 万张，占全国医院床位数的比例由 2013 年的 12.84%上升到 2022 年的 16.28%（见图 7），说明我国中医类医疗资源的配置总量增长速度高于卫生健康系统整体，中医药服务体系在医疗服务体系中的地位日益凸显。

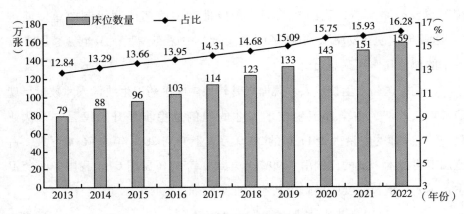

图 7　2013~2022 年我国中医类床位数量变化情况

资料来源：《2020 年中医药事业发展统计提要报告》、历年《中国卫生健康统计年鉴》、《2022 年我国卫生健康事业发展统计公报》。

三是中医服务能力日益提高。国家公立医院绩效考核结果显示，公立中医医院的临床诊疗能力和服务能力全面提升，服务模式正在发生转变，中医服务质量不断提高，并在抗击新冠疫情等工作中发挥了关键作用。2021 年，全国二级公立中医医院门诊中药处方比例为 53.28%，三级公立中医医院门诊中药处方比例为 62.25%；二级公立中医医院出院患者中药饮片使用率为 56.62%，较 2020 年增长 2.88 个百分点，三级公立中医医院出院患者中药饮片使用率为 69.91%，较 2020 年提升 4.31 个百分点（见图 8）。2021 年，全国三级公立中医医院手术患者并发症发生率较 2020 年下降 0.02 个百分点，一类切口手术部位感染率与 2020 年基本持平。2021 年，全国三级公立中医医院大型医用设备检查阳性率为 87.87%，较 2020 年提升 2.58 个百分点。

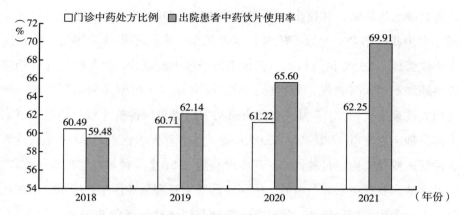

图8 2018~2021年三级公立中医医院门诊特色指标变化情况

资料来源：2020年度和2021年度全国三级公立中医医院绩效考核国家监测分析情况通报。

（三）推进政策联动促进中医药传承发展

国家中医药管理部门遵循中医药发展规律，坚持传承精华、守正创新，加快推进中医药现代化、产业化，推进中医药系统化、整体化、集成化改革，医保、财政、教育、卫生健康、中医等管理部门联合出台相关政策，统筹推进中医药传承创新，取得明显实效。

1.加强财政支持全面推进中医药传承创新

按照党中央、国务院关于支持中医药事业发展重要决策部署，财政部门聚焦中医药振兴发展的重点领域和关键环节，加大支持力度，2022年下达各地中医药事业传承发展补助资金35.63亿元，较上年增长72.72%。① 国家医保部门积极推动医保支付机制改革，支持中医药传承创新发展，国家医保局、国家中医药管理局于2021年12月联合发布《关于医保支持中医药传承创新发展的指导意见》，要求各地在医保药品目录管理、医疗服务价格调整、支付方式改革及定点机构管理等相关工作中，坚持中西医并重、向中医

---

① 《关于政协第十三届全国委员会第五次会议第04654号（医疗卫生类447号）提案答复的函》，国家中医药管理局网站，2022年12月23日，http://www.natcm.gov.cn/bangongshi/gongzuodongtai/2022-12-23/28597.html。

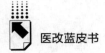

药适当倾斜的原则，并提出一系列具体举措，包括"及时将符合条件的中医（含中西医结合、少数民族医）医疗机构、中药零售药店等纳入医保定点协议管理""公立医疗机构从正规渠道采购中药饮片，严格按照实际购进价格顺加不超 25% 销售"等措施。2022 年各地集中出台了一系列措施，推进相关政策落实到位，7 月，上海市启动中医优势病种按疗效价值付费试点工作，确定在全市 22 家二级和三级中医、中西医结合医院对 22 个中医优势病种开展按疗效价值付费试点。广西严格遴选 51 个病种参与医保支付改革，经过评估，发现患者体验较好，中医组的成本管理总体优于西医组，中医治疗的安全和质量有保障。① 根据中医管理部门统计，目前 95% 的中医医院、92% 的中西医结合医院已纳入医保定点范围，2021 年版国家医保药品目录内，西药 1486 种、中成药 1374 种，西药与中成药种数基本持平。

2. 加强经典名方的应用推广

中医药在几千年的发展历程中，积累了大量的经典名方，是我国中医药文化的精粹、中医药宝库的明珠。为了贯彻落实《中医药法》和《关于促进中医药传承创新发展的意见》，国家中医药管理局持续推进古代经典名方的收集整理、经典名方制剂的审评审批等工作。国家中医药管理局、国家药监局等部门积极组织推进古代经典名方关键信息考证研究工作，在发布《古代经典名方目录（第一批）》《古代经典名方关键信息考证原则》《古代经典名方关键信息表（7 首方剂）》基础上，于 2022 年 9 月公布《古代经典名方关键信息表（25 首方剂）》《古代经典名方目录（第二批儿科部分）》。

3. 加强中医药人才培养体系建设

人才是中医药发展的第一资源，是中医药事业发展的根基。相关部门从院校教育、师承教育、职业发展体系建设等方面，出台了一系列措施，为中医药传承创新发展奠定了坚实基础。

---

① 《广西中医药医保支付方式改革取得新突破　1585 家定点医疗机构实施 DRG 付费》，广西医疗保障局网站，2022 年 9 月 30 日，http：//ybj. gxzf. gov. cn/xwdt/bjdt/t13139335. shtml.

一是为做好新时代人才工作，2022年4月，国家中医药管理局等4个部门印发《关于加强新时代中医药人才工作的意见》，提出了加快培养集聚中医药高层次人才、夯实基层中医药人才队伍等六个方面的重点任务。

二是持续推进中医药领域人才培养平台建设。在2022年"双一流"高校建设工作中，北京中医药大学等8所高校的11个中医药相关建设学科入选"双一流"建设高校及建设学科名单，加快建设具有"中国特色、世界水平"的一流中医药院校和一流中医药学科。继续推进全国名老中医药专家传承工作室建设项目，截至2022年，已建设2019个全国名老中医药专家传承工作室、1432个全国基层名老中医药专家传承工作室。[①] 2022年，国家中医药管理局、国家发展改革委等部门根据国家中医药传承创新中心总体工作安排，遴选46家拟入库单位，建设传承创新中心。

三是完善中医药人才职业发展体系。持续推进"百千万"人才工程（岐黄工程），建立骨干人才、优秀人才、领军人才相衔接的多层次人才梯队，以"国医大师"和"全国名中医"表彰奖励为代表的高层次人才计划和"基层中医药人才培训"、"革命老区中医药人才振兴"等基层人才计划为抓手，全方位推进人才培养体系建设。2022年5月，国家中医药管理局办公室制定了《岐黄学者培养方案》，进一步推动中医药人才培养。

（四）促进中医药特色化发展

中医药是中华民族的瑰宝、中华传统文化的代表。伟大的抗疫实践也进一步证明，中医药在维护人民健康方面具有不可替代的作用。为推动中医药特色化发展，全方位维护人民群众健康，中医药特色化发展之路更加丰富完善。

1. 推动中医特色医疗服务机构建设

2021年，国家中医药管理局印发《关于加快中医药特色发展的若干政策措施》，明确提出加快推进中药审评审批机制改革、加强技术支撑能力建

---

① 《关于政协第十三届全国委员会第五次会议第00819号（医疗卫生类079号）提案答复的函》，国家中医药管理局网站，2022年12月26日，http://www.natcm.gov.cn/bangongshi/gongzuodongtai/2022-12-26/28606.html。

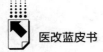

设、加快中药新药快速审评审批通道建设等多方面措施，推进中医药特色化发展。① 2022 年 3 月，国家中医药管理局、国家发展改革委启动"中医特色重点医院项目建设储备库"工作，共计 138 家中医医院纳入该项目，以名医、名科、名药建设一批具有特色的中医医院。2022 年 10 月，国家中西医结合医学中心揭牌，中日友好医院作为中心建设单位，加强以中西医结合为特色的学科和人才队伍建设，形成引领示范效应。

2. 进一步发挥中医药在预防保健中的作用

实施中医治未病健康工程升级版和中医药康复服务能力提升工程，全方位加强中医药在预防保健和康复中的作用。2022 年 2 月，首批中医适宜技术防控儿童青少年近视试点县（市、区）（2022～2023 年度）项目启动，确定北京市海淀区等 60 个县（市、区）开展中医适宜技术防控儿童青少年近视试点。为发挥中医药在糖尿病健康管理中的作用，推进基层糖尿病防治工作，中医药防治措施已纳入《国家基层糖尿病防治管理指南（2022）》。2022 年 9月，健康中国行动推进办、国家卫生健康委办公厅、国家中医药管理局办公室发布《健康中国行动中医药健康促进专项活动实施方案》，目标是中医治未病理念融入健康促进全过程、重大疾病防治全过程、疾病诊疗全过程。

3. 推动中医药在传染病防控中发挥更大作用

中医药在应对人类突发重大传染病、解决人类健康问题方面的作用历久弥新，仍然好使管用。② 自 2020 年起，按照平战结合、专兼结合、协调联动、快速反应的总体要求，依托高水平中医医院，国家组建了 35 个国家中医疫病防治队和 33 个国家中医紧急医学救援队，建设了 35 个国家中医疫病

① 《关于政协第十三届全国委员会第五次会议第 01685 号（医疗卫生类 149 号）提案答复的函》，国家中医药管理局网站，2022 年 12 月 23 日，http://www.natcm.gov.cn/bangongshi/gongzuodongtai/2022-12-23/28595.html。
② 《自信自强　守正创新　奋力推进新时代中医药传承创新发展——全国中医药大会召开三周年纪事》，"中国现代医药"微信公众号，2022 年 10 月 26 日，https：//mp.weixin.qq.com/s?__biz=MzAwODIwMzU0MQ==&mid=2651779635&idx=1&sn=27a3f1d9b5acb54789a67919d9332e06&chksm=80882e49b7ffa75f0a5233c08468c8f7a69f766204916c8fa67c4cae26d63beaa6830c195016&scene=27。

防治基地和 33 个国家中医紧急医学救援基地，覆盖所有省份。2022 年 5 月，"2022 金砖国家传统医药高级别会议"一致通过《2022 金砖国家传统医药合作在线倡议》，呼吁联合开展对传统医学防治新冠肺炎等重大感染性疾病相关研究工作，发挥传统医学在疫情防控中的独特优势和作用。2022 年 12 月，国家中医药管理局中医疫病防治专家委员会发布《新冠病毒感染者居家中医药干预指引》，提出了成人治疗方案、儿童治疗方案、预防方案、康复方案，指导居民进行自我预防治疗康复。

（五）问题分析

一是中医药专科医疗机构的门急诊服务能力需要进一步提高。从中医医院的服务情况看，中医医院诊疗量占医院诊疗量的比例由 2010 年的 16.07% 下降到 2022 年的 15.69%，需要更加重视优质中医医疗服务资源的发展；中医医院入院人数占医院总入院人数的比例由 2010 年的 11.69% 上升到 2021 年的 12.30%，[1] 2022 年达到 13.84% 左右[2]。由此可以看出，中医医院的门急诊服务有待进一步强化。

二是中医医院的医疗资源使用效率有待提高。从中医医院的平均住院日看，2009 年综合医院的平均住院日为 9.7 天，中医医院为 10.4 天，相差 0.7 天；2021 年两者分别为 7.9 天和 9.3 天，相差 1.4 天，中医医院与综合医院之间的平均住院日差距扩大。从医院的病床使用率看，2009 年综合医院为 93.0%，中医医院为 83.1%，相差 9.9 个百分点，2021 年分别为 81.7% 和 77.2%，相差 4.5 个百分点，[3] 差距缩小，但是中医医院的病床使用率仍然低于综合医院[4]。

---

① 中华人民共和国卫生部编《中国卫生统计年鉴 2011》，中国协和医科大学出版社，2011；国家卫生健康委员会编《中国卫生统计年鉴 2022》，中国协和医科大学出版社，2022。
② 《2022 年我国卫生健康事业发展统计公报》，国家卫生健康委网站，2023 年 10 月 12 日，http：//www.nhc.gov.cn/guihuaxxs/s3585u/202309/6707c48f2a2b420fbfb739c393fcca92.shtml?R0NMKk6uozOC=1697093107130。
③ 中华人民共和国卫生部编《中国卫生统计年鉴 2010》，中国协和医科大学出版社，2010。
④ 国家卫生健康委员会编《中国卫生统计年鉴 2022》，中国协和医科大学出版社，2022。

三是综合医疗机构的中医药服务能力弱化明显。从综合医院中医科的门诊人数情况看，服务能力未能与综合医院整体诊疗量同步提高，中医科门诊人数占综合医院总诊疗人数的比例由 2009 年的 4.1% 左右下降到 2021 年的 3.5%，在一定程度上说明综合医院对中医科室的重视程度有所下降。

（六）相关建议

一是进一步提高中医医疗资源的使用效率。综合来看，近年来，中医医疗资源的配置速度超过了医疗体系整体，包括床位数量和人员数量所占比重呈现提高趋势，但资源配置使用的效率相对较低。因此，建议进一步提高中医药医疗资源的使用效率，特别是通过强化与基层医疗机构联合、与综合医院术后康复期服务结合，进一步提高医疗资源的使用效率。

二是进一步提高综合医院中医科室的建设。建议在大力发展中医药等专科中医医疗机构的基础上，强化综合医疗机构中医科室的建设，充分利用综合医疗机构的综合服务优势，强化中医药服务的推广应用，发挥中医科室的治疗共病、复杂疾病的多学科融合优势，开展更多特色医疗服务。进一步招聘培养更多学科带头人和专家，提供倾向性支持政策，加大中医科室建设力度。

三是大力提高全社会的中医药健康素养，提高预防保健水平。结合我国人口老龄化的趋势，加大对居民中医药健康素养培养提高力度，提高群众对中医药的认可程度，强化中医药在健康管理方面的作用，特别是发挥对老年人、罹患多种疾病患者的综合治疗优势，发挥好传统医药的作用。加大中医药医疗机构医养结合推进力度，在医疗资源利用率相对不高的中医药机构，探索开展更多的医养结合服务，提高资源利用效率等。

七　信息化、科技、人才助力医改深化

党的十八大以来，习近平总书记对卫生健康信息化、科技创新和人才发

展高度重视，为推动卫生健康事业高质量发展指明了方向和路径。近年来，我国坚持以信息化、科技、人才为支撑和引领，推动卫生健康事业高质量发展。通过加快建设数字健康服务体系，实现数据共享和信息互通，提升医疗卫生服务的便捷性和智能化水平，促进医疗资源的优化配置和公平共享。加强医学与多学科的交叉融合，提升医疗卫生领域的科技创新能力和水平，促进医学科技成果的转化和应用。推动人才队伍建设，培养造就一支政治素质过硬、业务能力精湛、作风优良的卫生健康人才队伍，为医改提供人才保障和智力支持，激发人才创新活力。

（一）信息化赋能卫生健康事业发展

1.制度规范的顶层设计逐步细化完善

制度体系建设是推动我国卫生健康信息化发展众多因素中的重中之重。在初步形成以信息化建设为基础、以大数据发展和"互联网+"服务为引领的"一体两翼"发展格局的情况下，国家相继印发《"十四五"全民健康信息化发展规划》《"十四五"中医药信息化发展规划》《"十四五"卫生健康标准化工作规划》等规划文件，《公立医院运营管理信息化功能指引》等系统规范文件，电子证照应用、互联网医疗服务等信息服务规范文件以及数据治理、医疗卫生机构网络安全等信息支撑规范文件，推动卫生健康信息化建设做实做细（见表1）。

表1 2022年卫生健康信息化相关政策规划汇总

发布时间	政策名称	发文字号	发文机构	政策内容
2022年1月	《"十四五"卫生健康标准化工作规划》	国卫法规发〔2022〕2号	国家卫生健康委	提出了卫生健康标准化工作的六大主要任务和六大重点领域。强调健全卫生健康信息标准体系，完善基础类、数据类、应用类、技术类、管理类、安全与隐私类等6类信息标准的制定；推进新兴信息技术与卫生健康行业融合性标准的供给；加强卫生健康信息标准应用效果评价

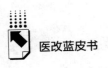

发布时间	政策名称	发文字号	发文机构	政策内容
2022年1月	《国务院办公厅关于加快推进电子证照扩大应用领域和全国互通互认的意见》	国办发〔2022〕3号	国务院办公厅	加快推进出生医学证明、户口簿、身份证等个人常用证照电子化应用,覆盖与群众生产生活密切相关的婚姻登记、生育登记等应用场景,并根据群众需求不断丰富其他应用场景,推动相关电子证照普遍使用。政府部门能够通过电子证照共享方式对关联信息进行查询、核验的,不再要求个人提供实体证照或纸质复印件,推动办事所需相关信息免填写
2022年4月	《公立医院运营管理信息化功能指引》	国卫办财务函〔2022〕126号	国家卫生健康委、国家中医药管理局	提出了运营管理信息化建设应用框架及功能设计要求,分为医教研防业务活动、综合管理、财务、资产、人力、事项、运营管理决策、数据基础、基础管理与集成九大类业务,对45级163个功能点进行功能设计
2022年8月	《医疗卫生机构网络安全管理办法》	国卫规划发〔2022〕29号	国家卫生健康委、国家中医药管理局、国家疾控局	从管理基本原则、管理分工、执行标准、监督及处罚等方面,进一步规范医疗卫生机构网络和数据安全管理,促进"互联网+医疗健康"高质量发展
2022年11月	《"十四五"全民健康信息化规划》	国卫规划发〔2022〕30号	国家卫生健康委、国家中医药管理局、国家疾控局	提出八个方面主要任务,分别是集约建设信息化基础设施支撑体系、健全全民健康信息化标准体系、深化"互联网+医疗健康"服务体系、完善健康医疗大数据资源要素体系、推进数字健康融合创新发展体系、拓展基层信息化保障服务体系、强化卫生健康统计调查分析应用体系、夯实网络与数据安全保障体系
2022年11月	《"十四五"中医药信息化发展规划》	国中医药规财函〔2022〕238号	国家中医药管理局	主要部署了四个方面的任务:一是提出推进中医药信息标准应用等3个具体措施。二是提出加强中医医院智慧化建设、优化中医馆健康信息平台等4个具体措施。三是加强中医药数据资源治理,提出建设中医药综合统计信息平台等4个具体措施。四是推进中医药数据资源创新应用

续表

发布时间	政策名称	发文字号	发文机构	政策内容
2022年12月	《中共中央 国务院关于构建数据基础制度更好发挥数据要素作用的意见》	—	中共中央、国务院	探索建立保障权益、合规使用的数据产权制度,建立合规高效、场内外结合的数据要素流通和交易制度,建立体现效率、促进公平的数据要素收益分配制度,建立安全可控、弹性包容的数据要素治理制度

资料来源:根据公开资料整理。

2. 医疗新基建打造信息化建设新引擎

依托国家新基建,医疗新基建蓬勃发展。5G 建设加速推进,截至 2022 年底,全国累计建成开通 5G 基站 231.2 万个,5G 用户达 5.61 亿户,全球占比均超过 60%,为远程医疗体系健全、医疗服务渠道进一步拓展和优质医疗资源下沉奠定基础。我国移动物联网终端用户达到 18.45 亿户,成为全球主要经济体中首个实现"物超人"的国家,推动"互联网+"医疗健康落地应用。[①]

截至 2022 年 12 月,我国互联网医疗用户规模达 3.63 亿人,较 2021 年 12 月增长 6466 万人,占网民整体的 34.0%。[②] 公立医院逐步接入区域全民健康信息平台,并依托平台实现不同医疗机构之间诊疗信息互认共享。全国 7000 多家二级以上公立医院接入区域全民健康信息平台,2200 多家三级医院初步实现院内医疗服务信息互通共享。[③]

3. 智慧健康便民惠民应用成效不断凸显

深化线上诊疗服务,保障公众就医需求。截至 2022 年 10 月,全国共有

[①] 《国家互联网信息办公室发布〈数字中国发展报告(2022年)〉》,国家互联网信息办公室网站,2023 年 5 月 23 日,http://www.cac.gov.cn/2023-05/22/c_ 1686402318492248.htm。

[②] 《CNNIC:第 51 次〈中国互联网络发展状况统计报告〉(全文)》,网经社网站,2023 年 3 月 23 日,https://www.100ec.cn/index.php/detail--6625554.html。

[③] 《国家卫生健康委员会 2022 年 9 月 2 日新闻发布会介绍党的十八大以来卫生健康信息化工作进展与成效》,国家卫生健康委网站,2022 年 9 月 2 日,http://www.nhc.gov.cn/xwzb/webcontroller.do?titleSeq=11474&gecstype=1。

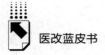
超过 2700 家互联网医院，开展互联网诊疗服务超过 2590 万人次。中国医学科学院阜外医院打造的"医疗+健康服务"平台，目前可以为患者提供 68 项线上便民惠民服务措施，已经累计服务线上患者 300 万余人次，与线下就医相比，人均等候时间明显缩短，患者满意度达到 98.9%。宁夏建成覆盖全区 40 家二级以上实体医疗机构的互联网医院一体化应用平台，开展全域同质服务，解决医疗资源不均、服务能力不足、地方信息化投入资金短缺等问题。目前，宁夏二级以上实体医疗机构依托平台开展预约挂号、门诊缴费、在线咨询、电子处方、居家护理等服务累计达 91.03 万人次。①

继续优化远程医疗服务。远程医疗服务平台已覆盖全国 31 个省份及新疆生产建设兵团，地市级、县级远程医疗服务实现全覆盖，全年共开展远程医疗服务超 2670 万人次。②

数据开放共享助力全人群全生命周期健康服务。重庆市实现了全市跨区域、跨医疗机构的健康档案和电子病历数据共享和互联互通调阅；湖南省实现了健康档案共享调阅、检验检查结果互认、统一预约挂号管理等。浙江、福建、山东等地围绕便民利民推进数字化转型，推动全、真、活、可用的数据实时汇聚，实现多码融合，让群众基于"一个码"就能获取院前预约挂号、在线取号，院中排队叫号、扫码就医、费用结算，院后报告处方查询、互联网诊疗等医疗医保服务。

创新基层智能应用。宁夏在全区基层医疗机构搭建人工智能辅助诊疗系统，实现乡村全覆盖，在部分县（市、区）采用政府购买服务方式，引入移动云诊车，为农村老百姓提供健康体检和健康管理服务。通过开展辅助诊断，目前全区基层电子病历规范率达 95% 以上，显著降低基层漏诊率。安徽应用智医助理系统，实现常见病辅助诊疗、医嘱和门诊病历质

① 《国家卫生健康委员会 2022 年 9 月 2 日新闻发布会介绍党的十八大以来卫生健康信息化工作进展与成效》，国家卫生健康委网站，2022 年 9 月 2 日，http：//www.nhc.gov.cn/xwzb/webcontroller.do？titleSeq=11474&gecstype=1。
② 《国家互联网信息办公室发布〈数字中国发展报告（2022 年）〉》，国家互联网信息办公室网站，2023 年 5 月 23 日，http：//www.cac.gov.cn/2023-05/22/c_1686402318492248.htm。

控、慢性病个性化管理等功能，已覆盖全省 1699 个基层医疗卫生机构和 1.7 万个村卫生室，提供辅助诊疗 2.8 亿余人次，基层高血压控制率达到 69.3%，有效提升基层医疗服务质量。[①]

4. 新技术与卫生健康行业日益融合

5G、物联网、区块链、人工智能等新技术快速发展，正加快与卫生健康行业融合，促进卫生健康服务朝着更高质量、更有效率、更加公平、更可持续、更为安全方向发展。国家卫生健康委在全国 31 个省份开展"5G+医疗健康"创新试点项目 987 项，在上海、浙江、安徽等 15 个省份开展医学人工智能应用和社会治理实验，在北京、山东、海南等 12 个省份开展区块链创新应用试点，取得阶段性成效。上海瑞金医院集成视觉、触觉等传感器研制智能监测床，有效监测患者行为状态，无感获取患者呼吸、脉搏、心电等生命体征信息，实时提醒预警。复旦大学附属华山医院、天津市第一中心医院、青岛大学附属医院等应用康复训练机器人，帮助瘫痪患者改善或恢复四肢运动功能，有效提高康复治疗针对性，缩短康复时间，降低治疗费用。福建省立医院应用智能语音识别和自然语言处理技术，采集口腔门诊病历和超声检查结果，大大减少了医生病历书写时间。上海应用人工智能搜救机器犬，实现地震、火灾等应急救援现场的地形勘探、生命搜救和医疗急救物资配送，指导现场医生救治和急救资源部署调度，提升应急救援的处置能力。

（二）医教研协同发展，提升卫生健康科技创新能力

1. 医学与多学科交融为医学科技创新提供人才支撑

近年来，我国加快医学教育创新发展，推进"学科—科研—人才—转化"四位一体的卫生健康科技创新体系建设；提出以"新医科"统领医学教育创新，强调优化医学学科专业结构，着力建设一批新的医学相关专业，强力推动医学与多学科深度交叉融合。多所高校努力构建"医学+X"或

[①] 《国家卫生健康委员会 2022 年 9 月 2 日新闻发布会介绍党的十八大以来卫生健康信息化工作进展与成效》，国家卫生健康委网站，2022 年 9 月 2 日，http：//www.nhc.gov.cn/xwzb/webcontroller.do? titleSeq=11474&gecstype=1。

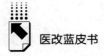
"X+医学"人才培养体系。多学科交融的医学教育，不仅要培养更出色的医生，也将培养药学家、医学科学家、医学工程师、公共卫生专家、卫生管理专家等"大医学"人才，兼具多学科背景的复合型拔尖创新医学人才培养，为推进医学科技创新奠定基础。

2. 研究型医院技术创新及成果转化提升疾病防治能力

为加强对常见多发疾病的科学研究与科技创新，全面提高我国常见多发疾病的诊治水平，降低致残致死率，减轻疾病负担，国家卫生健康委、科技部等部门在心血管疾病、神经系统疾病等20个常见病、多发病领域建成50家国家临床医学研究中心，在生物医药领域建成75家国家重点实验室；①在北京协和医院等5家医疗机构建设转化医学国家重大科技基础设施，在重大疾病防控、老年医学健康等领域布局建设109家委级重点实验室，省级行政区域实现全覆盖，促进医疗机构科研和疾病防治水平提升。国家临床医学研究中心及重点实验室成为技术创新与成果转化类国家科技创新基地，为打通临床研究和成果转化应用连接渠道搭建了平台，为促进研究型医院的科技创新发挥了积极作用。

3. 多举措加强疫情防控科研攻关支撑助力疫情防控

2020年以来，各地充分发挥科技支撑作用，通过加强疫情防控科研攻关及项目成果产业化、科技力量支撑助力疫情防控、建立科技创新平台、强化科技人才支撑作用、提升科技型企业服务水平、推进科技"放管服"制度改革等多项举措支持创新主体抗疫情、促发展。在疫情防控科研攻关及项目成果产业化方面，根据疫情发展需要，围绕新冠药物、新型疫苗、检验检测和监测预警、消杀技术等重点领域方向，开展了一系列科技抗疫重点项目攻关，加快推动核酸、抗体、全基因组等检测方案，快速检测试剂、新冠病毒疫苗、冷链物流病毒消杀机、控温防护装备等疫情防控创新科研项目成果和基础设施的投入应用。

---

① 《国家卫健委：我国已建成50家国家临床医学研究中心》，"环球网"百家号，2022年11月5日，https：//baijiahao.baidu.com/s？id=1748618581713307752&wfr=spider&for=pc。

4. 科技评价激发创新活力助推医学科技高质量发展

医学科技评价在引导创新方向、激发创新活力、营造创新生态、提升医学创新质量方面发挥至关重要的"指挥棒"作用。2023 年 4 月，中国医学科学院在中国医学发展大会上发布了《中国 21 世纪重要医学成就》《中国 2022 年度重要医学进展》。①《中国 21 世纪重要医学成就》基于科学的评价体系遴选出 21 世纪我国 3 项具备重大原创性、引领性，在支撑国家高水平科技自立自强、保障人民卫生健康重大需求方面产生深远影响，且得到国内外充分认可的重要医学成就。《中国 2022 年度重要医学进展》介绍了 2022 年中国 31 项覆盖临床医学、口腔医学、基础医学与生物医学、药学、卫生健康与环境学、生物医学工程与信息学等六大学科领域，对医学科学领域产生重要影响、国际关注度高或应用潜力大的医学进展。2023 年 7 月，中国医学科学院发布了 2022 年度中国医学院校/中国医院科技量值（STEM）暨 2018—2022 五年总科技量值（ASTEM）。② 科技量值评价体系着眼于对我国新发展阶段医学机构提升发展质量的导引作用，着重体现科技创新水平与方向，为推动医院临床科技研究、促进医学机构高质量发展、构建国家先进医学创新体系和卫生健康事业新发展格局提供有力支撑。

（三）深入推进卫生人才队伍高质量发展

1. 加强医学人才引进和培养，扩大卫生人才队伍规模

通过完善医学人才引进、培养、留用各环节，有机衔接院校教育、毕业后教育、继续教育三个阶段，构建标准规范的医学人才培养体系，为卫生人才队伍规模的扩大提供后备力量。在政策的引领和各地的探索实践下，我国

---

① 《中国医学科学院发布〈中国 21 世纪重要医学成就〉和〈中国 2022 年度重要医学进展〉》，健康界网站，2023 年 4 月 20 日，https：//www.cn - healthcare.com/articlewm/20230420/content-1539262.html。
② 《2022 年度中国医学院校/中国医院科技量值（STEM）暨 2018—2022 五年总科技量值（ASTEM）发布》，中国医学科学院北京协和医学院网站，2023 年 7 月 6 日，https：//www.pumc.edu.cn/yxbd/a0fa2dce36174aefa25e4e6ca416124c.htm。

卫生人才队伍规模稳步扩大。截至 2022 年底，我国卫生人员总数达 1441.1 万人，每千人口执业（助理）医师 3.15 人，每千人口注册护士 3.71 人，每千人口药师（士）0.38 人，每万人口全科医生 3.28 人，专业公共卫生机构人员 97.9 万人。[①] 贵州省全面建立以"5+3"为主体、"3+2"为补充的医学人才培养体系，支持贵州大学、贵州医科大学等 5 所本科高校新申报 13 个医学类国控专业，加快补齐卫生健康人才短板服务高质量发展。[②] 广东省湛江市推动出台《湛江市建设区域医疗中心行动方案》《湛江市"十百千"医学人才引智计划工作方案》等文件，2022 年全市引进省人才优粤 B 卡医学领军人才 1 人、医学博士 33 人，以及医学硕士 212 人。[③]

2. 统筹加强各类人才队伍建设

一是积极优化医师资源配置。推动将医师多点执业写入《医师法》，加快实施医师区域注册制度。国家卫生健康委、国家中医药管理局印发《诊所备案管理暂行办法》，切实鼓励符合条件的医师开办诊所。二是持续壮大护理队伍规模。着力提升临床护士特别是老年、儿科、重症监护、传染病护理等紧缺护理专业护士服务能力。因地制宜开展老年护理专业护士、医疗护理员培训，加快老年护理从业队伍建设。三是推进药学人才队伍发展建设。组织开展短缺药品监测应对、药品使用监测数据分析应用等方面业务培训，鼓励药师或临床药师、医护团队共同提供药物治疗服务，提高药师队伍服务能力。四是加强公共卫生人才建设。协同开展高水平公共卫生学院建设，稳步推进公共卫生医师规范化培训，截至 2022 年底，全国共计 18 个省份 23 个基地开展了公共卫生医师规范化培训试点工作，优化公共卫生人员继续教育体系，加快提升公共卫生人员服务能力。优化疾控机构岗位管理，统筹推

---

① 《2022 年我国卫生健康事业发展统计公报》，国家卫生健康委网站，2023 年 10 月 12 日，http://www.nhc.gov.cn/guihuaxxs/s3585u/202309/6707c48f2a2b420fbfb739c393fcca92.shtml。

② 《贵州卫生健康系统 2022 年人才工作综述》，贵州人才博览会网站，2023 年 4 月 4 日，http://rc.guizhou.gov.cn/home/frontarticle/info.html？articleId=1125。

③ 《高层次医疗人才纷至沓来 2022 年湛江引进医学博士 33 人医学硕士 212 人》，广东省人民政府网站，2023 年 3 月 16 日，http://www.gd.gov.cn/zwgk/zdlyxxgkzl/ylws/content/post_4134157.html。

进建立公共卫生分领域首席专家制度。

3. 补短板强弱项，提升基层人才队伍服务质量

一是不断拓宽基层引才育才渠道。各地积极探索县域医共体人才一体化培养配备、"县管乡用"、"乡聘村用"、"下派上挂"、对口支援、巡诊派驻等引才育才方式。实施大学生乡村医生专项计划，支持乡镇卫生院拿出一定编制招聘优秀大学生乡村医生。辽宁、吉林等9个省份试点开展"老专家服务基层健康行动"项目，逐步建立退休医务人员季节性援助基层医疗卫生机构的工作机制。

二是加大全科医生培养培训力度。2020~2022年，全国累计通过规培、助理全科医生培训、转岗培训和农村订单定向培训等方式培养全科医生15万余人。

三是加快推进乡村医生向执业（助理）医师转变。实施基层卫生人才能力提升培训项目，鼓励各地通过远程教育、集中培训、临床进修、学历教育、对口支援等方式，促进村医执业化。

四是落实提升乡村医生待遇保障。积极落实基本公共卫生、基本药物和一般诊疗费等补助政策，鼓励村医参与家庭医生签约服务费分配。设立村医岗位补助，鼓励支持在岗村医参加基本社会保险，提高岗位吸引力。

在各项策略和措施的执行下，截至2022年底，我国基层医疗卫生机构卫生人员达到455.1万人，每千常住人口基层卫生人员达到3.22人。

4. 应对人口老龄化，加快提升健康服务人才能力素质

一是加快提升老年健康服务人才能力素质。高度重视老年健康服务人才培养，将老年医学、老年护理、康复等专业人员培养培训纳入《"十四五"健康老龄化规划》。实施全国老年医学人才培训项目，重点培训老年医学科医师、医养结合机构医师和护士等，截至2022年底共计培训7000余人。实施安宁疗护服务能力提升项目，共计培训国家安宁疗护试点地区安宁疗护骨干2000人。

二是加强托育服务专业人才培养培训。积极推进托育从业人员岗位培训，出台托育机构负责人和保育人员培训大纲，组织开发育婴员、保育师等

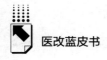

相关职业的基本职业培训包。鼓励各地将育婴员、保育师等作为急需紧缺职业（工种）纳入当地职业技能提升行动"两目录一系统"，按规定落实好职业技能培训补贴等政策。

三是加快推进妇女儿童健康服务人才队伍建设。实施妇幼保健相关人才系列培训项目，2020~2022年累计培训1.8万余人，有效提升了妇幼健康人才服务能力。落实《中国儿童发展纲要（2021—2030年）》等政策要求，按照每所乡镇卫生院、社区卫生服务中心至少配备2名专业儿童保健医生的要求，加强基层儿童保健队伍配备。

5. 推进建设生命健康人才高地

一是分领域加快培养和造就创新型高层次人才。实施公共卫生人才培养支持项目，聚焦病原学鉴定、疫情形势研判和传播规律研究、现场流行病学调查、实验室检测等重点领域，培养20名公共卫生领域高层次人才。

二是加大对青年科技人才资助力度。在国家慢性病重大项目中设置青年科学家项目，实施青年人才培育计划，以科研任务为牵引，广泛吸纳青年人才参与科技创新重点工作。各地在青年人才培养上下足功夫。

三是发挥高水平医疗机构在培育高层次人才中的积极作用。在推进"双中心"建设中，鼓励"双中心"加快培养学科带头人、骨干人才和创新团队等，扩充高层次医学人才队伍。同时，发挥自身人才优势，既"输血"又"造血"，为基层培育大批医疗人才。

6. 创新人才发展体制机制

一是创新以用为本的人才评价使用机制。坚持破立并举，深化改革人才评价制度。推动落实《关于深化卫生专业技术人员职称制度改革的指导意见》，开展"唯帽子"专项治理工作，优化完善人才分类评价标准，探索建立大数据分析与代表作、临床典型案例等相结合的评价方式，卫生职称制度改革迈出新的一步。完善医疗卫生机构岗位管理制度，各地积极完善岗位设置，提高中、高级专业技术岗位比例，如山东省高级岗位比例提高至45%、乡镇卫生院高级岗位比例由5%提高至20%，浙江省允许县域医共体各分院按照牵头医院等级标准核定高级比例等。

二是探索适应服务需求的人才流动配置机制。积极推进医疗卫生机构编制管理工作，组织开展公立医院编制标准研究，保障基层医疗卫生机构编制配备，目前全国超过一半的省份将人员编制标准提高到 1.2‰~1.6‰，江苏、西藏等省份部分地区提高至 1.8‰。依托县域医共体、紧密型城市医疗集团建设等工作，统筹进行岗位设置、岗位聘用等，推进区域内人才一体化培养、一体化管理。继续开展各项人才对口支援工作，积极探索"师傅带徒弟"、"团队带团队"、托管等方式，建立紧密的上下联动机制。

三是深化与激励保障相适应的薪酬激励机制。全面推开公立医院薪酬制度改革，推进落实《关于深化公立医院薪酬制度改革的指导意见》，明确公立医院薪酬制度改革的主要目标和重点任务，薪酬制度改革正式全面启动实施。以"两个60%"为着力点，各地深入推进"三医"联动改革，拓宽薪酬改革空间，优化医务人员薪酬结构，充分调动医务人员积极性。推进基层医疗卫生机构按照"公益一类保障、公益二类激励"，落实"两个允许"要求，建立符合基层实际的人事薪酬制度。持续推进构建关心关爱医务人员长效机制，重点从发放临时性工作补助、核增一次性绩效工资政策、职称评聘倾斜、表彰先进典型、工伤认定等方面关心关爱医务人员，调动医务人员积极性。不断优化卫生健康人才表彰奖励制度，持续开展"中国好医生、中国好护士"推荐评议活动。

（四）问题分析

1. 卫生健康信息化建设需进一步加强

一是卫生健康信息化发展不均衡。各级卫生健康信息平台建设和功能水平参差不齐，各地区、各层级、各机构间信息化发展水平不均衡。二是卫生健康信息资源缺乏有效整合和创新利用。"数字鸿沟""数据壁垒"依然存在，健康医疗大数据应用深度不足、水平不高。三是数据要素价值潜力尚未充分激活。数据治理能力有待进一步提升，数字技术引领卫生健康高质量发展的作用仍有待发挥。四是信息安全防护体系亟待完善。信息安全和隐私保护仍需加强，避免数据传播共享过程中可能出现的数据安全和隐私泄露问题。

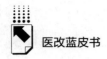
2. 医学科技仍面临一系列制约创新发展的突出问题

一是国家医学科技创新体系整体效能不高。战略科技力量的引领作用不足，科技资源体系化组织化配置不够。二是原创性理论、革命性技术创新能力不强。医学前沿技术的理论基础薄弱，基础研究的突破和革命性技术的创新较少，难以适应数字健康高质量发展的迫切需求。三是前沿技术与医疗健康应用缺乏有效创新与深度融合。大数据、人工智能、区块链等数字化技术在药物研发、智慧医疗等领域作用不足，在病患监护、远程诊疗、疾病管理等场景中的渗透率仍处于较低水平，重大应用产品突破不够。

3. 卫生健康人才队伍发展后劲不足

一是卫生健康行业创新性、高端人才等数量及影响力仍然不足。高端人才释能不充分，对团队及学科建设贡献度不足，领军人才的辐射影响力尚未发挥；卫生科研创新能力不高，原创性研究和突破不够；医学领域缺乏符合自身人才成长规律和工作特点的重大人才专项，对地方的引领示范作用发挥不足。二是卫生健康人才结构性紧缺问题仍旧突出。虽然国家出台了《"十四五"卫生健康人才发展规划》，强调要加强公共卫生人才队伍建设和基层卫生人才队伍建设，但专业公共卫生机构人才队伍和基层卫生人才短板问题仍未有效解决。如从卫生人员机构分布看，截至2022年末，医院874.8万人（占60.7%），基层医疗卫生机构455.1万人（占31.6%），专业公共卫生机构97.9万人（占6.8%）。相比于2021年，医院人员数的增长率（3.1%）依旧高于基层医疗卫生机构（2.7%）和专业公共卫生机构（2.2%）。[1] 同时，中医药人才培养不足、专业能力不强，这可能会影响中医药服务的提供，尤其是在推广和应用中医药的过程中。三是薪酬制度不合理依旧是卫生事业人才发展的障碍。对标中央深化人才发展体制机制改革的总体要求，卫生健康领域编制、薪酬等改革有待强化。如在公立医院薪酬制度改革中，薪酬经费来源、薪酬水平核定、薪酬结构调整等问题仍需进一步

---

① 《2022年卫生健康事业发展统计公报发布》，中国政府网，2023年10月12日，https：//www.gov.cn/govweb/lianbo/bumen/202310/content_ 6908686. htm。

破题。公立医院编制管理制度与事业发展之间的矛盾仍较为突出，公立医院总体处于"低标准配备、高负荷运转"的状态。

（五）相关建议

1. 全面推进卫生健康信息化建设提档升级

一是进一步深化卫生健康信息平台建设，强化区域数据汇聚应用，推进跨部门、跨地域、跨层级、跨系统、跨业务的业务融合、数据融合、技术融合。二是加大信息化建设统筹力度，破除数据共享壁垒，推动重点领域关键技术和服务模式创新，强化数据深度挖掘与分析应用。三是构建医疗健康大数据资源要素体系，开展数据治理体系建设，充分激发数据要素价值。四是加强卫生健康信息安全和隐私保护，构建卫生健康行业网络数据可信体系。

2. 完善医学科技创新体系，提高重点领域自主创新能力

一是完善国家医学与健康科技创新体系。结合我国医学科技创新重大战略需求，统筹国家医学与健康科技研究布局。以国家实验室、国家重点实验室重组，国家临床医学研究中心、国家工程研究中心和技术创新中心建设为引领，完善国家科技基础资源平台。联合各科研院所、高等院校、医疗卫生机构和医药企业等创新单元，打造辐射全国的医学科技创新网络。设立国家医学卫生健康科技创新专项基金，持续稳定支持医学健康科技创新发展。二是加强重点领域自主性、原创性、引领性科技攻关。聚焦重大需求，在重大疾病防治、创新药物和高端医疗设备研发等重点领域稳健提升科研原创能力，在精准医学、智慧医疗、新药创制等若干领域持续突破，在基础研究和适宜技术研发上集中发力，改变关键技术、核心产品受制于人的局面。三是加强医学人工智能和区块链等交叉前沿技术的创新应用。建立医疗领域知识库，加强人工智能技术与临床医生、行业专家知识、实践经验的结合，构建可解释、更通用和适应性更强的具有自主产权的人工智能模型，推动新技术与医学研究交叉融合，完成高质量转化应用。

3. 继续深化卫生健康人才体制机制改革

一是加强高层次人才培养和激励。重点支持战略科学家、顶尖人才、创

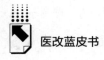
新团队等在原创性研究和突破性创新中发挥引领作用，建立医学领域重大人才专项，提高高端人才的辐射影响力。二是优化卫生健康人才结构和配置。加大公共卫生、基层卫生、老年健康、妇女儿童健康、中医药等领域的人才培养培训和引导支持力度，提高人才的专业能力和素质，提供更多的就业和发展机会，解决人才结构性紧缺问题，提高人才资源的利用效率和服务水平。三是深化人才发展体制机制改革。推进医疗卫生机构编制、薪酬等改革，拓宽薪酬改革空间，优化医务人员薪酬结构，调动医务人员积极性，完善人才评价使用机制，探索信息技术和业务实绩相结合的评价方式。

八 形势与展望

（一）形势分析

深化医改要全面贯彻落实党的二十大精神，以习近平新时代中国特色社会主义思想为指导，继续坚持以人民健康为中心、以体制机制改革创新为动力，持续促进"三医"协同发展和治理，不断深化以公益性为导向的公立医院改革，持之以恒地推动医药卫生体制改革迈向纵深。

1. 中国式现代化描绘医药卫生体制改革宏伟目标

中国式现代化是人口规模巨大的现代化，也是全体人民共同富裕的现代化，要求医药卫生体制改革必须坚持公平性、协调性、适应性，必须基于中国国情和中国特色，谋求稳中求进、循序渐进与持续推进，始终以实现全体人民的健康福祉为出发点和落脚点。习近平总书记强调："我国十四亿多人口整体迈进现代化社会，规模超过现有发达国家人口的总和，艰巨性和复杂性前所未有，发展途径和推进方式也必然具有自己的特点。"① 新中国成立以来，特别是改革开放以来，中国共产党领导中国人民探索形成有效保障亿

---

① 《习近平：决胜全面建成小康社会 夺取新时代中国特色社会主义伟大胜利——在中国共产党第十九次全国代表大会上的报告》，中国政府网，2017 年 10 月 27 日，https://www.gov.cn/zhuanti/2017-10/27/content_ 5234876. htm。

万人民生命健康的医药卫生体制，取得举世瞩目的成就。随着人民生活水平持续提升，人民对于医药卫生事业的高质量发展提出了新的、更高的要求。化解"看病难""看病贵"问题，享有更均衡、更优质、更公平的医疗卫生服务，是人民对于美好生活的向往，也是人民对于深化医改的期待。医疗资源布局不够均衡、公立医院公益性差、群众看病就医困难等问题，虽已得到显著缓解，但医药卫生体制中仍有难点和堵点尚未得到彻底解决。因此，深化医改仍需实施系统化、全面化、综合化改革措施，切实建立以人民健康为中心的发展机制，增强人民的获得感、幸福感和安全感，以实现全体人民共同富裕，以维护和促进社会公平正义，作为深化医改的价值追求。

2. 推进高质量发展，明确医药卫生体制改革基本路径

发展是党执政兴国的第一要务。推进高质量发展，是全面建设社会主义现代化国家的首要任务。党的十九大以来，习近平总书记多次强调，必须完整、准确、全面贯彻新发展理念，着力构建新发展格局。深化医药卫生体制改革，同样需要适应高质量发展的整体要求，形成新理念，构建新格局。优质医疗资源建设既需要充分发挥政府作用，也需要充分发挥市场配置资源的效率优势，使政府与市场的积极性都得到尊重和调动。在医药卫生事业高质量发展中，新一代信息技术、人工智能技术、生物技术将会起到至关重要的作用，应当成为深化医改工作中的重点内容。全面建设社会主义现代化国家，最艰巨、最繁重的任务仍在农村。提升县级医疗机构服务水平，推进紧密型县域医共体建设，完善县域巡回医疗和派驻服务工作机制，加强农村医疗卫生服务能力建设，切实做到"头疼脑热在乡镇、村里解决"，仍是深化医改的重点工作任务。推动医疗资源区域布局趋于合理，仍需持续推进国家医学中心、国家区域医疗中心与省级区域医疗中心建设，并形成与之相适应的管理体制和运行机制。在高质量发展的整体要求下，医药卫生体制改革需要强化优质医疗资源建设，更加注重现代技术手段的应用，从而提供更加全面、高效、优质的预防、医疗等全方位、全周期卫生健康服务。

3. 实现全民健康指明中国式办法的基本方向

共同富裕是中国特色社会主义的本质要求。实现全民健康，是实现全体

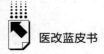

人民共同富裕的基础和保障。用中国式办法解决医改这个世界性难题，必须以此为导向，在人民健康问题上坚持公平正义，防止两极分化。深化医改需要谋划提高医疗资源分配和布局的公平性，需要以不断缩小全体人民的健康水平差距为主旨。党的十八大以来，福建省三明市等地的医改经验证明，以公益性为导向的公立医院改革行之有效，而且势在必行。与此同时，深化医改同样无法回避，现行的医药卫生体制，在定价、薪酬、管理、廉政建设与优质医疗资源布局等方面，仍有不健全、不适配、不协调的问题。深化医改仍需进一步探索更有利于调动医疗机构、公共卫生机构、个人与政府等各方积极性的分工协作机制。改革中出现的问题，仍需在深化改革中进一步解决，不能因改革揭示出问题而否定改革，也不能脱离国情并照搬他国经验。政府与市场、公立与民营、集体与个人的关系如何调整才能实现社会效益最大化，对于这项事关医改成败的重大问题，学术上仍有进一步讨论的余地。以实现全民健康为宗旨，应当成为这些讨论中的"共识"。全民健康是否切实得到保障，应当成为评价医改不同方案和实践经验成效的最终"裁判"。

4. 党的二十大明确医药卫生体制改革重点

人民健康是民族昌盛和国家强盛的重要标志。推进健康中国建设，把保障人民健康放在优先发展的战略位置，完善人民健康促进政策，是以中国式现代化全面推进中华民族伟大复兴的题中之义。深化医药卫生体制改革，是实现上述目标的重要环节。党的二十大对于深化医改提出一系列明确要求，是医改工作必须落实的重点内容。深化医药卫生体制改革，需要促进医疗、医保、医药协同发展和治理，增进政策协同性、系统性、联动性，促进医疗资源合理布局，面向农村和社区，提高基层防病治病和健康管理能力。深化医药卫生体制改革，既要深化以公益性为导向的公立医院改革，也需规范民营医院发展，协力发展壮大医疗卫生队伍，尤其注重以全科医生为重点的基层队伍建设。深化医药卫生体制改革，需要创新医防协同、医防融合机制，健全公共卫生体系，做到重大疫情及时发现，提高重大疫情防控、救治和应急能力，切实化解疫情大规模暴发后应对能力有限、保障运行困难等问题，守住公共卫生安全底线。概而言之，深化医药卫生体制改革，充分落实健康优先原则，积极推进健康融入所有政策，不是某个部门或某个群体自己的"小事"，而是事关国家发展和长治久安的"大计"。以党的二十大为遵循，深化医改需要站在新高度，迈上新台阶。

5. 国家宏观战略布局提出医改协同推进要求

当前，建设社会主义现代化国家稳步推进，形成了系统全面的战略发展格局，医药卫生体制改革需要更加重视跨部门、跨领域、跨区域的协调发展机制建设。乡村振兴战略要求坚决守住不发生规模性返贫底线，深入推进紧密型县域医疗卫生共同体建设，构建以健康为中心的发展机制等。全面推进东北振兴等区域协调发展战略，强调区域之间的基本公共服务均等化、基础设施建设比较均衡、人民基本生活保障水平大体相当，要求医药卫生体制改革更加关注跨区域协同公平发展。建设数字中国，要求建设公平规范的数字治理生态，及时按程序调整不适应数字化发展的法律制度，医药卫生体制改革需要更加关注互联网医疗的合理合法应用，及时改革完善相关的支付政策、绩效评价机制等，进一步扩大数字技术应用范围。国家进一步强调要建设人才强国，要求医药卫生体制改革需要更加强调建立合理的人事薪酬制度、绩效考核制度等，进一步提高国家级医疗机构的科技创新能力，建立适宜的人才培养使用等机制，实现以科技创新推动健康中国建设，构建强大的科技创新驱动力。推动建设法治中国、美丽中国等一系列国家战略，也对医药卫生体制改革提出了更高更新的要求。

（二）问题分析

我国医药卫生体制改革不断向纵深推进，并取得显著成效，分级诊疗制度不断健全，现代医院管理制度逐步建立，全民医保制度持续巩固，药品供应保障制度不断完善，综合监管制度更加健全，医疗服务体系与公共卫生应急管理体系更加高效。同时，医疗资源总量不足，区域、城乡之间布局不均衡，医疗卫生资源合理配置和体系均衡发展的体制机制建设仍需加强，医疗服务价格、医保支付方式、人事薪酬制度等重点领域改革亟待进一步深化。医药卫生体制改革既需要进一步解决基层医疗卫生能力不强、预防为主不

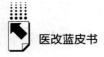

足、中西医并重不够等长期存在的老问题，也需要面对医患关系不协调、职业道德建设不深入等新问题。另外，需要更加重视人民群众就医需求更加多元化与个性化等新挑战。

1. 建设优质高效整合型卫生健康体系仍存短板

我国优质高效整合型卫生健康体系建设进程相对缓慢，卫生健康体系及其内部各组成部分的协同协作机制不健全、体系活力不足、功能履行不力、体系碎片化等是导致这一结果的重要原因。不同部门、不同领域的管理体制、运行机制、监管机制等改革协同不足，造成功能整合弱化、行动协同失序，削弱体系整体效能。体系碎片化主要表现在医疗、医保、医药、公共卫生体系之间的协同协作不足，各个子系统地域之间、机构之间、层级之间的协同欠缺，管理上存在一定的"隧道视野"现象，运行上存在一定程度的各自为政现象，如医疗机构和医保系统博弈、医防融合不足、中西医结合薄弱等问题。

卫生健康体系碎片化现象制约了优质高效整合型卫生健康体系建设，造成了"重医轻防"、公共卫生服务体系结构不合理、疾病预防控制机构动力不足、人才队伍不稳、重大疫情救治能力较为薄弱、基本公共卫生服务精细化程度不高等若干需要解决的突出问题。同时，造成了医疗机构和公共卫生机构之间以及不同级别医疗机构之间功能定位和服务性质交叉重合、连续性不强、协同性不足、融合性不够等问题，影响了服务质量提升，降低了资源利用效率等。更值得关注的是，卫生健康体系碎片化现象使各个子系统沟通联络和协作协同不畅，导致利益博弈、效果对冲，影响整体绩效。例如，医保支付方式驱动机制不完善、医疗机构信息系统碎片化、公共卫生体系与医疗卫生机构协作不足等问题，阻碍了医疗卫生机构从以治病为中心转向以健康为中心，不利于机构以公益性为导向的改革发展目标的实现，阻碍了以健康为中心的全生命周期服务模式及医防融合机制的建立。

2. 推进医疗医保医药协同和治理的制度创新有待突破

医疗、医保、医药"三医"联动改革合力和叠加效应尚未显现，高效推进"三医"联动，实现部门联动、区域联动、上下联动、内外联动、机构联动等面临改革创新的强大需求，构建多层次多主体多元化联动协同协作合作机制仍然是深化医改迫切需要解决的突出问题。在构建以公益性为导向的运行机制方面，医疗服务价格调整、医保支付方式改革、医务人员薪酬制度改革等政策尚未有效协同，需要进一步强化政策机制的同向发力，保证卫生健康服务系统既可以保证效率，提供更多优质医疗服务，又可以保证卫生健康服务系统可持续发展。在构建以健康为中心的发展机制方面，需要充分强调政府投入、医保基金、公共卫生资金等协同发力，构建以健康为导向的投入机制、补偿核算机制等，避免医疗机构病人越多收益越高，形成基于健康绩效的补偿机制与考核办法。卫生服务供给的连续性有待进一步提高，需要强化不同类别、不同级别医疗服务机构供给的连续性，结合支付方式改革、补偿机制改革、强化健康绩效导向等，推进卫生健康系统形成利益共同体、管理共同体，从而实现有效联动与协调推进。

3. 把保障人民健康放在优先发展战略位置的制度体系有待健全

坚持把保障人民健康放在优先发展的战略位置是我国推进健康中国建设的重要原则和基本机制。党的二十大进一步强调了卫生健康优先发展的重大原则。下一步医药卫生体制改革，仍需要从改革举措、机制建设、推进办法等多个层面，明确健康优先的落实机制和推进机制。医药卫生体制改革在经济社会发展中的地位和作用，需要更多体现在管理部门的职能分工和权利配置等方面，需要推动健康优先机制切实发挥效能，特别是建立健全部门协调机制，利用健康影响评估等政策机制，推动健康融入所有政策，提高全社会对健康工作的重视程度，切实保障健康优先。完善健康优先的推进机制，需要进一步明确政府在资源配置方面如何向卫生健康领域倾斜，如何向公共卫生领域倾斜，如何有效保障卫生健康投入持续增加等问题，解决当前专业公共卫生机构运营经费不足、公立医院主要依靠业务投入解决运行经费不足等问题。健康优先发展同样需要落实到各个社会主体上，充分发挥个人的主观能动性，通过有效的体制机制改革、驱动机制建设，应对当前居民自我健康管理意识不足等问题。

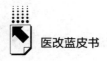
4. 卫生健康治理体系和治理能力现代化仍需推进

首先，中国特色卫生健康治理理论创新有待突破。如何全面加强党对卫生健康工作的领导，充分维护和实现卫生健康事业公益性，建立健全共建共治共享制度体系，实现卫生健康治理体系和治理能力现代化等一系列重大问题的解决需要依靠理论创新，从而为深化改革提供理论指导。其次，卫生健康治理体系的顶层设计和总体方案还需要在探索中不断完善。2019年10月31日，中国共产党第十九届中央委员会第四次全体会议通过的《中共中央关于坚持和完善中国特色社会主义制度 推进国家治理体系和治理能力现代化若干重大问题的决定》就卫生健康治理体系和治理能力建设做出原则性规定，但还需要在此基础上形成指导卫生健康治理体系现代化建设顶层设计和总体方案。再次，从实践来看，卫生健康治理体系的重点领域和关键环节，特别是多元主体参与治理责任机制和利益机制等还未能在实践中取得重大的突破性进展。最后，仍需要加大医药卫生体制改革推进力度，完善相关管理办法、支付机制、利益分配机制等，大幅度提高医药卫生体系运行效率。

（三）展望与战略建议

党的二十大报告指出，推进健康中国建设，把保障人民健康放在优先发展的战略位置。新时代的健康中国建设，在着力解决群众看病难、看病贵问题的同时，更应该积极推动从"以治病为中心"向"以人民健康为中心"转变，通过更好地保障人民健康，彰显中国特色基本医疗卫生制度的优势和活力。因此，未来医改发展的战略，首先应该体现在以中国式现代化健康治理的顶层设计为引领，以进一步完善卫生健康高质量发展体制机制为抓手，以技术赋能卫生健康事业发展为手段，最终实现共建共享、全民健康的战略目标。

1. 推进保障人民健康优先发展的中国式现代化健康治理

贯彻"将健康融入所有政策"，发挥"健康"细胞的社会基础功能。第一，积极发挥"健康优先"发展理念的思想先行作用。习近平总书记"没有全民健康，就没有全面小康。要把人民健康放在优先发展的战略地位"①的重要论述，体现的根本思想是以坚持"健康优先"作为"健康中国"建设的思想统领，并在实践中逐渐深化内涵，贯穿政策始终，同时引导全社会形成共同参与的健康理念和行动。政府各部门要牢固树立大健康意识，正确定位健康对国家与社会发展的深刻影响，发挥决策示范与引领作用，并最大限度发挥制度整合优势，实现人民共建共享。第二，发挥健康目标规划的宏观导向功能。全民健康是社会经济良性高速发展的基本保障，健康绩效在经济发展和社会管理事务目标规划中的作用愈发显著。反之，社会经济发展也可以有效促进全体居民健康水平的提升，两者相互促进。进一步实现"将健康融入所有政策"需要发挥目标导向的激励作用，将公民主要健康指标的改善情况纳入政府绩效考核，围绕"健康中国"建设主要目标任务，不断优化考核指标体系，合理运用考核结果。第三，构建多部门联动的社会支持机制。在健康相关领域，卫生健康部门是核心关键主体。多部门联动机制的构建，一方面依赖部门主体作用的充分发挥，另一方面得益于相关职能部门密切配合。两者充分衔接所形成的基于卫生健康主体地位的多部门协同组织协调机制和工作网络是联动机制顺利运行的体制机制保障。在其他如养老、产业发展、交通、教育等与民生息息相关的领域，人民健康利益的实现也需要得到充分保障，逐步形成健康优先的实施机制和保障机制，最终通过政府主导、多部门合作全方位全周期地保障人民健康，逐步形成"将健康融入所有政策"的长效机制。第四，强化健康领域的资金保障和信息资源保障。一方面，具有公共产品属性的基本健康产品和服务的充分供给有赖于政府稳定持续的财政投入支持，以不断满足群众日益增长的健康需求。另一方面，差异化的优质健康产品和健康服务供给的良性增加有赖于科技部门对健康相关重大科技攻关和发展的支持。社会资本在健康产业发展中也扮演着重要角色，需要政府的积极引导，以最大化地发挥其对健康事业发展的补充

---

① 《习近平在全国卫生与健康大会上强调 把人民健康放在优先发展战略地位 努力全方位全周期保障人民健康》，《人民日报》2016年8月21日。

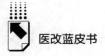

作用。健康信息资源的部门间共享是多部门的关键资源保障，跨地区、跨部门和跨层级的健康信息资源共享体系的形成主要依赖以下几个方面的不断完善：一是法律法规的制定和完善；二是健康信息共享体制建设以及机构和部门的基础建制；三是数据的申请、审批、使用权限管理、使用监督等方面详细工作机制和流程的构建。

强化健康"第一责任人"理念，构建全民参与的健康治理模式。第一，积极发挥法律的强制性和普遍约束性作用。我国在基本医疗、健康促进以及传染病等领域的法治建设中，需要进一步凸显个人健康第一责任人的法律责任，强调个体在满足个人健康权利的基础上，承担尊重他人健康和维护公共卫生的义务。同时，个人健康第一责任人权责的实现有赖于政府职能部门以及健康相关职能部门及机构的法律职责的落实和实现，因此需要准确处理好国家和公共机构责任与个人责任的关系。第二，充分发挥卫生健康行政部门的"指挥棒"作用。卫生从业人员是开展健康教育的主力军，其主力作用的发挥有赖于管理体制建设以及激励约束机制建设。逐步将健康绩效有机融入学校、医院、机关以及社区的评估工作，有助于医务人员健康促进与健康教育积极性的提升。第三，多路径促进健康全民参与。树立和践行大众对健康负责的自我健康管理理念，提升居民的健康素养，从传统"要我健康"转变为"我要健康"。建立居民健康资源保障和健康信息发布制度与机制，强化全民健康促进的社会知识累积和技术支撑。

发扬新时代爱国卫生运动精神，扩大卫生健康治理范畴。第一，优化常态化的爱国卫生制度体系建设。爱国卫生组织建设需要不断优化和常态化。自上而下的爱国卫生运动协同化组织体系包含市、区、街道（乡镇）、社区（村）等不同层级部门，通过上下联动的爱国卫生组织机构建设，形成爱国卫生运动"一张网"。各行业、企事业单位是爱国卫生运动的基础阵地，必要的人力资源保障是核心。通过以上途径，不断壮大爱国卫生工作人员队伍，构建爱国卫生常态化工作机制，从粗放式管理向精细化管理转变。第二，以社会动员机制建设、卫生信息化建设、基层治理融合建设为抓手，不断提升爱国卫生能力。结合"健康细胞"建设，通过爱国卫生"进机关、进企业、进社区、进校园"活动，营造全民爱祖国、讲卫生、树文明、重健康的文化氛围，广泛调动群众参与的积极性和主动性。发挥信息化建设的技术赋能功能，推动大数据、人工智能等新技术的运用，通过可穿戴设备等新技术手段支持群众开展参与式健康活动，将尖端智能技术运用于城市健康治理相关行业，以技术促进效能提升。鼓励发挥基层首创精神，创新方式方法，以健康治理良好成效助推国家治理体系和治理能力现代化。第三，明确城市和乡村地区爱国卫生运动基本实现逻辑和工作重点。在城市地区，以卫生城镇创建和健康城镇建设为重要抓手，将健康融入城镇规划、建设、管理全过程各环节，构建以各级政府和职能部门的组织协调为基础的管理模式，打破条块分割的工作方式，动员人民群众广泛参与，形成全社会共建共享健康城市的良好氛围，合力打造环境、饮食、教育、行为、服务、场所健康一体化的新型现代化城镇。在农村地区，结合乡村振兴战略目标，以乡（镇）、村、组三级爱国卫生运动责任体为基础，充分发挥党建引领的示范带动作用，以发动群众参与为基本路径，从人居环境改善、饮食习惯、社会心理健康、公共卫生设施建设等方面，建设健康美丽宜居家园，满足人民群众对美好生活的向往，赋能乡村振兴宏观战略实现。

2. 不断完善卫生健康高质量发展体制机制

健全和优化卫生健康高质量发展体制。第一，在体系功能上，始终坚持以人民健康为中心，卫生健康体系的发展以满足人民日益增长的健康服务需求为根本目标。一方面，人民群众需要全方位全周期的卫生健康服务。结合我国人口数量增长放缓、老龄化、少子化、区域人口增减分化的趋势性特征，卫生健康服务的内容应该随着我国人口结构变化和健康服务需求的变化动态调整。同时，卫生服务资源的配置与规划也需要结合区域内经济水平、卫生条件、人口分布、医疗需求和服务半径等特征不断优化。另一方面，人民群众需要优质高效的整合型卫生健康服务。卫生健康体系的功能从横向来看应强调"医防融合"，即疾控体系和医疗救治体系形成分工明确、功能互补的协同高效服务模式；从纵向来看应强调"上下协作"，即不同层级的卫

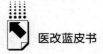

生服务机构实现定位准确、上下联动的整合连续服务模式。未来仍需加强城乡地区的整合型医疗服务体系建设，鼓励在城市医联体、农村医共体建设基础上，逐步升级成为区域健康联合体。通过优质资源下沉，让广大人民群众就近享有公平可及、系统连续的预防、治疗、康复、健康促进等健康服务。第二，在体系结构上，坚持"以基层为重点"，坚定推行初级卫生保健、实现"人人享有基本卫生服务"的健康发展信念不动摇。在卫生健康服务供给和区域卫生资源的配置上依然要强调"保基本"。在保持基本医疗保障全民覆盖的基础上，逐步扩大服务供给内容的覆盖面，逐步扩充国家基本公共卫生服务项目。同时，严格控制大型医疗设备的盲目配置，避免重复建设和不必要的设备投入。在卫生资源投入导向和卫生资源发展方向上必须强调"强基层"。基层医疗卫生机构是基本医疗和公共卫生服务的重要载体，要把更多的财力、物力投向基层，把更多的人才、技术引向基层，切实增强基层的服务能力。因此，需要注重健康资源在区域和层级上的均衡配置，严格控制三级医疗机构的无序扩张，防止对基层在医疗资源、优秀人才、患者、医疗费用等方面的过度"虹吸"，促进区域协调发展、城乡同步发展、不同层级错位发展和互补发展。第三，在体系特点上，坚持体现中国特色，以高质量卫生健康事业发展助推"健康中国"建设。持续将中医药振兴融入我国健康事业规划、建设、发展的全过程。继续发挥中医药特色优势，尤其需要重视中医药在基层卫生中的作用。提升基层中医药服务能力，从扩大基层中医药人才有效供给、畅通基层中医药人才使用途径、改善基层中医药人员发展环境等方面促进中医药传承创新。坚持卫生健康事业的公益性。我国始终坚持人民至上、生命至上，坚持医疗卫生事业的公益属性，不惜一切代价保护人民生命安全和身体健康。卫生健康事业将始终以保障全民健康为导向，通过健全医疗、长期照护等健康服务保障体系，在提升卫生健康服务质量的同时控制医疗服务费用负担，进一步提升人民群众的健康获得感。

改革和调整卫生健康可持续发展机制。第一，保障卫生人力资源发展的可持续性。遵循卫生健康行业特点和人才成长规律，以补短板、强弱项为重点，优化人才结构，提高各类人才素质和服务能力，促进各类优质人才均衡发展。未来我国仍应加强公共卫生人才、基层卫生人才队伍建设，推进人才结构和区域分布与服务需求、服务数量、服务效率相匹配，进一步缩小城乡、地区、专业之间人才配置差距，推动卫生健康人才均衡发展。从培养、薪酬、职称、编制等多方面入手，创新卫生人力资源的激励分配政策，激发各级各类人才活力。通过创新人才培养和引进机制，探索分级分类人才评价机制、激励保障机制、编制管理机制等，提高卫生健康机构运行发展动力。通过加强毕业后继续教育、加大本土卫生健康人才培育力度、开展多元化特色专科方向技能培训等方式，做好卫生人才培养工作，尤其是提高基层卫生队伍综合素质和业务水平。通过提高基层医务人员薪酬待遇和社保福利、缩小不同等级医疗机构职业发展空间差异、落实职称晋升和倾斜政策等方式，鼓励优质人才下沉基层、留在基层、服务基层。第二，确定卫生健康投入机制的合理导向。切实落实"强基层""补短板"的投入导向，突出政府对基层投入的主体地位，强化基层财政投入保障机制，加大对基层卫生体系建设和基层人才队伍建设的倾斜性投入。加强基层医疗卫生服务能力建设，改善乡、村两级医疗卫生机构办医条件。同时，加强公共卫生体系建设，加强儿科、传染科、精神科等薄弱专科建设。持续建立多元化的筹资渠道，政府在保障基本服务和重点人群需求的同时，进一步明确政府在基本公共卫生服务中的主体责任，即应继续以均等化为导向完善财政转移支付制度。但针对基本需求之外的服务，政府应该提供多项选择和多种渠道满足不同人群特殊需求。继续鼓励对商业健康保险政策的支持，鼓励社会资本参与医养结合服务，鼓励通过社会捐赠等拓宽医疗救助筹资渠道。第三，持续优化药品供应保障制度。完善药品采购、配送以及价格监管等方面的供应政策。在继续实施国家医保谈判药品"双通道"管理机制的同时，深入推进医药领域监管执法等药品保供稳价工作，全面保障临床用药供应充分、配备迅速、安全有效、价格合理。推进儿童药、罕见病药等短缺药的供应保障机制进一步完善。优化各级各类医疗机构药品使用监管政策，强化用药安全制度落实，强调基本药物优先配备使用的原则。做好药品不良反应监测，加强重点药品使用管理。建立老年患者用药管理制度，鼓励对诊断明确的慢性病积极推进上

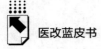

下级医疗机构的用药衔接。通过医保支付方式改革和医疗卫生机构绩效考核等，激励医务人员合理用药、主动控费。第四，继续健全健康费用负担保障机制。继续提高医保基金的使用效率和安全水平。建立和完善与国情和经济状况相匹配的基本医疗保险报销目录，建立动态调整机制。通过健康服务关口前移、分级诊疗等政策的推行落地，逐步扩大保障范围、提高保障水平。同时，进一步推行权责明晰、严密有力、安全规范、法治高效的医保基金常态化监管机制，规范医疗服务行为、控制不合理费用增长、减轻就医负担，保障医保基金的可持续性，管理好人民群众的"救命钱"。调整和改革医保基金筹资机制，合理调整居民医保个人与财政的筹资责任，稳步提升居民医保筹资水平，缩小不同保险制度的筹资和保障待遇差距，提升医保筹资的可持续性。同时，依托医联体、医共体建设探索区域支付制度，促进区域卫生健康资源合理布局、服务合理供给，最终实现基金合理使用和患者合理流动。

3. 运用新技术新手段，赋能卫生健康事业发展

持续推进科技创新，提升保障人民生命健康的能力。围绕医疗健康领域的关键核心技术，从顶层设计出发，健全新型举国体制。通过提升基础研究能力和促进医药技术的现实转化，推动我国医药科技走向引领式创新，发挥国家在健康产业领域的科技引领和支撑作用，实现我国医药产业从仿制药向创新药发展并实现国家从医药大国向医药强国的转型。同时，构建激发中国医药创新砥砺前行的生态系统，完善医药科技创新的机制与平台建设等，助力保障人民健康。第一，加速生物医药基础研究，激活创新源头。在国家统一规划下，着眼于攻克医学基础研究及核心技术的制高点，不断实现关键核心技术突破，缩小我国基础研究和原创能力与国际先进水平的差距。结合人民健康需求和全球生物医药科技的未来趋势，重点围绕基因编辑技术、合成生物学、干细胞与再生医学、治疗性疫苗技术、抗体药物产业等方向，提高原创水平，促使中国医药创新迈上新台阶，继而为全球医药创新做出源头性贡献。提高我国医学研究对国际临床决策和药物技术标准等方面的贡献度，重点聚焦高血压和缺血性心脏病、新生儿疾病、慢性肾病、白血病/淋巴瘤

等领域。第二，大力促进技术要素向现实生产力转化。将现代生物技术与各种形式的新药研发和生产，疾病预防、诊断和治疗相结合，推动基础研究与临床应用、产业的深度融合。围绕"创新产业竞争力"、"创新药物可及性"和"创新医药产业可持续"三条主线，促进中国医药创新高质量发展，共同打造卫生健康领域的国家战略科技力量。通过持续科技创新，提升中医药的国际影响力。第三，依托现代化信息技术，提升生物经济领域智能水平。借助 AI、云计算等新技术，将信息化技术贯穿于研发设计、生产制造、物流仓储等各个环节。通过对生物学数据的深入挖掘、模拟计算，缩短研发周期、降低研发成本。结合大数据背景下人口健康信息的整合，为高端产品的自主研发提供有力支撑。第四，建设面向国际、适合中国生物医药创新可持续发展的生态环境。明确生态顶层设计，加强国家对基础研究的规划与支持，推动理念机制转变，健全法律保障体系，鼓励保护创新成果，制定落实监管审批、基础研究、临床研究、平台建设和支付保障等鼓励政策，持续改善医药科技创新要素。深入推进药品临床审评、上市审批和临床试验管理等制约生物经济发展的体制机制改革；大力支持新型研发机构建设，支持医药创新领军企业加强与国家实验室、国家科研机构、高水平研究型大学等的合作；建立健全科技成果转化体系和激励机制等等。

发展"5G+新技术"，实现卫生健康的数字赋能。5G 正式商用为发展5G 医疗健康提供重要技术支撑。新时期需要思考以 5G 技术为依托，通过与大数据、互联网+、AI、区块链等前沿技术的充分整合，探索新技术在疾病诊治、急诊急救、远程诊断、健康管理等场景的运用，以及在医院、疾病预防控制中心、医养结合机构等场所的使用，建设基于全民健康信息化和健康医疗大数据的智慧医疗体系，推动我国深化医药卫生体制改革与"健康中国"建设。第一，促进 5G 技术在医院场所的应用，实现传统医院的数字化转型。将新技术应用贯穿于医院服务全流程，实现诊前智能导诊、高效分流，诊中精确诊断、有效治疗，诊后实时监测、精准干预。在现有的医院业务流程化改造与升级基础上，通过 AI、医疗物联网、医疗云、医疗大数据应用等信息技术，促进卫生服务流程的信息化改造，实现智慧导诊、移动医

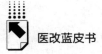

护、智慧院区管理等功能，深入挖掘 AI 技术在医院成本控制、流程优化等管理环节的有效使用。通过"大数据+AI"技术方案，探索 5G 与 AI 的结合，构建 AI 辅助诊疗应用体系，发挥 AI 技术在辅助影像识别、病理诊断、处方审核等方面的特殊优势。基于 AI 技术的深度学习功能，探索疾病诊疗模型的建立，为高效诊断和有效治疗提供辅助和参考。同时，探索 AI 技术在不合理诊疗行为监管、居民健康信息管理等医院管理领域的有效应用等。第二，通过 5G 技术发展信息化和远程化医疗服务，拓展应用场景，包括远程会诊、远程医学教育培训等。随着技术发展，探索远程超声、远程监护甚至远程手术等应用场景的可行性。结合医疗联合体、医共体建设等，基于 5G 网络高速率的特性，突破传统远程会诊的技术局限，提升诊断准确率和指导效率。实现"远程诊疗覆盖到村、在线医学教育普及到人、在线慢性病管理精准到户"的长远目标，促进医疗资源共享下沉和分级诊疗的长远健康发展。第三，持续探索 5G 移动化医疗服务的运用，深化智能穿戴设备在健康领域的运用。运用大数据、云存储、边缘计算、AI 等技术进行健康管理的移动医疗，推动在慢性病患者、严重精神障碍患者等特殊人群管理中，以及在主动健康管理与疾病风险预测等场景中的应用，运用可穿戴设备提供病前预警、病中管理、病后追踪的全流程服务，促进可穿戴设备数据与人口健康平台信息的整合。第四，利用 5G 技术创新区域化连续卫生健康服务模式。以人为中心的卫生健康服务模式未来必然需要向提供连续整合的健康服务模式发展和转变。随着区域医学平台的不断建立，5G 等新技术的不断涌现，使区域层面机构内外连续的卫生健康服务模式探索和创新成为可能。如利用 5G 技术可以整合区域内碎片化的医疗人力资源，促进医疗机构和具有健康资源与技术的第三方机构合作，对出院患者进行康复管理和健康管理等院后服务，从而形成并完善以多学科团队为主体，为出院患者提供系统、连续健康服务的院外服务模式。

通过健康信息资源互联互通，实现社会共建共享。第一，以保障全体人民健康为出发点，强化顶层设计与政策导向，加强健康平台建设。依托国家电子政务外网和统一数据共享交换平台，拓展完善现有设施资源，全面建成统一权威、互联互通的国家、省、市、县四级人口健康信息平台。建设"以患者为中心"的医疗数据网络，实现区域内智慧医院系统、区域卫生系统、家庭健康系统和个人健康系统一体化，以及区域之间跨地区医疗机构合作和信息融通。第二，实现卫生健康信息资源的开放共享。建设和完善以居民电子健康档案、电子病历、电子处方等为核心的基础数据库，推动政府健康医疗信息系统和公众健康医疗数据互联融合与开放共享。消除数据壁垒，畅通部门、区域、行业之间的数据共享通道，探索社会化健康医疗数据信息互通机制。加快跨部门信息系统、信息资源的整合，保证医疗、公共卫生等卫生机构及民政、公安等社会治理部门能够实现卫生健康信息的自动更新、安全管理和有效利用，通力合作全面提升突发公共卫生事件应对能力和智慧治理能力。第三，营造促进健康医疗大数据安全规范、创新应用的发展环境。既要促进大数据、人脸识别等技术在卫生领域的应用，也要严格规范大数据开发、挖掘、应用行为。完善健康医疗大数据应用发展的法律法规，强化居民健康信息服务规范管理，加强健康医疗数据安全保障。

专题报告

B.2
坚持改革创新谱写中国式现代化
卫生健康新篇章

姚建红 姚 岚 刘 辉 李 建*

摘　要：　正确理解和大力推进中国式现代化，是当前全党全国各族人民的
中心任务。卫生健康现代化是中国式现代化的应有之义、重要基础，改革创
新是实现卫生健康现代化的重要举措。推进卫生健康现代化，需要正确理解
中国式现代化的总体要求，并将之作为持续深化新时代医药卫生体制改革的
重要指导，融入卫生健康现代化全过程。坚持改革创新谱写中国式现代化卫
生健康新篇章，需要坚持以改革创新永远在路上为原则，坚持以高质量发展
为策略，坚持以构建就医新格局为路径，坚持以构建医防融合新机制为措
施，坚持以科技、教育、人才一体化为支撑战略，坚持以中西医并重为特

* 姚建红，中国医学科学院北京协和医学院党委书记、副院校长，主要研究方向为马克思主义
理论、卫生政策等；姚岚，华中科技大学同济医学院医药卫生管理学院院长、教授、博士生
导师，主要研究方向为卫生经济、医疗保障等；刘辉，中国医学科学院医学信息研究所所
长、研究员，主要研究方向为医学信息、卫生政策等；李建，中国医学科学院北京协和医学
院马克思主义学院副院长，主要研究方向为卫生政策、卫生经济等。

色，坚持以完善医药卫生治理机制为方法。

关键词： 卫生健康　中国式现代化　医药卫生体制改革

党的十八大以来，我党以巨大的政治勇气全面深化改革，打响改革攻坚战，卫生健康领域持续深化医药卫生体制改革，坚持用中国式办法解决医药卫生体制改革这个世界性难题，卫生健康工作实现了历史性变革、系统性重塑、整体性重构。实践进一步证明，深化医药卫生体制改革的方向正确、路径清晰、措施得力、成效显著。党的二十大进一步要求，深入推进改革创新，着力破解深层次体制机制障碍，不断彰显中国特色社会主义制度优势，全面建设社会主义现代化国家。正确理解和大力推进中国式现代化，是当前全党全国各族人民的中心任务。持续深化新时代医药卫生体制改革，坚持"三医"协同，提高改革措施的系统性、联动性、协调性，推进卫生健康现代化，应着重从以下几个方面进行思考。

一　坚持改革创新推进卫生健康现代化的重要意义

人民健康是社会文明进步的基础，是民族昌盛和国家富强的重要标志。推进中国式现代化，实现中华民族伟大复兴，卫生健康是重要基础和基本保障。

（一）卫生健康现代化是中国式现代化的应有之义

党的二十大报告指出，中国式现代化是人口规模巨大的现代化、是全体人民共同富裕的现代化、是物质文明和精神文明相协调的现代化、是人与自然和谐共生的现代化、是走和平发展道路的现代化。从中国式现代化的价值旨归、目标导向等方面看，人民健康是中国式现代化的应有之义和必然要求。[①] 在推

---

① 付强：《"六个坚持"推进卫生健康现代化》，《健康报》2023 年 3 月 27 日。

进中国式现代化的过程中，物质财富更加丰富、物质生活更加美好，实现全体人民共同富裕，必然包含高质量、公平可及的卫生健康服务体系建设和高效协调的供应保障制度安排，不断满足全体居民全方位全周期的卫生健康服务需求，增进健康福祉，促进社会公平正义。同时，中国式现代化也意味着精神文化产品更加丰富、精神生活更加充实，必然需要促进全体人民思想道德素质、科学文化素质和身心健康素质等普遍提高。人民群众对生命价值的正确认识、中医传统文化的认同、卫生健康科技素养的提高、传染病防控规则的遵守等，无不反映了卫生健康工作在促进人民群众形成正确的人生观、价值观、健康观，提高精神文化生活水平方面的重大价值。

（二）卫生健康现代化是中国式现代化的重要基础

中华民族实现从站起来、富起来到强起来的历史性飞跃，中国特色社会主义不断取得重大成就，人民健康始终处于基础性地位，同国家民族的命运紧密联系，发挥着重要的支撑作用。在实现第二个百年奋斗目标新征程上，人民健康在经济社会发展中的基础性地位和支撑性作用将更加突出。[①] 人类文明史也是一部同疾病和灾难的斗争史。在一个地球村内，病毒没有国界，疫病不分种族。历史经验和现实情况进一步证实，重大传染病流行给人民群众的身体健康带来巨大影响，防范重大公共卫生风险不容忽视。卫生健康现代化将建立防控传染病的有效屏障，更好地维护中国式现代化建设成果。当前，慢性非传染性疾病成为威胁人民健康的重要风险因素，卫生健康现代化将建设高质量、公平可及的卫生健康服务体系，提供全方位全周期的预防保健服务，全面提高人民健康福祉、促进社会公平正义，从而实现生产力的快速提高、国家富强昌盛。

（三）坚持改革创新是实现卫生健康现代化的重要举措

党的十八大以来，我国深入推进改革创新，着力破解深层次体制机制障

---

① 姚建红：《坚持健康优先　建设健康中国》，《红旗文稿》2023 年第 2 期。

碍，不断增强社会主义现代化建设的动力和活力，持续提高治理效能，有效应对经济社会发展过程中出现的新问题、新挑战。① 新时代的医药卫生体制改革工作，不断突破利益藩篱、打破不合理的治理机制，取消实施几十年的药品加成政策，强化医疗卫生机构的公益属性。不断提高政府投入保障水平，加大公共卫生服务力度，弥补民生保障短板。强化治理机制改革，提高治理效能，实施国家药品谈判，强化保障基金合理使用与有效监管，破除药品流通领域的不合理利润空间，大大增强了居民的幸福感、安全感、获得感。未来在实现卫生健康现代化的征程上，同样可能面临发展过程中出现的新挑战、新问题，需要不断调整利益格局，需要用新的方法解决出现的问题，深化改革将成为书写中国式现代化卫生健康新篇章的重要法宝。

二　坚持改革创新推进卫生健康现代化的总体要求

进入新的历史阶段，站在新的历史起点，要坚持改革创新，不断解决体系建设的老问题，有效应对可能出现的新问题，大力推进中国式卫生健康现代化，助力社会主义现代化强国建设。

（一）坚守改革创新的"本和源"

在深化医药卫生体制改革过程中，坚持党的领导是保证改革方向正确、路线得当、措施有力、取得实效的根本所在，② 是保证医药卫生体制改革始终以人民为中心的关键所系，是坚持医药卫生体制改革书写中国式现代化卫生健康新篇章的强大动力。推进新时代医药卫生体制改革工作，需要一以贯之坚持党的全面领导，完善党领导卫生健康工作的制度和机制；深入领会和传承党领导卫生健康事业发展的宝贵历史经验，自觉贯彻落实新时代党的卫生健康工作方针、政策等。

---

① 王丹、李洪斌：《以改革创新推进中国式现代化事业》，《光明日报》2023 年 3 月 3 日。
② 郭广银：《不断以改革创新推进国家治理现代化》，《红旗文稿》2020 年第 5 期。

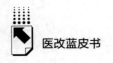

（二）护好改革创新的"根和魂"

坚持习近平新时代中国特色社会主义思想，走符合中国国情的医药卫生体制改革道路，[①] 用中国式办法解决世界性难题，是深化医改的根和魂。进一步推进医药卫生体制改革，需要根据新时期卫生健康工作面临的主要矛盾和堵点痛点难点，坚持人民至上，完善基本医疗卫生事业公益性保障机制；不断完善筹资补偿机制，形成以人民健康为中心的激励机制；不断强化卫生健康服务的公平性，建立有效的资源分配机制，推进社会公平正义，助力共同富裕；需要采取更加有效的措施，处理好政府和市场、效率与公平的关系，实现基本医疗卫生服务领域政府"有作为"，非基本医疗卫生服务领域市场"有效率"。

（三）把准改革创新的"策和略"

中国的人口规模巨大、地域发展不平衡，同时面临人口老龄化、生育水平降低等一系列新旧问题，推进医药卫生体制改革需要坚持稳中求进、问题导向、系统观念，加强顶层设计、统筹布局，保证医药卫生体制改革工作平稳有序。要坚持人民至上，将维护人民的利益作为改革的根本着眼点和出发点；要坚持敢为人先，以更大的政治勇气和智慧，以更大的决心破藩篱、涉险滩，真刀真枪地推进改革；要准确把握主要矛盾和矛盾的主要方面，建立更加有效的机制，更好地实现疾病的早期防控和诊治；要坚持保基本强基层建机制，不断结合中国的实际情况，提出体制机制改革的根本性措施；要利用好试点先行、以点带面、典型推动的经验，采取稳中求进的策略，充分论证相关改革措施的有效性和可行性。

（四）筹划改革创新的"时和事"

我国明确了到 2035 年基本实现社会主义现代化，2050 年全面建成社会

---

① 张占斌、王学凯：《中国式现代化：理论基础、思想演进与实践逻辑》，《行政管理改革》2021 年第 8 期。

主义现代化强国的战略布局。深化医药卫生体制改革需要充分结合中国式现代化的整体安排，做好长远谋篇布局。要加强前瞻性谋划，对照全面建成社会主义现代化强国的总体布局，明确医药卫生体制改革的阶段性发展目标、长远发展前景，进一步明确不同阶段需要解决的重点难题、需要采取的基本措施、将要实现的主要目标，为实现党和人民确定的现代化"宏愿""蓝图"提供强大的机制保障，保证人民群众对健康领域现代化的可感可触。

三　改革创新推进中国式现代化卫生健康新篇章的具体举措

坚持改革创新是我们应对世界之变、时代之变、历史之变的重要"法宝"。在推进中国式现代化卫生健康新篇章建设的征程上，需要时刻重视可能出现的新要求、新问题、新风险，只有坚持用改革的办法解决前进道路上的困难挑战，才能保证中国式现代化建设事业行稳致远，推进中华民族复兴伟大梦想如期实现。

（一）坚持以"改革创新永远在路上"为原则

当今世界正处于百年未有之大变局，卫生健康系统历经百年未遇之大疫情考验，让人们进一步认识到，改革创新仍是破解当前面临主要问题的根本手段，只有更好地应对各种风险挑战，才能在瞬息万变的世界发展潮流中立于不败之地。[①] 医药卫生体制改革只有进行时，没有完成时，只有坚持改革统领、创新驱动的策略，用新的技术、新的办法、新的机制解决不断出现的新问题、新挑战，才能赋予卫生健康高质量发展的强大活力和动力，才能推动卫生健康现代化事业稳步向前、未来可期。

要牢牢把握公益性导向。习近平总书记强调，必须毫不动摇把公益性写在医疗卫生事业的旗帜上。需要进一步强化政府在卫生健康领域的主要责

---

① 周晔：《谈谈中国式现代化新道路》，《红旗文稿》2021 年第 20 期。

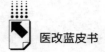

任，包括领导、投入、管理、监督等主体责任。需要加大公立医疗卫生机构建设力度，特别要注重优质医疗资源扩容和区域均衡布局。需要进一步加大政府财政投入，保证政府财政卫生支出占政府财政支出的比重维持在合理水平。健康优先发展首先体现在政府投入方面。需要不断提高公共卫生、基本医疗、人口发展等公共服务均等化水平，不断缩小健康水平的城乡差距、地区差距，不同收入水平、不同民族之间的差异等。

要提高改革措施的协同性。推动医疗、医保、医药在法律、制度、策略、政策等不同维度的协同配合，强化各类政策和措施的正向叠加效应。需要根据新时期卫生健康工作面临的主要矛盾、重点问题、现实情况，坚持人民至上，以人民健康为中心，构建目标一致、机制协同、效果趋同的体制机制。正确处理政府和市场、效率与公平的关系，形成"以健康为中心"的筹资补偿机制、考核机制，促进医疗机构更加重视公共卫生服务。同时积极构建完善个人为自身健康负责的激励机制，不断完善健康风险评估机制等，形成协同提高健康水平的良好局面。

要提高卫生健康系统的整合性。不断强化体制机制改革，推动卫生健康服务体系整合发展，不同层级、不同类型的卫生健康机构明确分工、加强协作、有效互动、信息共享，实现健康促进和健康教育、卫生应急、传染病监测、医疗服务、中医药、基层卫生、健康环境建设等工作全面覆盖、全生命周期覆盖。推进医防融合、医养结合、体医融合等，落实预防为主、健康融入所有政策的工作方针，进一步实现卫生健康系统与整个经济社会的协同发展。

（二）坚持以"高质量"发展为策略

要加大政府的全面领导和资源统筹力度，推进卫生健康服务体系现代化，不断强化优质医疗资源建设。高标准建设国家医学中心和国家区域医疗中心，打造国际一流的医疗技术高地、科技创新中心等，尽快制定国际一流医院培育建设总体方案，统筹处理好发展改革、卫生健康、科学技术等重大项目间的关系，集中力量实施一批重大支持项目，打造大国重器，形成高峰突出、优势明显的医疗服务发展高地。要建设现代化强大公共卫生服务体系，筑牢公共卫生安全屏障，提高公共卫生服务质量和水平。要推进人类卫生健康共同体建设，建立面向全球的重大传染病研究中心、公共卫生治理中心等，积极开展防控技术、药品和疫苗研发，推动全球公共卫生治理，促进共同繁荣。

要不断优化医疗卫生服务体系，提升资源配置效益和效率。有序推动优质医疗资源延伸到西部"主阵地"，加大中央对西部地区经济补助力度，推进薄弱地区优质医疗资源配置，形成更加公平的资源分布体系。要抓住优质人力资源扩容下沉和区域均衡布局这个"牛鼻子"，实施组团式、学科化、成建制援助，快速提高薄弱地区资源配置水平。加快构建高标准医学人才培养体系，打造医学创新人才集聚高地，探索建立专业化和专职化的临床研究队伍，完善与之配套的管理政策等。

要加大对公共卫生服务体系的建设力度。从整体上看，公共卫生仍是卫生资源配置的薄弱环节。特别需要完善常态化、非疫情时期的公共卫生体系建设发展机制，建立可持续的投入机制、良好的人才培养和发展机制、科学的绩效考核机制，推动公共卫生体系不断完善，具备处置重大公共卫生事件的基础设施、技术手段、人力储备等条件。不断提高传染病的早期预警和监测能力，重大公共卫生事件的紧急救治能力等，完善国家生物安全体系。

（三）坚持以构建就医新格局为路径

加快建立分级诊疗体系，要在大力促进优质医疗资源扩容和区域均衡布局的基础上，进一步强化顶层设计、完善有效的内外部激励措施，实现上下结合、内外联动，构建就医新格局。

要明确不同级别医疗机构的职责分工。强化国家级与区域级医学中心的科技创新和重大疾病诊治能力，打造国际一流医院，形成具有全球领先水平的医疗技术高地和疑难重症疾病诊治高地，国家级医学中心、研究中心要将更多的技术力量投入医学科技创新、重症疑难杂症救治、高精尖创新人才培养等方面；市县级医疗机构强化基本医疗服务诊疗能力，鼓励支持县级医院

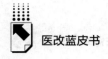

不断提高医疗技术水平和服务能力，争创三级医院，持续做大做强做优县域医疗卫生服务"龙头"，力争将大部分疾病诊疗在市县一级解决。

要完善有效的内部激励机制。加强医联体、医共体建设，形成利益共同体、责任共同体、服务共同体、管理共同体等，持续提升县域基本医疗服务能力、公共卫生服务能力、卫生应急处置能力、人口健康发展服务等综合服务能力。特别是要推动利益驱动机制的建立，通过建设有效的健康绩效考核机制、投入补偿机制，构建以健康为中心的发展机制。

要持续推进卫生健康服务的标准化管理。通过知名医疗机构设立分院、分中心、专科联盟等形式，完善远程医疗、开展远程培训等，实现卫生健康服务同质化，提高弱势地区的医疗服务能力。不断强化诊疗规范、标准、指南的研制，推进医疗服务流程的标准化、规范化管理。要不断加强对基层卫生健康人才的培养，切实提高解决疑难重症、急症能力，有效满足居民医疗服务需求。要推进基层医疗机构的基础设施建设，使之有较高的设施设备配置水平，形成同质化发展的格局。

（四）坚持以构建医防融合新机制为措施

创新医防协同，深化体制机制改革，医院、基层医疗卫生机构和专业公共卫生机构落实功能定位，加强分工协作，共同为群众提供系统的预防和治疗服务。

医疗机构应履行"法定"的公共卫生职能。根据《传染病防治法》以及相关的法律政策等规定，发现和报告各类传染病是各级医疗机构的重要职责，可以说是传染病防控的"第一道防线"。因此，需要大力提高各级医疗机构的传染病发现和报告能力，应通过"以上带下""上下联动"等形式，鼓励国家医学中心、区域医疗中心等高级别医疗机构通过建设医联体和医共体等方式，加强基层医疗卫生机构公共卫生和应急医学人才队伍培养、培训。公立医院也要在提供临床服务的过程中，同时提供疾病预防等公共卫生服务，包括开具慢性病健康管理处方、告知疾病危险因素防控办法、提供康复指导、开展健康教育等。公立医院要强化突发事件的紧急医学救援职能等，加强应急医疗物资储备，完成政府指定的援外、支边、支援基层等任务。

要强化医防协同机制建设。探索建立一体化的投入补偿机制，公共卫生服务经费、医疗服务经费协同使用，强调基于健康绩效进行分配补偿，形成以健康为中心的利益驱动机制和协同机制等。不断健全公共卫生技术人员与医疗机构技术人员的交叉培训机制，提高重大疫情的协同监测预警能力。要建立健全政府主导、信息互联互通的卫生健康信息平台，充分运用现代信息技术，实现上下联动、医防协同，推动公共卫生机构、医院、基层医疗卫生机构提供协同连续、覆盖全面的综合性卫生健康服务，构建整合型卫生健康服务体系。

要实施更加积极主动的公共卫生战略。不断扩充国家公共卫生服务项目，针对疫苗可预防疾病、重点人群、重点健康风险，提高公共卫生服务供给水平。充分调动每个个体维护自身健康的积极性，利用医保付费和筹资等经济手段、普及健康教育等公共卫生手段、改善生活方式等干预措施，形成全面系统的健康"第一责任人"激励机制，发挥个人的主观能动性，提高个人维护自身健康的有效性。积极推动健康融入所有政策落实到位，出台更加严格、全面、系统的烟草以及酒精、高盐高糖等不健康食品控制措施，包括针对不健康产品的高税收、高价格、限制广告、增加健康风险警示等措施，提高人民群众对不健康产品存在风险的认知程度，全方位管控各类健康风险因素。

（五）坚持以科技、教育、人才一体化为支撑战略

要坚持面向人民生命健康加强医学科技创新。在加大卫生健康领域科技投入力度的基础上，提高健康科技投入的集中度，发挥规模效应，实施一批重大科技攻关工程，解决一批重大医学科技创新难题，保证我国的医学科技创新投入总量及其占科技创新投入的比重与发达国家处于同一水平。应针对国内药物创新、医疗器械创新水平较低，缺乏原创性医学科技成果等现状，提高重大支持项目的连续性，支持开展周期更长的医学科技创新项目，在解

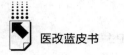

决一系列"卡脖子"问题的基础上，实现更多从"0 到 1"的突破。加快建设一批卫生健康领域的国家实验室、重大科技创新基础设施等，持续推进国家医学中心、国家临床医学研究中心等高水平科技创新机构建设。不断完善医学科技创新管理制度，营造求真务实、积极探索的文化氛围，持续激发高等院校、科研机构、医疗机构、大型企业的科技创新活力，为人类提供更多同疾病较量的锐利武器。

坚持面向人民生命健康创新医学人才培养。不断加大国际一流医学院校、国际一流医学学科建设力度，持续推进高水平公共卫生学院建设，针对拔尖创新人才短板，培养更多高层次、高素质、学科交叉融合型人才，夯实医学科技创新人才根基。要不断提高医学教育的层次和水平，探索新的医学人才培养模式，发挥院校教育、规范化培训和继续教育的协同作用，培养更多高素质人才，为医学科技创新和发展奠定坚实的人才基础。要全方位加大卫生健康人才培养力度，在结合实际需要着力扩充重点院校医学人才的基础上，有序扩大医学人才培养整体规模，提高卫生人才供给水平。

要着力塑造一批医学科技创新高地和团队。国家级医学创新中心、公共卫生中心要强化其科学研究职能，并建立与之相适应的投入机制、运行机制、考核机制，为高端人才的可持续发展提供良好的"土壤"，为孕育更多医学科技创新"果实"提供条件。积极探索覆盖更加广泛、发展路径更加畅通的医学科技创新人才发展机制，例如，深化国家医学科学院体制机制改革，推动建立国家医学院士制度，塑造医学科技创新"高峰"，培育医学科技创新"领头羊"，对标国际一流医学科技创新机构，建设具有国际影响力的国家医学科学院等机构。坚持目标导向，在知名医疗机构、知名高等院校等组建一批有培养潜力的高端人才队伍，完善相关培养机制。

（六）坚持以中西医并重为特色

发挥中医药的资源禀赋优势，积极推进中医药标准化、法治化、特色化发展，促进中医药传承创新，更好地发挥"简便验廉"的作用。

要做好中医药传承工作。加强古典医籍精华的梳理和挖掘，要加强研究论证，如建立中医药传统知识保护数据库、保护名录和保护制度，推进全国中医药传统知识调查工作等。在加强古籍善本的修复和保存基础上，充分运用现代信息革命成果，发挥学科交叉、技术融合的优势，加强古籍的缩微复制、数字处理、整理出版等，有力推进中医药文化的研究与传播，切实强化中医药文化自觉与文化自信的有形载体，不断夯实国家中医文化软实力的发展根基。加强对传统制药、鉴定、炮制技术及老药工经验的发掘、继承、应用。全面系统继承当代名老中医的学术思想和临床诊疗经验，总结中医优势病种临床基本诊疗规律等。

要推进中医药创新与现代化。在充分尊重几千年中医药发展的经验基础上，运用现代检验检测和评价手段搞明白、讲清楚中医药的疗效，这是对中医药创新与现代化发展的明确要求。落实国家创新驱动发展战略，提高中医药科技创新实力，善于从古代经典医籍中寻找创新灵感，突出中医药传统的优秀诊疗特色，同时积极利用先进科学理论方法和技术手段，切实推动中医药理论和技术的创造性转化与创新性发展。

要中西医并重捍卫人民生命健康。我国医药卫生事业持续协调发展，需要坚持中西医并重，协同捍卫人民群众的生命健康。充分利用中医药早期防控疾病的独特优势，推动中医药在治未病方面发挥主导作用、在重大疾病治疗中发挥协同作用、在疾病康复中起到核心作用，结合中医药预防保健作用明显、治疗方式灵活、费用低廉等特色优势，探索建立和完善国家重大疑难疾病中西医协作工作机制与模式，提升中西医结合服务能力，进一步提高我国卫生健康系统预防保健水平，形成具有中国特色的卫生健康服务模式。

（七）坚持以完善医药卫生治理机制为方法

要建立以健康结果为导向的稳定的公共卫生事业投入机制。全面落实医疗机构开展公共卫生服务的投入和补偿政策，提高医疗卫生机构开展公共卫生服务的积极性。推动政府投入、公共卫生资金、医疗保障基金等优化整合，发挥协同效应，促进医疗卫生机构更加重视疾病的早期防控和诊治。构建为人民购买健康的发展机制，推动建立有效的医疗保险战略购买机制，探

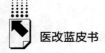

索基本医保基金对紧密型医联体实行总额付费的政策措施，推动医疗服务行为转变，更加注重健康绩效。① 注重建立有效的利益分配机制，推动医联体、医共体内各个医疗卫生机构协同发力，维护人民健康。

要充分发挥医改主力军的作用。落实好"两个允许"，深化人事、薪酬和职称等方面的改革。建立基于劳务价值的医疗服务价格调整机制，医疗服务价格、医务人员薪酬充分体现技术劳务价值，避免以药补医、以检补医、以械补医，形成正确的激励机制。不断深化薪酬制度改革，确立适宜的薪酬总额水平和增长机制，鼓励医务人员积极创新、提高服务质量、优化服务流程、改善服务态度。

完善健康中国建设的评价推进机制。以健康中国行动评价等为基础，将各级政府推进健康中国建设、医药卫生体制改革等纳入考核体系，不断提高各级政府推进健康中国建设的主观能动性。要强化统筹布局和前瞻性谋划，对照全面建成社会主义现代化强国的总体布局，明确我国卫生健康现代化的基本内涵、战略目标、实施路径、重点措施等，在此基础上，进一步明确医药卫生体制的基本目标、重点措施、推进机制等。积极推动"三医"协同，深化医药卫生体制改革，明确医药卫生体制改革的阶段性目标和工作任务，助力中国式卫生健康现代化建设。

---

① 张毓辉：《六个维度推进卫生健康现代化》，《健康报》2023 年 2 月 13 日。

B.3
推进公立医院改革与高质量发展

付 强 王秀峰 任 静 王 昊*

摘　要： 公立医院是我国医疗服务体系的主体，是维护人民生命安全和身体健康的生力军。推进公立医院改革和高质量发展是新时期深化医药卫生体制改革的重要任务和完善中国特色基本医疗卫生制度的基本要求。自 2021 年以来，公立医院改革进入高质量发展的新阶段，政策体系逐步完善，重点任务稳步推进。当前阶段，推进公立医院改革和高质量发展还面临一些问题和挑战，需要全面加强公立医院党的建设，进一步强化体系支撑，提升医疗服务和管理能力，促进服务模式创新和服务效能提升，全面提升公立医院文化建设水平，推进公立医院改革与高质量发展再上新台阶。

关键词： 公立医院　医疗服务体系　高质量发展

公立医院是我国医疗服务体系的主体。2022 年我国有 11746 所公立医院，占医院总数量的 32%；公立医院床位数为 536.3 万张，占医院总床位数的 70%；卫生人员数为 667.2 万人，占医院总人员数的 76%。公立医院也是维护人民生命安全和身体健康的生力军。2022 年公立医院诊疗人

---

* 付强，博士，研究员，国家卫生健康委卫生发展研究中心主任，主要研究方向为医药卫生体制改革、医院管理；王秀峰，研究员，国家卫生健康委卫生发展研究中心战略与规划研究室主任，主要研究方向为健康战略、卫生规划、服务体系与资源配置；任静，研究员，国家卫生健康委卫生发展研究中心战略与规划研究室副主任，主要研究方向为健康战略、卫生规划；王昊，副研究员，国家卫生健康委卫生发展研究中心，主要研究方向为卫生规划、体系建设。

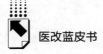

次为 31.9 亿人次，占医院总诊疗人次的 83.4%；入院人次为 16304 万人次，占医院总入院人次的 81.1%。推进公立医院改革和高质量发展是新时期深化医药卫生体制改革的重要任务和完善中国特色基本医疗卫生制度的基本要求，也是助力实现经济社会更高质量、更有效率、更加公平、更可持续、更为安全发展的基础和保障。要做好今后一个时期的公立医院改革和高质量发展工作，就要从当前实际出发，科学认识公立医院改革与高质量发展的关系，在深刻把握公立医院高质量发展的目的、任务和工作要求的基础上，深刻总结新医改特别是党的十八大以来公立医院改革发展的经验，以"三医"联动改革为抓手，以高质量发展为改革的首要目标，以改革为高质量发展的重要手段，协同推进新时代公立医院改革与高质量发展，努力实现以高质量发展推进改革不断深化，以改革促进高质量发展渐次推进的奋斗目标。

一　科学认识公立医院高质量发展的内涵和要求

习近平总书记在党的二十大报告中指出，"高质量发展是全面建设社会主义现代化国家的首要任务"；① 强调"高质量发展不只是一个经济要求，而是对经济社会发展方方面面的总要求；不是只对经济发达地区的要求，而是所有地区发展都必须贯彻的要求；不是一时一事的要求，而是必须长期坚持的要求"。② 习近平总书记关于高质量发展的重要论述为我们深刻认识和把握公立医院高质量发展的内涵和要求提供了根本遵循。

---

① 《习近平：高举中国特色社会主义伟大旗帜　为全面建设社会主义现代化国家而团结奋斗——在中国共产党第二十次全国代表大会上的报告》，求是网，2022 年 10 月 25 日，http://www.qstheory.cn/yaowen/2022-10/25/c_1129079926.htm。
② 《习近平在参加青海代表团审议时强调：坚定不移走高质量发展之路　坚定不移增进民生福祉》，中国政府网，2021 年 3 月 7 日，https://www.gov.cn/xinwen/2021-03/07/content_5591271.htm。

（一）站位国家高质量发展全局认识公立医院高质量发展的内涵

1. 人民幸福安康是公立医院高质量发展的价值取向

高质量发展是以人民为中心的发展，满足人民日益增长的美好生活需要是社会主义生产的目的，也是推动高质量发展的根本力量。2023 年 3 月 5 日，习近平总书记在参加十四届全国人大一次会议江苏代表团审议时提出了高质量发展的"四个必须"，同时提出"人民幸福安康是推动高质量发展的最终目的"。坚持以人民为中心始终是党和国家推动卫生健康事业发展的立场，也是公立医院改革发展的方向。为此，党的二十大报告明确提出要"深化以公益性为导向的公立医院改革"，《国务院办公厅关于推动公立医院高质量发展的意见》（以下简称《意见》）把"坚持以人民健康为中心"作为推动公立医院高质量发展的原则性要求。

2. 供需均衡是公立医院高质量发展的要求

高质量发展是供需总量均衡和结构协调的发展。习近平总书记在党的二十大报告中把实现高质量发展作为中国式现代化的本质要求，强调"要坚持以推动高质量发展为主题，把实施扩大内需战略同深化供给侧结构性改革有机结合起来"。特别是在我国经济社会发展从高速增长转向高质量发展的关键阶段，各类风险挑战易发高发，必须依靠高质量发展从根本上转变发展理念、发展方式、发展动力，实现总供给与总需求、稳增长和防风险的长期均衡。当前，我国卫生健康领域仍面临健康需求规模、质量快速提升与医疗资源，特别是优质医疗资源配置不均衡、利用不充分、供给效率不高之间的矛盾，这也就决定了公立医院高质量发展不仅要改善医院自身的供给能力，而且要依靠供给与需求两端协同发力，既关注从"够不够"向"好不好"的转变，也要把握人民群众个性化、多样化、高品质健康需求，统筹推进卫生健康供给侧结构性改革和需求侧科学化管理。

3. 改革创新是公立医院高质量发展的第一动力

习近平总书记指出，"要把全面深化改革作为推进中国式现代化的根

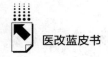

本动力"①"要坚持创新在我国现代化建设全局中的核心地位"②,"科技创新是人类社会发展的重要引擎,是应对许多全球性挑战的有力武器,也是中国构建新发展格局、实现高质量发展的必由之路"③。这些重要论述深刻阐明了高质量发展就是改革创新作为第一动力的发展。公立医院高质量发展同样离不开改革创新。习近平总书记把"面向人民生命健康"作为科技创新"四个面向"的重要组成部分,强调要"加大卫生健康领域科技投入,加强生命科学领域的基础研究和医疗健康关键核心技术突破,加快提高疫病防控和公共卫生领域战略科技力量和战略储备能力"。④科学研究是医院创新和发展的不竭动力。公立医院既是卫生健康科研创新的主力军,也是创新发展的直接受益者。《意见》明确将深化人事薪酬制度改革、深化医疗服务价格改革和深化医保支付方式改革作为激发公立医院高质量发展新动力的重要措施。《意见》还将"推进医学技术创新"作为公立医院高质量发展的重要任务。国际国内高水平医院培育发展的历史和现实也都充分证明,大力推进临床研究创新和成果转化应用、持续提升医院学科建设和专业能力水平,是公立医院高质量发展的必然要求和重中之重。

4. 治理现代化是公立医院高质量发展的保障

高质量发展是一项社会系统工程,也是一次涉及经济社会发展理念、发展路径方式的深刻变革。习近平总书记指出,"高质量发展,就是能够很好满足人民日益增长的美好生活需要的发展,是体现新发展理念的发展,是创新成为第一动力、协调成为内生特点、绿色成为普遍形态、开放成为必由之

① 《习近平主持召开二十届中央全面深化改革委员会第一次会议并发表重要讲话》,中国政府网,2023年4月21日,https://www.gov.cn/govweb/yaowen/2023-04/21/content_ 5752598. htm? eqid=b897f985000243550000002646180ce。

② 《中华人民共和国国民经济和社会发展第十四个五年规划和2035年远景目标纲要》,中国政府网,2021年3月11日,https://www.gov.cn/xinwen/2021-03/13/content_ 5592681. htm。

③ 《习近平在世界经济论坛"达沃斯议程"对话会上的特别致辞》,中国人民政治协商会议全国委员会网站,2021年1月26日,http://www.cppcc.gov.cn/zxww/2021/01/26/ARTI1611622542810124. shtml? from=groupmessage。

④ 《习近平主持召开科学家座谈会并发表重要讲话》,中国政府网,2020年9月11日,https://www.gov.cn/xinwen/2020-09/11/content_ 5542851. htm。

路、共享成为根本目的的发展"。公立医院改革发展是提升医疗卫生服务体系治理现代化水平的关键，必须建立健全现代医院管理制度，以医院治理能力和水平提升，引领带动卫生健康行业治理体系和治理能力现代化。《意见》也明确提出要强化"四个创新"，即体系创新、技术创新、模式创新、管理创新，推动公立医院发展方式从规模扩张转向提质增效，运行模式从粗放管理转向精细化管理，资源配置从注重物质要素转向更加注重人才技术要素。这些都充分说明推进治理现代化是公立医院高质量发展的内在要求和关键保障。

总的来看，公立医院高质量发展指以建立健全现代医院管理制度为目标，以强化体系创新、技术创新、模式创新、管理创新和加快优质医疗资源扩容与区域均衡布局为手段，力争在一个不太长的时间内实现公立医院发展方式从规模扩张转向提质增效，运行模式从粗放管理转向精细化管理，资源配置从注重物质要素转向更加注重人才技术要素。

（二）综合运用系统思维和辩证思维把握公立医院高质量发展的实践要求

1. 公立医院高质量发展要与经济社会发展相协调，要全面实现构建新体系和提升新效能等各个方面的发展要求

高质量发展是一个不断变化、持续演进的发展过程，是从局部到整体、从量变到质变的发展过程，既涵盖国家和行业发展，也涉及各类微观主体发展。公立医院高质量发展同样是一个既包括全国和行业范围的构建新体系和引领新趋势的高质量发展，也包括各个公立医院提升新效能、激发新动力、建设新文化的高质量发展。

从经济社会全局来看，高质量发展的特征突出体现为稳定性、均衡性、公平性和可持续性，这就决定了公立医院应当保持合理和稳定的发展速度，不能过快或过慢，也不能出现大起大落的波动；应当是更加注重均衡和协调的发展，特别是医疗资源配置要与经济社会发展、重大生产力布局相协调；应当是为了人民、依靠人民、发展成果由人民共享的发展，把更好满足人民

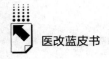
群众日益增长的健康需要作为公立医院发展的根本目的，促进社会公平和共同富裕；应当是绿色、集约、循环、可持续的发展。

从行业层面来看，高质量发展的特征集中体现在布局结构优化、质量效益提升、创新驱动发展。① 首先，公立医院是医疗服务体系的主体，在推动城乡、区域间均衡布局，加快实现机构、床位、人才、技术、信息等各类资源要素配置比例均衡方面发挥着重要的作用。其次，质量与效益的提升是行业高质量发展的重点，公立医院高质量发展在行业层面主要体现在引领卫生健康行业风气改善、发展方式转变、发展质量提升，促进全行业运行效能持续提升。最后，公立医院同样是卫生健康领域创新驱动发展的生力军，根据创新扩散理论②，公立医院在卫生健康创新发展中承担着临床基础研究和创新成果推广的双重使命，在提升卫生健康行业全要素生产率、劳动生产率、科技贡献率，促进人力资本积累等方面都发挥着不可替代的作用。

从公立医院自身来看，高质量发展的特征集中体现在培育塑造具有竞争力、持续提供高质量产品与服务的微观主体。一方面，公立医院自身就是落实高质量发展的微观主体，通过提升医院管理运行质量和水平、打造优秀医院文化与品牌形象、创新服务业态和服务模式等，实现综合实力和行业竞争力的提升。另一方面，公立医院是面向人民群众直接提供医药产品和医疗服务的公益性服务主体，这就要求公立医院持续提升医疗服务质量，提升产品和服务的安全性、可靠性以及便利化、智慧化水平，通过开发新技术、新模式、新服务惠及人民群众。

2. 公立医院高质量发展要坚持质量变革、效率变革、动力变革的有机统一

习近平总书记在参加十四届全国人大一次会议江苏代表团审议时强调，"必须坚定不移深化改革开放、深入转变发展方式，以效率变革、动力变革促进质量变革，加快形成可持续的高质量发展体制机制"。这一重要论述深刻阐明了质量变革是实现高质量发展的重要目标，明确指出了效率变革、动

---

① 史丹、赵剑波、邓洲：《从三个层面理解高质量发展的内涵》，《经济日报》2019 年 9 月 9 日。
② 闻佳媛：《罗杰斯的"创新扩散"理论》，《科技传播》2015 年第 13 期。

力变革是促进质量变革的有效手段，为深刻把握"三大变革"在公立医院高质量发展过程中的相互关系提供了根本遵循。

第一，要把质量变革作为公立医院高质量发展的目标。质量变革是一场涉及从理念、目标、制度到具体领域的全方位变革，我国当前和今后一个时期大力推进质量强国建设，根本上就是要改变以往注重追求"量"的发展方式，转变为更加注重提升发展的质量，全面提高国民经济各领域各环节发展水平，培育以技术、标准、品牌、质量、服务等为核心的发展新优势。公立医院改革发展同样需要把质量变革作为重要目标，加快实现发展方式从规模扩张转向提质增效，从"量的积累"转向"质的提升"，更加注重内涵发展、技术发展、水平发展、服务发展。

第二，要把效率变革作为公立医院高质量发展的主线。效率变革是提升我国发展竞争力的关键和实现高质量发展的支撑，重点是破除制约效率提升的体制机制障碍，通过政府与市场有机结合，充分调动微观主体的能动性，改善供需关系，提高供给效率、技术效率、收益效率和投入产出比，促进资源的集约节约高效利用。公立医院改革发展也要求实现机构管理运行模式的改革创新，加快从粗放管理转向精细化管理，运用现代管理理念和工具，将医院管理的单元细化到科室、诊疗组、每位医务人员和重点病种，通过供给侧结构性改革推动机构运行管理效能的整体提升。

第三，要把动力变革作为公立医院高质量发展的关键。动力变革是实现从传统要素驱动向创新驱动转变的关键，核心是集聚人才、技术等创新资源要素，支持质量变革和效率变革。从公立医院改革发展来看，要强化人才资源是第一资源的理念，发挥人才引领作用，特别要注重资源配置效能的提升，加快推动资源配置从注重物质要素转向更加注重人才和技术要素，重点从硬件建设转向提高人员薪酬待遇，充分调动医务人员的积极性、主动性、创造性，培养造就规模适度、结构合理、素质优良的卫生健康人才队伍。

综上所述，公立医院高质量发展要求立足新发展阶段、贯彻新发展理念、加快构建新发展格局，加快实现公立医院发展方式从规模扩张转向提质

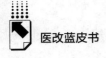

增效，运行模式从粗放管理转向精细化管理，资源配置从注重物质要素转向更加注重人才技术要素，以公立医院高质量发展服务经济社会和卫生健康领域高质量发展。

二 推进公立医院改革和高质量发展的进展

（一）推动公立医院改革和高质量发展的政策体系逐步完善

自2009年启动新一轮医药卫生体制改革以来，党和政府围绕公立医院改革试点、提速扩面、全面推开和建立现代医院管理制度等方面的工作先后出台了《中共中央　国务院关于深化医药卫生体制改革的意见》《关于全面推开县级公立医院综合改革的实施意见》《关于城市公立医院综合改革试点的指导意见》《"十三五"深化医药卫生体制改革规划》等文件。这些重要政策文件对建立现代医院管理制度以明确改革目标、健全补偿机制以维护公立医院公益性、改革医保支付方式和医疗服务价格以引导公立医院科学发展、加强科学管理以提高医院运营效能、改革人事薪酬制度以激发公立医院活力等方面提供了重要支撑。

2021年，国务院办公厅印发《关于推动公立医院高质量发展的意见》（以下简称《意见》），标志着公立医院改革发展进入新阶段。《意见》描绘了公立医院高质量发展的蓝图、时间表和路线图，明确了公立医院未来一个时期改革发展的方向，聚焦公立医院高质量发展提出了"一个目标、一条主线、两项原则、三个转变和五个任务"。其中，"一个目标"即以高质量发展为路径，建立健全现代医院管理制度。"一条主线"即坚持和加强党对公立医院的全面领导，确保公立医院改革和发展的正确方向。"两项原则"即坚持政府主导、公益性主导、公立医院主导；坚持医防融合、平急结合、中西医并重。"三个转变"即加快实现公立医院发展方式从规模扩张转向提质增效、运行模式从粗放管理转向精细化管理、资源配置从注重物质要素转向更加注重人才技术要素，通过三个转变，最终实现公立医院发展效率、质量和待遇的"三个提高"。"五个任务"即在高质量发展理念的引领下，积极推进构建新体系、引领新趋势、提升新效能、激活新动力、建设新文化五个方面重点任务。

为贯彻落实《意见》要求，2021年9月国家卫生健康委员会、国家中医药管理局印发了《关于印发公立医院高质量发展促进行动（2021—2025年）的通知》，提出建设高水平公立医院网络、建设临床重点专科群、建设高质量人才队伍、建设"三位一体"智慧医院四项重点建设行动，以及医疗质量提升行动、患者体验提升行动、医院管理提升行动、临床科研提升行动四项能力提升行动，为公立医院高质量发展提出具体意见和工作要求。同时，各省相继出台公立医院高质量发展实施方案等政策文件，明确了适应本地区特点的公立医院高质量发展的建设路径和发展目标。此外，2022年2月国务院医改领导小组秘书处制定了《关于抓好推动公立医院高质量发展意见落实的通知》，构建了《各省（区、市）推进公立医院高质量发展评价指标（试行）》。2022年6月，国家卫生健康委员会办公厅、国家中医药管理局办公室出台《关于印发公立医院高质量发展评价指标（试行）的通知》，制定了《公立医院高质量发展评价指标（试行）》《公立中医医院高质量发展评价指标（试行）》。上述系列文件的出台，从总体架构、行动落实、发展评价三个方面，为推动公立医院高质量发展提供了清晰明确的政策导向。

（二）推动公立医院改革和高质量发展的各项重点任务稳步推进

在中央和地方的共同努力下，公立医院高质量发展取得积极进展，推动公立医院高质量发展的政策体系不断完善，围绕构建新体系、引领新趋势、提升新效能、激发新动力、建设新文化等各项重要任务的配套政策措施陆续落地。积极支持地方试点探索公立医院高质量发展路径，以省级为单位，在11个综合医改试点省份率先推动公立医院高质量发展，对省域内公立医院，明确具体目标、重点任务清单和配套措施清单，探索各级各类公立医院高质量发展的路径；以地市为单位实施公立医院改革与高质量发展示范项目，通过竞争性评审遴选，2022年和2023年各选出15个改革创新积极性高、基础条件好的城市，实施公立医院改革与高质量发展示范项目，率先形成市县级公立医院高质量发展经验。此外，以医院为单位，在9个省（市）的14家大型高水平公立医院开展试点，通过委省共建的方式，打造公立医院高质量发展的样板、现代医院管理制度的模板。这些都为推动公立医院高质量发展实践创新积累了经验，提供了一批可借鉴可推广的典型案例。

1. 聚焦分级诊疗和"大病不出省"目标，公立医院高质量发展新体系稳步构建

经过多年建设，我国公立医院服务体系不断发展优化。2011~2021年，三级公立医院由1350家增加到2789家，数量翻倍，占公立医院总数的比例由10%提高到24%，同期一级医院和未定级医院数量及占比明显下降。三级公立医院数量增加、占比提高，优质医疗资源扩容成效显著。2011~2021年，在优质医疗资源较为薄弱的西部地区，三级公立医院由338家增加到863家，数量已超过中部地区，总体增长155%，同期东部和中部地区分别增长90%和91%。西部地区三级公立医院占比提高，优质医疗资源区域布局均衡性有所改善。在此基础上，《意见》遵照习近平总书记在三明考察时提出要均衡布局优质医疗资源，做到大病不出省、一般的病在市县解决、头疼脑热在乡镇村里解决的要求，明确把构建新体系作为推动公立医院发展的重要任务，提出打造国家级和省级高水平医院、发挥公立医院在城市医疗集团中的牵头作用、发挥县级医院在县域医共体中的龙头作用、建立健全分级分层分流的重大疫情救治体系等任务要求。国家层面先后印发《区域医疗中心试点建设工作方案》《国家医学中心管理办法（试行）》《国家区域医疗中心管理办法（试行）》《关于开展紧密型城市医疗集团建设试点工作的通知》《"千县工程"县医院综合能力提升工作方案（2021—2025年）》等一系列政策文件，对进一步健全完善医疗服务体系，推进国家医学中心、国家和省级区域医疗中心、医联体医共体等建设和运行管理，协调推进体系整合提出了具体要求。

（1）依托高水平医院建设国家和区域医疗高峰

一是推进国家医学中心建设。国家卫生健康委员会会同有关部门针对群众异地就医情况和重点疾病，依托 24 家医院设置了 13 个专业类别的国家医学中心；国家发展改革委、国家卫生健康委员会等部门研究形成《"十四五"国家医学中心建设工作方案》，提出国家医学中心建设应具备的条件等，加快推进国家医学中心建设，打造引领我国医学发展的"国之重器"。

二是全面推进国家区域医疗中心建设。截至 2023 年底，共批复 5 批 125 个国家区域医疗中心建设项目，覆盖除北京、上海、天津 3 个直辖市以外的所有省份（见表 1），优质资源扩容、均衡布局的成效初步显现。优质医疗资源均衡布局迈出新步伐。截至 2022 年 6 月，国家区域医疗中心已规划设置床位超过 6 万张，有效缓解了区域性优质医疗资源紧张的局面，填补了有关地方在肿瘤、心血管、呼吸、儿科等专科能力方面的短板弱项。输出医院向项目医院长期派驻超过 3000 人，全面提升了项目医院的学科建设和人员培训水平。先进医疗技术实现快速扩散平移。多项全国领先的医疗新技术填补了省域空白。北京儿童医院的郑州医院在河南省开展新技术、新业务 153 项。2021 年，收治儿童罕见病 1200 多例，同比增长 25%。成功救治 500 克极低体重儿，创下了本省成功救治最低体重儿的新纪录。复旦大学附属中山医院厦门医院引入 126 项临床新技术，填补了厦门市乃至福建省 57 项医疗技术的空白。阜外医院云南医院不断提升疑难复杂疾病的诊疗水平，开展填补省域空白的诊疗项目 97 项。跨省就医情况得到初步改善。2020 年，首批 8 个试点省份开展国家区域医疗中心建设后，试点省份 2021 年相关专科跨省就医数量较 2019 年平均减少了 9%。华中科技大学同济医院山西医院转外就医患者数量大幅下降，2021 年降幅超过 33%。广东省人民医院赣州医院投入运营前 5 个月，包括心血管内科在内的六大专科外转病人数量比上年同期下降 40%，吉安、抚州、河源等周边地市的疑难危重患者数量同比增长 45%。北京儿童医院郑州医院投运后，河南省 2021 年前往北京儿童医院本部的门诊、住院患儿分别比 2016 年减少 6.77 万人次和 2361 人次，降幅分别达到 51.70% 和 47.48%。

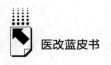

表1 各省份国家区域医疗中心建设项目数量

单位：个

省份	数量	省份	数量
河 北	8	广 东	7
山 西	4	广 西	3
内蒙古	4	海 南	4
辽 宁	1	重 庆	4
吉 林	4	四 川	4
黑龙江	3	贵 州	6
江 苏	4	云 南	3
浙 江	3	西 藏	2
安 徽	9	陕 西	1
福 建	8	甘 肃	4
江 西	7	青 海	2
山 东	9	宁 夏	1
河 南	12	新 疆	4
湖 北	3	合 计	125
湖 南	1		

三是稳步推进省级区域医疗中心建设。制定印发《省级区域医疗中心遴选建设工作方案》，明确总体要求、建设模式和建设内容、遴选标准与程序、配套政策和组织实施等，积极引导优质医疗资源省域内下沉和均衡布局，加强脱贫地区、三区三州、中央苏区、易地扶贫搬迁安置地区县级医院建设。

（2）依托城市医疗集团打造医疗高地

公立医院牵头的城市医疗集团是医联体的重要载体，是改善医疗服务供给的重要主体，落实分级诊疗制度的重要组织形式，实现基本医疗服务均等化、同质化的重要抓手。截至2022年底，全国共组建城市医疗集团1213个。国家卫生健康委员会监测数据显示，每家城市医联体平均涵盖2.6家三级医院、8.5家二级医院、11.7家基层医疗卫生机构、2.6家公共卫生机构、0.9家接续性医疗机构。同时，以城市医疗集团为代表的各类医联体正在成为政府和行政主管部门有效调整城市内医疗服务体系的重要抓手，为促进优质资源扩容和基层服务能力提档升级发挥了重要作用。第六次全国卫生服务调查数据显示，医联体牵头医院指导基层开展新技术、新项目共计15656项，较2018年末增长34.5%，向基层派出专业技术和管理人才78万人次，较2018年末增长28.0%。目前城市医疗集团已形成"1+N"（"核心医院+社区"）、"1+N+N"（"核心医院+其他医疗机构+社区"）或"N+1+N"〔"社区+1个县（市、区）级医院+多个市级及以上医院优势专科联盟"〕的格局，并在北京朝阳、浙江杭州、深圳罗湖、江苏镇江、辽宁大连等地涌现一批典型案例，这些地区通过城市医疗集团一体多元化发展，因地制宜、积极推动优质医疗资源逐级梯度下沉。

（3）发挥县医院龙头作用，提升县域整体医疗服务水平

按照县乡一体化、乡村一体化原则，积极推进以县医院为龙头的紧密型县域医共体建设。截至2022年底，我国已组建县域医共体超4000个，县域内常见病、多发病的就诊率超过90%。800多个县市开展紧密型县域医共体建设试点，90%以上的试点地区实现医共体内的检查检验结果互认。通过开展三级医院对口帮扶县级医院、"组团式"帮扶国家乡村振兴重点帮扶县人民医院等工作，引导城市优质医疗资源下沉，持续提升县级医院综合能力。截至2022年底，87.7%的县医院达到了二级医院能力，45.6%的县医院达到了三级医院能力，全国县医院医疗服务能力和管理能力进一步提升，更好地发挥县医院医共体龙头作用和城乡医疗卫生服务体系的纽带作用。截至2020年底，全国县域内就诊率已达94%，比2015年同期增长10个百分点。双向转诊更加有序，患者下转的数量逐年增加，年均增长率达38.4%。

（4）健全重大疫情救治体系，铸造疫情防御坚强盾牌

一是建设扁平化、统一高效的应急指挥体系，细化各级政府职责，重大疫情和突发事件国家医疗救援力量整体调动与支援机制更加完善、高效。二是在已建成40支国家医疗应急队伍的基础上，进一步提质扩容，同时推进省、市、县各级医疗应急队伍建设和基层医疗应急小分队建设，各地已建成各类医疗应急救援队伍6500余支，积极指导各地加强医疗救援队伍的培训

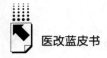

演练工作，强化队伍间合作，全方位提升队伍应急处突能力和联合协同能力，确保遇有突发事件时的高效救援。三是指导各级卫生健康行政部门科学制定地方各级政府应急医药储备品类、规模、布局和方式等计划，并根据需要及时调整更新。督促各地坚持平急结合的原则，落实医疗机构应急医药储备任务。四是加强健康宣教和宣传引导，围绕保持健康生活方式、科学佩戴口罩、手卫生等进行科普宣传。坚持关口前移，强化高危人群管理和监测，要求基层医疗机构和人员主动联系老年人等重点人群，确保高风险人群感染者早发现、早干预、早收治。五是高度重视医疗应急管理、急救技能、疫情防控等医疗应急知识普及工作，提升公民有效防范应对各类突发事件的意识和自救互救能力。

2. 突出学科专科建设和科研创新等重点，积极引领公立医院高质量发展新趋势

（1）临床专科能力继续加强

临床专科能力建设是医院建设发展的重要任务，是提高医疗机构服务能力的必由之路。党中央、国务院高度重视临床专科能力建设工作，在《"健康中国2030"规划纲要》《关于进一步完善医疗卫生服务体系的意见》《关于推动公立医院高质量发展的意见》等文件中明确提出要以满足重大疾病临床需求为导向加强临床专科建设，以专科发展带动诊疗能力和水平提升。近10年，中央和地方财政共同投入320多亿元，支持国家、省级和市县级临床重点专科建设，其中，国家临床重点专科建设项目超2200个。近年来国家临床重点专科项目注重向非省会城市适当倾斜，使医疗资源分布更加均衡。2021年，国家卫生健康委员会制定发布《"十四五"国家临床专科能力建设规划》，对临床专科能力建设进一步做出整体性、系统性、制度性安排。2023年7月，国家卫生健康委员会印发《关于推动临床专科能力建设的指导意见》，强化临床专科能力建设制度和政策保障。此外，依托委省共建高质量发展试点，以满足重大和疑难复杂疾病临床需求为重点，瞄准尖端医疗技术、国际前沿技术，率先应用新技术、新产品，集中力量打造一批在医疗技术、医疗质量、临床研究等方面全球领先的优势学科。

（2）科研创新能力不断提升

"健康中国"建设目标的实现需要科技创新。2016 年，原国家卫生计生委等 5 部门就卫生与健康科技创新与成果转移转化工作发布《关于全面推进卫生与健康科技创新的指导意见》《关于加强卫生与健康科技成果转移转化工作的指导意见》等文件。2019 年，国务院办公厅发布的《关于加强三级公立医院绩效考核工作的意见》将"每百名卫生技术人员科研成果转化金额"纳入考核指标，体现国家推动科研成果转化为惠及民生的医疗产品的决心。自党的十八大以来，卫生健康科技创新体系不断完善，在心血管等 20 个领域建成了 50 家国家临床医学研究中心。在生物医药领域建成 75 家国家重点实验室。在北京协和医院等 5 家医疗机构建设转化医学国家重大科技基础设施，布局建设 109 家委级重点实验室，省级行政区域实现全覆盖。上海市率先以省为单位推动公立医院高质量发展，引领了产学研一体化发展新趋势。一是抓重点专科建设，实施临床重点专科"腾飞"计划，开展 18 个国家临床重点专科和 158 个市级临床重点专科项目建设，围绕重大和疑难复杂疾病临床需求，集中力量开展核心技术攻关，打造全球领先的优势学科。二是抓科创平台建设，成立上海临床研究中心、上海国际医学科创中心、上海国际医学科创中心（复旦大学附属中山医院），聚焦医学科技前沿领域，建设高水平临床研究平台，着力培育学科临床诊疗和转化研究新高地。建成市级医院医企协同创新研究平台（HI-CLIP），已有 65 家企业，共计 118 项药物（器械）临床试验与市级医院进行了对接。

（3）医疗服务模式探索创新

围绕人民群众看病就医过程中的"急难愁盼"问题持续推进医疗服务模式创新。大力推行日间手术。2021 年，约 70% 的三级公立医院开展了日间手术，日间手术占择期手术比例较 2020 年增加 1.65 个百分点。其中，浙江、上海开展的日间手术占比明显高于其他省份，时间消耗指数和费用消耗指数相对较低。全国 89% 的三级公立医院开展了微创手术，出院患者微创手术占比为 19.92%，较 2020 年增加 1.57 个百分点，对于减少疾病给患者带来的不便和痛苦起到积极作用。预约诊疗制度进一步落实。2021 年全国

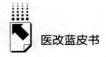
三级公立医院门诊患者平均预约诊疗率为 60.52%，较 2020 年增加 3.92 个百分点。部分医院根据专科特点和专家出诊习惯，设置个性化、精细化的就诊等待时间间隔，提升预约等待的精准度，减少患者就医等待时间，提升患者就医效率。多学科诊疗模式逐步推开。截至 2023 年，我国已有 2000 多家二级以上医院实施了 MDT 诊疗模式。改善护理服务，推行"互联网+护理服务"，2022 年底，全国 2000 余个医疗机构为行动不便老年人等群众提供 7 类 60 余项上门医疗护理项目。开展延伸护理服务，增强群众获得感。

（4）信息化支撑作用不断增强

一是大力推动"5G+医疗健康"应用，2021 年国家卫生健康委员会与工信部联合推动"5G+医疗健康"应用试点项目 987 项，应用内容覆盖急诊救治、远程诊断、远程治疗、远程重症监护（ICU）、中医诊疗、医院管理、智能疾控、健康管理、其他应用等 9 个重点方向。二是国家卫生健康委员会高度重视人工智能技术在卫生健康行业的应用，2019 年组织开展人工智能在医疗健康领域的应用研究，提出了公共卫生智能服务、医院智能管理、医学科研教育等 5 类 12 项医学人工智能主要应用方向，推进开展医学影像辅助诊断、医院智能管理、公共卫生服务等具体应用。三是推进信息系统协同共享。2016 年国务院办公厅印发《关于促进和规范健康医疗大数据应用发展的指导意见》，提出要加快建设统一权威、互联互通的人口健康信息平台，全面建成互通共享的国家、省、市、县四级人口健康信息平台，强化公共卫生、医疗服务、综合管理等应用信息系统数据采集、集成共享和业务协同。

3. 加强公立医院规范化和精细化管理，公立医院高质量发展新效能持续提升

（1）运营管理体系更加健全

公立医院运行新机制逐步健全。在科学化、规范化、精细化运营管理下，公立医院运营效率不断提高，临床服务能力持续提升，疑难重症诊疗能力持续增强。公立医院平均住院日逐年缩短，从 2009 年的 10.7 天下降到 2021 年 9.0 天，病床周转加快，使用效率逐年提升。除 2020～2021 年

受新冠疫情影响外，其他年份公立医院病床使用率基本保持在90%以上（见图1）。

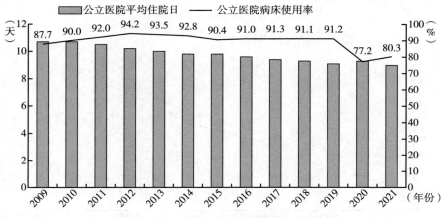

图1　2009~2021年公立医院平均住院日和病床使用率

公立医院次均门诊费用和次均住院费用增幅整体呈现下降趋势。2020年受新冠疫情等因素影响，次均费用上涨较多，之后增幅回落。2022年，公立医院次均门诊费用为333.6元，按照当年价格环比上涨4%，按可比价格上涨2.8%；公立医院次均住院费用为11468.6元，按照当年价格环比下降1.8%，按可比价格下降2.8%（见图2）。

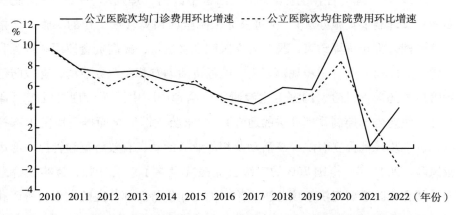

图2　2010~2022年公立医院次均门诊费用和次均住院费用环比增长情况

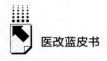

2021 年，三级公立医院出院患者四级手术比例稳步提高，2021 年达到
19.73%，比 2020 年提升近 1 个百分点，三级公立医院解决疑难复杂疾病能
力进一步增强（见图 3）。

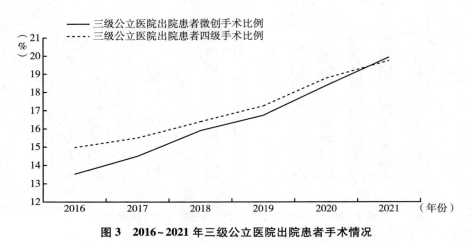

图 3　2016～2021 年三级公立医院出院患者手术情况

2021 年，全国二级公立医院出院患者手术占比和三级手术占比分别为
19.93% 和 37.82%，均较 2020 年有所增长。二级和三级公立医院病例组合
指数稳中有升。

（2）全面预算管理和内控制度建设得到加强

2021 年，国家卫生健康委员会、国家中医药管理局印发《公立医院全
面预算管理制度实施办法》，推进公立医院全面预算管理工作的实施，严格
预算管理，强化预算约束，规范公立医院经济运行，提高资金使用和资源利
用效率。此前，为进一步规范公立医院经济活动及相关业务活动，有效防范
和管控内部运营风险，国家卫生健康委员会和国家中医药管理局发布《印
发公立医院内部控制管理办法的通知》，要求公立医院全面推进医院内部控
制，进一步规范公立医院经济活动及相关业务活动，有效防范和管控内部运
营风险。2021 年，全国 76% 的三级公立医院设立了总会计师，逐步发挥总
会计师在医院重要经济事项分析决策中的专业优势。部分医院在部门协调和
提升精细化管理水平方面探索并总结相应经验。如通过强化预算约束促进资

源有效分配和使用，积极推进预算全过程信息化闭环管理，推动全面预算管理落实全额、全程、全员等要求；设置专科运营助理，在充分掌握医院整体发展建设需求的基础上，根据各临床科室特点，协助临床开展运营管理，提升精细化管理水平和运营效率。三级公立医院积极践行国家"双碳"战略，促进运行模式从粗放管理转向精细化管理，推动绿色转型，节能降耗成效显现。2021 年，全国三级公立医院万元收入能耗支出均值为 90.53 元，与 2020 年基本持平。

（3）绩效考核机制日趋健全

2019 年 1 月，《国务院办公厅关于加强三级公立医院绩效考核工作的意见》正式出台，明确了绩效考核的 4 个方面，55 个考核指标，全面启动三级公立医院绩效考核工作。随着绩效考核工作的全面展开，绩效考核指标体系、考核办法等经过各年度的不断调整和修订逐步完善。2021 年全国共 2706 家三级公立医院参加绩效考核，占三级公立医院总数的 97%，绩效考核促进了公立医院管理能力的提升和综合改革相关政策的落实。2020 年国家卫生健康委员会联合国家中医药管理局印发《关于加强二级公立医院绩效考核工作的通知》，提出在全国启动二级公立医院绩效考核工作。2021 年，全国共有 5456 家二级公立医院参加绩效考核，占二级公立医院总数的 95%。2020 年，国家卫生健康委员会发布了紧密型医共体的评判标准和监测指标体系，部分地区探索了对县域医共体的考核制度。

4. 深化人事薪酬和医保支付方式等改革，进一步激发公立医院高质量发展新动力

（1）人事薪酬制度不断完善

2021 年《意见》明确提出，推进资源配置从注重物质要素转向更加注重人才技术要素。同年 6 月，人力资源和社会保障部、国家卫生健康委员会、国家中医药管理局联合发布《关于深化卫生专业技术人员职称制度改革的指导意见》，明确了把医德医风放在人才评价首位，突出实践能力业绩导向，促进人才评价与使用相结合，服务人民群众健康，服务健康中国战略等重要原则，为科学评价卫生专业技术人员提供了制度保障。同年 7 月，人

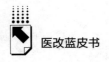

力资源和社会保障部等 5 部门联合发布《关于深化公立医院薪酬制度改革的指导意见》，要求落实"允许医疗卫生机构突破现行事业单位工资调控水平，允许医疗服务收入扣除成本并按规定提取各项基金后主要用于人员奖励"，实施以增加知识价值为导向的分配政策，体现医务人员技术劳务价值，提高医疗服务收入在医疗收入中的占比，合理确定人员支出占公立医院业务支出的比例，调动医院和医务人员积极性。2021 年，全国三级公立医院人员支出占业务支出的比例为 37.13%，与 2020 年相比基本保持稳定。全国二级公立医院人员支出占业务支出的比例为 40.20%，与 2020 年相比有所提升，医务人员劳务价值进一步体现，调结构取得初步成效。同时，各地着力健全医院负责人薪酬激励约束机制，不少地区均推行院长目标年薪制，年薪一般设定为本单位职工年人均薪酬水平的 2~3 倍。

（2）医疗服务价格和医保支付方式改革协同推进

自 2021 年以来，国家医保局等相关部门连续发布《深化医疗服务价格改革试点方案》《关于进一步做好医疗服务价格管理工作的通知》等文件，对完善医疗服务价格管理、理顺比价关系、促进公立医院高质量发展起到了重要作用。2022 年县医院的医疗服务收入占医疗收入的比重为 31.30%，较 2020 年提升 0.78 个百分点。

医保支付方式改革是促进包括公立医院在内的医疗机构高质量发展的必然要求。2019 年国家医保局在全国 30 个城市开展了按疾病诊断相关分组付费国家试点（CHS-DRG 付费试点）。2020 年在 71 个城市启动了区域点数法总额预算和按病种分值付费试点（DIP 付费试点）。2021 年底，101 个城市全部进入实际付费阶段。2022 年启动了 DRG/DIP 支付方式改革三年行动计划，聚焦"抓扩面、建机制、打基础、推协同"四个方面，扎实推进支付方式改革在"十四五"期末实现全覆盖。在国家组织付费方式改革试点的同时，相关省份也推进了省级试点。目前，全国共有 200 多个地区正在推进住院费用 DRG/DIP 支付方式改革。从改革进展情况来看，一些试点地区呈现参保群众个人医疗费用负担水平下降、医疗机构内部管理加强、医保管理服务能力提升的效果，初步实现了患者得实惠、医保基金可持续、医疗机构得发展。

5. 坚持患者需求导向和关心关爱医务人员的医院文化建设方向，公立医院文化建设稳步推进

（1）以唱响大医精诚、医者仁心主旋律为核心，医院文化建设不断加强

公立医院是推进健康中国建设的重要力量，文化管理是医院管理的最高境界，加强公立医院文化培育和创新是推动公立医院高质量发展的内在要求。首先，高度重视党建引领，切实加强党对公立医院的全面领导，全面落实党委领导下的院长负责制，把党的政治优势、组织优势转化为医院的治理效能。其次，注重培育契合时代、特色鲜明的医院文化，用文化软实力提高医院凝聚力和创造力。国家和各地方聚焦建立健全服务体系的质量标准，完善服务管理，进一步强化人文关怀，推动形成医患共同参与的诊疗文化和医疗卫生文化，加快改变过去以医生为主导、以医院为基础、以疾病为中心的诊疗模式，突出以群众需求为导向，让医生、患者共同参与的、以健康为中心的服务和管理模式，持续提升医患双方的满意度和获得感。

（2）以患者需求为导向，医疗服务方式和服务模式持续改善

在各方共同努力下，围绕人民群众看病就医过程中反映比较突出、比较强烈的问题，通过改善环境、优化流程、提升质量、保障安全、促进沟通、建立机制、科技支撑等措施，让人民群众便捷就医、安全就医、有效就医和明白就医的各项工作成效显著。大力推广预约诊疗、多学科诊疗、临床路径管理、优质护理服务、日间手术、分娩镇痛等一系列改善医疗服务的举措，推进远程医疗服务和智慧医院建设，用互联网的技术来延伸医疗服务的时间和空间，让优质的医疗服务能够到患者身边。2000 多家医院提供多学科诊疗的服务模式，经过 MDT 模式治疗，不同肿瘤患者的 5 年生存率提高 15% ~ 40%，同时 MDT 模式降低了手术死亡率。2021 年，约 70% 的三级公立医院开展了日间手术，日间手术占择期手术的比例较 2020 年增加 1.65 个百分点，对努力缩短患者住院和手术的等待时间、提高医疗服务效率，缓解患者"住院难"和"手术难"问题做出有益尝试。2021 年全国三级公立医院门诊患者平

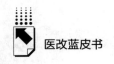
均预约诊疗率为 60.52%，门诊患者预约后平均等待时间为 20.12 分钟，较 2020 年缩短 2.06 分钟。截至 2022 年 9 月，全国 50% 二级以上公立医院开展了预约诊疗服务，超过 4800 家医院能够提供精准的分时段预约诊疗服务。部分医院根据专科特点和专家出诊习惯，设置个性化、精细化的就诊等待时间间隔，提升预约等待的精准度，减少患者就医等待时间，强化患者需求导向，为推动公立医院高质量发展、构建和谐医患关系营造良好的社会氛围。

2021 年，全国三级公立医院门诊患者满意度稳中有升，住院患者满意度与 2020 年基本持平，门诊患者满意度和住院患者满意度均相对较高的省份与 2020 年基本一致。全国二级公立医院门诊患者满意度为 85.44 分，较 2020 年增加 0.21 分，住院患者满意度为 89.67 分，与 2020 年相比基本持平。门诊患者在护士沟通方面满意度分数较高，在隐私保护和医生沟通方面分数提升较快；住院患者在医务人员回应和医生沟通方面的满意度相对较高，在饭菜质量方面分数提升较快。

（3）以机制建设为保障，关心关爱医务人员的长效机制日趋健全

2021 年 4 月，国家卫生健康委员会、人力资源和社会保障部、财政部发布《关于建立保护关心爱护医务人员长效机制的指导意见》，围绕建立保护关心爱护医务人员的长效机制，切实保障医务人员权益的目标，从保障工作条件、维护身心健康、落实待遇职称政策、加强人文关怀、创造安全的执业环境和弘扬职业精神等 6 个方面提出了具体意见，文件要求各地有关部门健全工作体制机制，强化责任担当，确保各项保护关心爱护政策措施落实到位，为切实保障医务人员权益提供了政策依据。

三　推进公立医院改革和高质量发展面临的问题和挑战

（一）推进公立医院改革和高质量发展面临的突出问题

在推动公立医院高质量发展取得积极进展的同时，应当看到，我国深化

医药卫生体制改革和公立医院高质量发展仍处在关键期和深水区，利益调整更加复杂，体制机制矛盾凸显，在肯定成绩与总结经验的同时，仍应清醒地认识到，当前已经取得的发展改革成果与广大人民群众的期盼还有不少距离，发展改革依然任重道远。

1. 高质量发展理念有待进一步提升

当前，各地公立医院追求规模扩张的问题仍未得到根本性解决，一些公立医院改革与高质量发展项目示范城市仍然计划在机构规模建设和信息化建设中投入大量资金。国家区域医学中心建设过程中机构布局和床位扩增仍然存在数量增长和规模扩张的倾向。公立医院重视医疗收入绝对数量的增加，而对净收入增长的重视程度不够。如公立医院医疗服务收入占医疗收入的比重提升不明显，部分地区包括一些高水平医院等医疗机构占比仅为 25% 左右。

2. 公立医院改革和高质量发展中的一些体制机制问题和"老大难"问题依然存在

一是体制机制障碍和改革任务落实瓶颈有待进一步破解。引导优质医疗卫生资源向基层下沉的体制机制尚未充分确立，基层卫生机构既缺人又缺人才的问题依然突出，公立医院运行新机制尚未完全形成，医疗服务价格动态调整机制尚未全面形成。部分改革任务推进落实仍存在瓶颈，如"两个允许"落实难，影响了医务人员的工作积极性，支持鼓励改革的上位政策规定明确，但下位机制措施缺失。

二是各地公立医院改革进展不一致，有些地方在切实落实国家规定的各项改革任务的同时，勇于探索，大胆实践，积极推进，创造了很多好的经验和做法，但因对现行政策法规有一定突破，改革承担风险大，成果推广难，对基层原创激励不够；也有部分地方存在畏难情绪，改革整体推进较为缓慢，在关键政策上创新突破力度不够。

三是医疗服务体系的系统性、整体性和协同性不足，各级各类公立医院功能定位仍不够清晰、分工协作机制不健全，服务体系碎片化现象较为严重；不同部门从不同的政策视角谋划和考虑分级诊疗制度建设，政策落实中

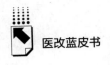
存在"中梗阻"。

3. 公立医院在机构数量、服务能力、人员配备等方面也存在一些需要重视的问题

一是公立医院数量、床位、人员、服务量等占比均呈现下降趋势。由于部分公立医院改制，转为社区基层医疗卫生机构，近几年公立医院数量呈现下降趋势。同时伴随民营医院的迅猛发展，2009~2022年，公立医院数量占医院总数的比重由69.2%下降到31.8%。同期，公立医院床位占比从90.1%下降到70.0%，门急诊人次占比从92.0%下降到83.4%，入院人数占比从92.0%下降到81.1%。从国际比较来看，我国百万人口公立医院数量已下降到8.52家，远低于OECD国家14.24家的平均水平。

二是公立医院有效供给不足问题依然未能得到有效缓解。以病床使用率为例，病床使用率始终保持高位运行，大型公立医院始终处于"战时"状态，"一床难求"现象仍较普遍。除2020年新冠疫情导致公立医院病床使用率有所下降外，此前10年，公立医院病床使用率一直保持在90%以上。

三是人员数量不足，结构不合理。公立医院诊疗人次数和入院人次数近10年分别增长52%和91%，但是卫生人员数仅增长62%。

4. 公立医院内部运营管理的科学化、规范化和精细化管理水平有待提高

从当前情况看，我国公立医院在内部管理制度建设方面，还存在全面预算管理机制尚未形成、内控制度有待健全、全成本核算尚未实施以及多种支付方式改革推进对医院运营产生较大影响等问题。

一是公立医院保持盈亏平衡压力持续加大，各地公立医院亏损面有所扩大，亏损额不断增加。二是公立医院负债水平居高不下，并且负债结构风险巨大，以短期债务为主，还本付息压力较大。三是公立医院现金净增加额大幅下降，医院现金流十分紧张。四是公立医院管理费用相对较高，部分城市公立医院管理费用占医院费用总额的比重超过13%。

（二）公立医院改革和高质量发展面临的挑战

当前，有利于高质量发展的基础和条件日趋巩固和成熟，公立医院高质量发展面临有利机遇。同时，应该清醒地看到，受变乱交织的国际局势和疫情后经济复苏速度低于预期，以及部分改革政策措施相对滞后等不利因素影响，公立医院高质量发展还面临一些需要积极应对的挑战。

1. 推动公立医院改革和高质量发展政策的整体性、协同性有待提高

一是医疗服务价格调整不到位。一方面，医疗服务价格常态化动态调整机制尚未建立，大多数城市没有调价自主权，深化改革亟待推进的医疗服务价格调整只能被动等靠上级文件。另一方面，新增医疗服务项目定价周期过长，地方新增医疗服务项目审批条件过高，论证周期长，不利于新技术应用，影响人民群众卫生健康获得感。

二是医保支付制度调整产生的非预期效应。各地普遍反映公立医院应收医保款增加，医保资金结算周期较长，医保拒付和超预算总额合理补偿问题较为突出，有的地方将超预算部分挂账处理，导致财务报表账面业务收支为正结余，但扣除医保拒付部分，实际均为负结余。

三是药品集采政策调整带来的医院现金流压力。按照《国务院办公厅关于推进药品集中带量采购工作常态化制度化开展的意见》要求，医疗机构结清企业药款的时间不得超过一个月。目前，各地集采药品都严格按照要求在一个月内进行回款。为维持医院正常业务开支，除集采药品基本可以按照一个月限期进行回款外，各地医院均拉长了其他药品、耗材的回款时限，延长供应商货款回款期已成为医院缓解现金流压力的主要手段。

2. 政府财政补助相对不足，对医院经济运行产生一定影响

一是取消"以药补医"改革成本分担政策落实不到位。取消药品、耗材加成以来，相应减收部分补偿政策的落实存在较大问题。普遍存在医疗服务价格补偿和财政补偿不足，医院承担改革成本过重等问题。

二是很多地区仍然沿袭改革前公立医院的财政补助测算办法，继续按照定额、床位和编制人数确定补助额度，补偿依据和实际补偿水平不合理。

三是疫情以来一些地方政府专项债规模持续扩大并有延续的趋势，在部分城市的改革与高质量发展示范项目中，仍有一定比例的地方政府配套资金采取专项债形式投入，专项债在未来10~20年将逐步进入本金还款期，在

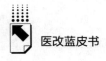

目前各项政策叠加影响下，公立医院积累的资金有限，给机构稳定运行可持续发展带来挑战。

3.疫情防控政策调整后群众就医需求低于预期和调整前垫付防控费用对医院收支失衡产生叠加效应

疫情防控政策调整后，患者就医需求并未发生预期增长，这与疫情期间群众形成的自我"医疗"习惯和小病不就诊等行为方式有一定关系。此外，疫情防控期间公立医院均有一定额度的疫情防控垫付费用。在机构内疫情防控物资支出、发热门诊改造、重症床位改造及方仓医院建设支出等方面，公立医院也承担着较大的垫付压力。

4.公立医院维持运行的刚性支出压力持续加大

一是机构规模扩张后水、电、热力等运营成本支出相应增长，个别医院为节省经费甚至采取了电梯停开等节能措施。二是各医院人员薪酬待遇的政策性调整等刚性支出压力较大。三是公立医院养老保险参保缴费政策有待完善。2022年财政对公立医院职业年金单位缴费补助不足，资金缺口由医院自身承担，加大了医院运行负担。部分医院现金流无法支撑补齐自2014年以来所有人员的养老保险缴费。

四　推进公立医院改革与高质量发展的建议

推进公立医院高质量发展，要坚持系统思维和战略思维，着眼全局，立足长远，从强基固本、明确方向、扬长避短、迎难而上等方面入手，紧紧围绕公立医院改革和高质量发展的目标和任务，进一步改善公立医院改革发展的基础性条件，科学总结成功经验，坚持和发扬成功做法，妥善解决突出矛盾和问题，积极应对风险和挑战，努力把公立医院改革和高质量发展推向新高度。

（一）坚持目标导向，努力在重点领域和关键环节取得新突破

公立医院改革和高质量发展的本质要求是通过完善公立医院管理体制和

运行机制，提高公立医院运行效率和运营效益，提升其医疗卫生服务能力和服务水平，更好地满足人民群众对更加美好医疗卫生服务的需要。要立足公立医院高质量的本质要求，正确处理好顶层设计与实践探索的关系，坚持党的统一领导，尊重群众首创精神，助力公立医院改革和高质量发展推陈出新、勇毅前行。一是要在建立现代医院管理制度上有新突破，以完善补偿机制为突破口，以薪酬制度创新为重点，深化以公益性为导向的公立医院改革，把公立医院高质量发展理念转化为具体措施，进一步夯实公立医院高质量发展的微观基础。二是把优质医疗资源扩容作为基本目标和任务，科学制订从现在到2035年、2050年的改革发展战略规划，统筹推进医学教育、卫生科技、卫生人才等工作，从根本上解决公立医院高质量发展的基础性和战略性支撑问题。三是继续深化人事制度改革，创新医疗人才管理体制机制，提高优质医疗人才存量配置效率和人才增量配置的公平性，逐步消除优质人才总量不足和区域分布失衡现象。四是协同推进医保支付方式、医疗服务价格、医药供应保障等相关改革，进一步提高改革的整体性和协同性。

（二）坚持问题导向，妥善解决改革发展中遇到的突出问题

公立医院改革和高质量发展是一项意义重大又艰难繁重的任务，其推进过程中必然会遇到各种各样的矛盾和问题，要坚持辩证思维和系统思维，妥善解决当前面临的各种不同性质和不同类型的问题。

进一步加强高质量发展理念宣传教育，使高质量发展成为广大干部群众的自觉追求。积极引导公立医院从注重医疗收入总量增长向注重医疗收入净增长转变。要把控制各地公立医院追求规模扩张当作一项重要工作来抓，同时还要做好纠正部分国家区域医学中心扩张倾向的工作。

持续加大重点领域和关键环节改革力度，在解决优质医疗卫生资源向基层下沉、建设以公益性为导向的公立医院运行新机制、健全医疗服务价格动态调整机制、落实"两个允许"、构建公立医院功能定位实现机制、创新分级诊疗推进机制等方面寻求新突破。

巩固和加强公立医院的主体地位，不断强化其主导作用，在区域卫生规

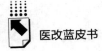

划和医疗机构设置规划中，合理安排和落实公立医院数量、床位、人员、服务量等在医疗服务体系中的占比，确保公立医院发挥其主导作用的物质基础得到巩固和提高。深化编制和人事制度改革，充分满足公立医院高质量发展对床位、人员的需求，更好地释放公立医院的服务效能，有效缓解公立医院有效供给不足的问题。

提高公立医院运营管理的科学化、规范化和精细化水平。加快推进全面预算管理、内控管理、全成本核算等内部管理制度的健全，有效缓解部分公立医院亏损压力，逐步降低公立医院负债水平和改善其负债结构，稳步降低公立医院管理费用，持续提高公立医院运营的净收入水平。

（三）增强风险意识，积极应对改革发展中的困难和挑战

进一步加强公立医院改革和高质量发展各项工作的整体性、协同性。提高各地医疗服务调价自主权，缩短新增医疗服务项目定价审批周期，鼓励和支持医疗技术创新。注重解决医保资金结算周期长的问题，并妥善处理医保拒付和超预算总额合理补偿问题。调整和完善政府财政补助政策，加快落实"取消以药补医"改革的成本分担政策，提高政府补助资金到位率，切实缓解医院承担改革成本过重等问题。合理调整公立医院的财政补助测算办法，发挥好政府财政补助政策的引导作用。

主动适应疫情后群众就医需求新变化，针对群众就医需求减小、自我医疗增多等新情况，积极创新服务模式、服务方式、服务业态，化压力为动力。

摒弃"等靠要"观念，主动化解公立医院维持运行的刚性支出压力，加快推进公立医院绿色低碳发展，降本增效，有效控制规模扩张后的水、电、热力等运营成本支出增长问题。优化医院人员结构，提高业务技术人员占比，有效应对医院人员薪酬待遇的政策性调整等刚性支出压力增大等问题。

（四）坚持强基固本，进一步夯实公立医院改革和高质量发展的基础

促进优质资源扩容下沉，布局建设国家医学中心和国家区域医疗中心

等，形成临床重点专科群，发挥医学科技发展的引领作用和辐射作用，带动国家医学进步和区域医疗服务能力提升。建设一批省级高水平医院，加强国家级高水平医院的技术和人才支持，提升省域内诊疗能力，减少跨省就医。以人才、技术和专科建设为核心，提高县域就诊率，使县级医院成为县域内医疗服务的"领头羊"。发挥公立医院在城市医疗集团的牵头作用，发挥县级医院在县域医共体中的龙头作用，加强分工协作，积极开展全科专科有效联动、医防有机融合的家庭医生签约服务。

坚持以患者为中心，开展以重症、肿瘤、心脑血管、呼吸系统等重大疾病诊治为导向的临床研究，大力推进精准医学、慢性病防控等医学前沿技术的突破。根据区域内主要健康问题以及学科发展前沿导向科学制定学科发展规划，建立多学科联合平台，促进在医疗服务中的多学科合作。加强信息化建设与业务流程再造，优化医疗服务流程、创新服务模式，利用智慧医疗改善患者体验，促进服务质量和服务效率提升。

持续推进"互联网+医疗健康"的服务模式，提升便捷化、智能化、人性化服务水平。加快实现电子健康档案与电子病历、公共卫生服务信息的对接联动，在保障数据安全和个人隐私的基础上，推进电子健康档案在线查询和规范使用，实现居民本人或授权便捷调阅个人电子健康档案，更好地记录和管理居民全生命周期的健康信息。推动人工智能、物联网、大数据等信息技术与医院各项业务板块的深度融合，为医院的科学决策提供指导。

坚持人民至上、生命至上，大力弘扬伟大抗疫精神和新时代医疗卫生职业精神，尊重医学科学规律，遵守医学伦理道德，遵循临床诊疗技术规范，为群众提供安全、适宜、优质、高效的医疗卫生服务，着力构建和谐医患关系。建设特色鲜明的医院文化。挖掘整理医院历史、文化特色和名医大家学术思想、高尚医德，提炼医院院训、愿景、使命，不断凝聚支撑医院高质量发展的精神力量。持续关心关爱医务人员，既要从薪酬待遇、发展空间、执业环境、社会地位等方面入手，给予医务人员更大空间，也要依法严厉打击医闹、暴力伤医等涉医违法犯罪行为，坚决保护医务人员安全。

B.4
深化医保支付方式改革
——按病种分值付费改革进展与经验

应亚珍　张立强*

摘　要： DIP 付费是基于中国本土实践总结提炼而成的支付体系，具有中国特色、时代特征。自 2020 年 11 月启动以来，全国有 203 个统筹区开展了 DIP 改革。各地区抓扩面、建机制、夯基础、推协同，支付改革稳步推进，部分地区形成了典型经验、成效初显。同时由于 DIP 改革专业性强、利益关系调整范围大，本报告通过剖析改革中需避免的认识误区、实施中面临的困难与挑战，提出强化信息数据支撑、持续完善技术规范、科学精细实施、加大医疗服务供给侧协同推进力度等建议。

关键词： 支付方式改革　按病种分值付费　技术规范

按照党中央、国务院对医保改革发展的决策部署，以建立管用高效的医保支付机制为目标，国家医保局于 2020 年 10 月启动实施区域点数法总额预算和按病种分值付费（Diagnosis-Intervention Packet，DIP）国家试点，覆盖 71 个城市（包含上海、天津两个直辖市），并已全面进入实际付费阶段。截至 2023 年 7 月共有 203 个统筹区开展住院 DIP 改革。

总体来看，各地 DIP 改革均以《DRG/DIP 支付方式改革三年行动计划》为指引，抓扩面、建机制、夯基础、推协同，在理论与实践互动、技

---

* 应亚珍，经济学博士，研究员，首都医科大学国家医疗保障研究院副院长，主要研究方向为公共财政、卫生经济、医疗保障等；张立强，研究员，首都医科大学国家医疗保障研究院智慧数据室主任，主要研究方向为医疗保障、信息化建设、中医药管理。

术规范标准建设中稳步推进，支付改革质量不断提升，部分地区形成了典型经验，成效初显。同时须看到，支付改革专业性强、利益关系调整范围大。进一步深化支付改革、做到行稳致远、实现改革目标还有许多困难和挑战，需要强化信息数据支撑、持续完善技术规范、科学精细实施、加大医疗服务供给侧协同推进力度等。

一　强化顶层设计及统筹推进

在 DIP 改革过程中，国家医保局在改革顶层设计、工作统筹调度、专业技术指导等方面采取了一系列有力、有效的措施。

（一）完善顶层设计，强调规范统一

2020 年 10 月，国家医保局发布《区域点数法总额预算和按病种分值付费试点工作方案》、DIP 技术规范、国家目录库、经办规程等改革要求和政策标准，成立国家级专家组，开展技术规范、理论研究和培训指导。2021年 11 月发布《DRG/DIP 支付方式改革三年行动计划》，公布示范点、监测点，加快推进支付方式改革全覆盖，分阶段、定重点、阶梯式推进改革工作。做到了改革目标与框架统一、标准规范先行。

（二）层层调度推进，力抓进度覆盖

国家医保局每年组织开展两批 DRG/DIP 支付方式改革交叉调研工作，部分省份开展省内交叉互检，动态监测改革进度，关注改革进展情况。推动DRG/DIP 支付方式改革逐步深化。统筹地区、医疗机构、病种分组、医保基金四个方面的覆盖率快速提升，机制建设逐步完善，基础条件更加扎实。

（三）全面动员参与，加强协同配合

随着改革推进，各级医保系统、医疗机构和相关方对 DIP 付费方式的理解更加全面、协同配合度逐步提升。一是注重部门协作，各地均建立了由

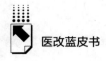

市政府领导牵头，医保、财政、卫健等部门共同参与的工作机制。二是医疗机构参与度不断提升，在病种分组、分值调整等核心要素管理、特殊病例评议等环节，充分发挥临床医生作用，深度沟通，达成共识。三是政策协同，部分省份及改革地区已探索 DIP 与中医药按病种付费、紧密型医联体付费协同推进。

（四）不断优化完善，理论实践双向互动

国家医保局 DIP 付费技术指导组汇集医保政策、卫生管理、卫生经济、卫生技术评估、卫生财政、统计精算、临床等各领域专家学者，不断深化支付理论研究、注重实践经验总结，形成理论实践双向互动，并将理论与实践互动中成熟定型的内容上升到技术规范。使各方认识更加趋同，为改革奠定坚实的理论基础、技术基础，保证改革不走样、不走偏，有效率、有质量、出效果。

二　各地的实践做法与经验

各地均遵循国家 DIP 技术规范、经办规程，有序推进改革实施。在此基础上，不少城市医保部门一把手亲自抓，主动作为，走得稳、想得全、做得深，因地制宜，持续探索，部分地区已经"升级转段"。广东等省份，全面开展省级指导，省级医保部门切实承担其职责任务。天津、上海作为综合示范城市在同步推进 DRG、DIP 改革方面取得一些经验。同时涌现了广州、厦门、淮南、淮安、东营、邵阳、赣州、鹰潭、宜昌、遵义、辽源、保定、泸州、连云港、宿迁等一批 DIP 改革典型城市。各地在改革实施的各关键技术环节具备了创新经验，为进一步深化改革提供了范例、明确了路径，也增强了信心。按关键技术环节总结地方经验做法如下。

（一）区域总额预算

DIP 以区域点数法总额预算为前提，有效防范"抢分值"带来的总分

值膨胀，旨在调控区域医疗资源配置总规模及资源消耗（医疗总费用），并实现对医疗服务供方的激励约束。

各地均按照"以收定支、收支平衡、略有结余"的原则，综合考虑各类支出风险，统筹考虑物价水平、参保人医疗消费行为、总额增长率等因素，合理确定统筹区总额预算，并明确其中可用于 DIP 的资金预算，且对 DIP 付费相关的基金支出，不再设置单个定点医疗机构额度。

具体操作上，多数改革地区采用支出项目分配的方法，即在确定年度住院医保基金支出预算的基础上，扣除区域调节金以及其他不纳入 DIP 结算的费用等，确定年度 DIP 医保基金支出预算。此外，部分城市探索采用上年度 DIP 住院统筹基金支付总额，根据其占比或按一定增长率进行计算，确定当年 DIP 预算总额。

（二）病种分组

病种分组是实现科学付费的基础。各地均按照技术规范确定分组规则，采用"诊断+操作"的组合方式将历史病例聚类形成病种，同一诊断下的不同操作形成不同组别，客观、精准反映各病种组合（组别单元）的临床行为特征和资源消耗差异。

病种数量上，DIP 改革地区的核心病种数量为 2000~4000 组，平均约为 3500 组；综合病种数量平均约为 800 组。在核心病种病例数临界值的设定方面，各地结合实际情况，主要采用两种方法设置核心病种病例数临界值。一种是设定固定值，如 15 例为临界值。另一种是基于当地病例总数进行测算，以能覆盖一定比例（如≥90%）为临界值。此外，部分地方在病种分组上不断创新，在 DIP 目录库的覆盖及应用方面不断完善。

1. DIP 地方目录库不断丰富

除了核心病种、综合病种外，各地逐步形成了基层病种、中医优势病种等。部分地区探索设置日间病种、床日病种。如广东省作为全国先行先试地区，在这方面的经验尤为丰富。省级统一指导规范，遴选 169 个以纯中医治疗或以中医特色治疗为主的中医优势病种，56 个诊断明确、中医优势明显、

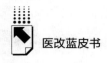

治疗路径清晰、费用明确的中医日间治疗病种，实施按病种分值付费，支持基层医疗机构开展慢性、医疗康复等中医药服务。此外，厦门市、辽源市形成医疗康复、安宁疗护和精神类疾病等需要长期住院治疗的病种，并探索基于 DIP 的床日分值结算方式。

2. 辅助目录更加清晰

辅助目录确定既是 DIP 目录建立中的难点，又是体现支付导向、杠杆的重要环节。在遵循技术规范的基础上，部分地区采取了更为精细的做法。如潍坊市建立中医及康复辅助目录。厦门市针对床日病种、肿瘤病种、中医优势病种的特点，分别配套制定疾病分期辅助目录、药品分值辅助目录、中医调整辅助目录；设置双侧疾病辅助目录，体现部分疾病单、双侧治疗存在的资源消耗差异。实现 DIP 精准预算、精细管理和精准支付。

（三）分值计算

病种分值的确定既以真实世界的全口径（包括医保及自费患者）历史费用数据为基础，又结合本年度数据和临床论证予以校正。各地在操作上，主要采用平均费用法、基准病种费用法或标准定额法来计算分值，分别以本地所有出院病例的平均住院医疗费用、基准病种的平均住院医疗费用或固定参数作为基准，计算不同病种的资源消耗程度。

在选定病种分值计算方法的基础上，部分地区进一步应用辅助分型和分值校正机制，进行病种分值调节和当年病例分值调整，体现临床病例的个性化特征。

1. 辅助目录运用逐步成型

实际付费时间较长的改革地区（如广州市、淮安市、厦门市、东营市等）多已将辅助分型调节系数应用于病种分值的调整。根据疾病严重程度、年龄、重症监护等导致 DIP 病组内病例费用出现明显差异的影响因素，筛选需应用辅助分型的病种，采用相应的辅助分型，测算辅助分型调节系数，对病种分值进行校正，使得病种付费标准更贴近临床实际及医疗服务成本。

2. 分值校正机制更加科学、合理

各地综合考虑医疗机构的等级类型、医疗水平、专科特色（如重点学科）、病种结构（如 CMI）、绩效考核、协议履行情况等因素计算机构等级调节系数，客观反映各类型定点医疗机构之间治疗同种疾病所需次均住院费用的差异。在此基础上，部分地区探索对中医设置相应系数。如鹰潭市对 64 个按 DIP 结算的中医优势病种采用中医学科系数，对有重点中医学科的医疗机构进行分值加权。辽源市对 20 个中医优势病种实行分值系数调节。

3. 异常病例分值精细调整

各地建立基于大数据的费用异常病例筛选机制，针对费用超低病例、费用超高病例确定合理的系数，并对分值进行调整。在此基础上，广州市优化病例分值赋分规则，将病例医疗费用与同级别定点医疗机构相应病种分值费用标准的比值设为偏差系数，对偏差系数在 0.5 ~ 1 的病例，结余部分奖励 70%（原来奖励 100%）；对偏差系数在 1 ~ 2 的病例，超额部分补偿 30%（原来不予补偿）。

4. 完善特例单议机制

各地对符合特殊病例单议申请条件且由医疗机构提出申请或对分组结果有异议的特殊病例，组织专家进行单独评议。在此基础上，部分地区探索创新评议方式。如淮安市日常线上进行特例单议。使用系统筛查费用极高病例，建立医疗专家特例单议评审机制，线上完成特例单议单据公示、接受医院对单据的反馈、按结算款项所属期及疾病领域组织专家进行评审、由医保部门确认评审结果、向医院进行公示后予以拨付。广州市建立特殊项目加成分值机制，对临床所需且对病种分值有较大影响的药品和医疗技术等项目，经组织评议后，确定为特殊项目并单独计算加成分值。

（四）结算清算

结算清算的及时性、科学合理性，直接关系到定点医疗机构的经济运行。各地在推进 2022 年度清算工作的过程中，注重提前筹划，明确工作方案，加强结算清算流程的规范化管理；注重 DIP 结算清算与历史的衔接，

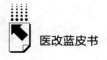

兼顾改革带来的利益调整与医疗机构的平稳运行。

1. 实行"月度预付、年度清算"

月度预付时，各地常见的做法是基于医疗机构当月纳入 DIP 结算范围病例的记账金额或上一年度医疗机构住院统筹基金的月平均额，或根据 DIP 应支付的医保基金，按照 85% ~ 90% 进行月预拨付，并向医疗机构反馈病种分组结果、按预算点值测算的可结算基金等 DIP 运行情况。有的地区进一步实行了按 DIP 的月度预付。如宿迁市、南充市、晋中市、辽源市全年执行统一的预算点值，通过各定点医疗机构月度总分值与预算点值的乘积，计算每月 DIP 应支付的医保基金，进行月度预付。

2. 建立科学有效的激励约束机制

大部分改革地区在年度清算时，落实"结余留用、合理超支分担"，发挥 DIP 付费方式经济杠杆作用，推动医疗机构主动管控资源消耗。有的地区进一步细化结余留用考核计算办法。如广州市优化清算结余留用机制，取消按固定参数确定结余留用费用的做法，建立阶梯式的结余留用机制，按定点医疗机构年度记账费用与总分值统筹费用的比值设定不同比例的结余留用费用，控制结余留用费用和合理超支补偿费用的构成，避免医疗机构冲分值、冲费用。

（五）监管考核

DIP 下的基金监管，既要防范原有的违规风险，又要关注 DIP 下出现的新风险。各地均不同程度上形成了与支付方式相呼应的监管体系，建立相应的 DIP 监管考核制度，对医疗机构可能出现的高套编码、分解住院、低标入院，甚至增加手术治疗、升级治疗手段等违规行为，进行全过程审核监管。医保绩效考核重点关注医疗机构服务行为、服务费用变化、病种结构、患者就医流向、医疗服务质量、患者满意度、定点医疗机构满意度等方面。

1. 完善绩效考核指标体系

各地针对 DIP 支付方式特点，在定点医疗机构履行医保服务协议考核的基础上，逐步增加 DIP 相关考核指标。部分地区已探索建立了较为完善的指标体系。如淮安市将医保结算清单上传及质控情况、人次人头比增长率、医疗服务能力、医疗质量安全、医疗违规行为、医疗资源消耗效率、患者满意度调查等纳入定点医疗机构年度综合绩效考核范围。厦门市结合医疗机构"国考"指标不断进行动态调整，与卫健部门考核指标相互呼应并相互补充，建立由手术分级、成本管控、时间及费用消耗指数等绩效指标构成的质量考核体系。

2. 加强绩效考核结果应用

大部分改革地区将医疗机构的绩效考核结果与结算清算挂钩，根据考核结果拨付相应的质量保证金，发挥医保支付"指挥棒"作用。在此基础上，东营市、营口市等地还将考核结果运用到等级系数调整、医疗机构信用等级评定等环节。如东营市将医疗机构 DIP 行为应用于医保信用等级评定，实现 DIP 付费"放大"效应，医保基金预拨付比例与医保基金监管信用体系中医疗机构信用等级进行结合（A 级按 95%×基数拨付，B 级按 90%×基数拨付，C 级按 85%×基数拨付，D 级按 70%×基数拨付）。

3. 构建多方协商沟通机制

由于临床过程的复杂性，单纯通过大数据方法不能判定医疗机构是否存在违规行为。各地普遍形成了多方参与的评价与争议处理机制，采用专家评议和协商沟通的方式，由专家判定、医疗机构确认。在此基础上，广东省由医保部门牵头建立定点医疗机构代表组成的评议组织，其中对"高套分值"等现象进行同行监管，形成评议组织与医疗机构良性互动机制，协同治理。

4. 强化事前、事中、事后全流程监测

采用个人自负比例、病例组合指数（CMI）、时间消耗指数、费用消耗指数、次均费用、住院费用实际报销比等指标监测评价改革效果。在此基础上，部分改革地区还针对运行质量进行细化监测分析。如上海市构建了DRG/DIP 模拟运行监测指标体系，并定期发布监测简报，包括试点医疗机构上传病案数据的关键项通过率、DIP 入组、出院总费用、入组病例费用、机构支付率，以及患者负担、服务可及、重复住院、医疗服务能力、分组效能、基金安全有效平稳运行等方面的具体情况。东营市开展医疗行为横纵向

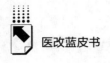
对比分析，每季度、每半年对全市医疗服务行为变化进行监测分析，对医疗费用变化情况进行分析研判。

（六）大数据运用

大数据的汇聚与应用，贯穿 DIP 分组、区域总额预算、分值点值计算、结算清算、监管考核各环节、全过程。病种分组环节，国家层面汇总可获取的全国范围内有关地区的历史病例数据，编制形成 DIP 国家目录库。部分省份采用全省数据探索建立全省统一的 DIP 目录库，如内蒙古、辽宁、海南、广东等省份。区域总额预算环节，各地综合应用经济社会、基金运行、医疗服务供给和利用、患者医疗需求、患者费用负担等基线数据，制定测算方案。分值点值确定环节，各地综合应用历史数据和现实数据进行计算和调整。结算清算环节，汇总医保结算清单、费用数据、年度综合考核得分、定点医疗机构违规情况、定点医疗分级管理评定情况、费用异常病例筛查与评审等信息，确定年度最终拨付医保基金。监管考核环节，通过及时分析数据变化，发现医疗行为的风险疑点，进行配套审核监管。此外，部分改革地区突出应用信息化工具，深入探索利用改革过程中的数据。

1. 借助数据智能监测，实行精准监管

部分改革地区建立 DIP 疑点审核知识库、规则库等，依托大数据技术开展违规行为监管。如宿迁市除运用监管系统、日常审核、飞行检查等传统方式外，在 DIP 系统中运用大数据，建立病种诊疗路径与医院主要诊断、治疗方式、费用明细对比监控机制，对显示异常病例进行重点核查，对肿瘤主诊断高靠、虚增手术操作等开展精准监管。厦门市运用负向监测辅助目录（违规行为辅助目录），对二次入院、超长住院、死亡风险、病案质量等评分进行监测，以加强日常审核。

2. 加强数据分析评价，开展精细化管理

部分改革地区对本地数据进一步挖掘，通过纵向比较与横向比较，提升政策的规范性、合理性。如上海市制定 DRG/DIP 结算统计表及横向、纵向分析季度报告，利用大数据深挖信息潜力，指导医疗机构运用平台中的可视化图表、多样化模块优化内部管理和成本管控，将平台数字转为管理实绩。东营市结合 2021 年和 2022 年数据，分析评价 DIP 改革实施中，区域总额预算、病种分组、病种分值测算与调节、病例分值校正、结算清算等关键技术相应政策的合理性。湖南省以病种为单位，针对具体疾病、手术项目，从医疗机构、医院等级、年龄分层多个维度进行统计，展示总人次、医疗总费用、次均费用、材料费、药品费、检查化验费、手术和治疗费等数据的绝对值及占比等，有利于建立标准数据体系。

（七）异地就医纳入 DRG/DIP 付费管理

在以地级市统筹区为单位实施 DIP 改革的基础上，已有少数省份探索将区域内（省内）异地就医纳入 DIP 付费管理。如山东省针对异地就医费用过高问题，积极探索解决办法，出台政策文件和经办规程，将省内异地就医住院费用纳入就医地 DRG/DIP 付费管理，压实就医地管理责任，强化费用监管。广东省采取省内异地就医 DIP 结算，该省参保人员省内跨市就医住院医疗费用结算按照就医市结算办法执行。

三　部分地区改革成效初显

在改革过程中，多数城市更加重视基础数据质控、引导医疗机构管控成本、促进转变医院绩效考核导向，推动医疗机构与医保高质量发展"同频共振"、相向而行。提高了医保基金安全性与监管效能，患者的就医质量提升、就医费用负担减轻，实现了医、保、患多方共赢。

（一）助推医疗机构高质量发展

1. 促进医院基础数据采集、传输质量提升

在 DIP 改革中，通过制定数据质控规则，加强信息化支撑，重视数据审核，加强医院端上传医保结算清单的质控，守住数据信息关口，病案首页、医保结算清单合格率不断提高。如邵阳市突出医院端质控、医保端校

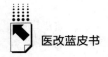

验，制定校验规则 143 项。2022 年 131 家 DIP 付费医疗机构医保结算清单上传率提升 3.9 个百分点，入出院诊断符合率提升 10.8 个百分点，病案质量合格率提升 16.3 个百分点。东营市医疗机构依托全市医保结算清单质控系统，实现上传医保结算清单次日校验反馈，部分医疗机构自主开发病案校验工具，实现院端校验"关口前移"。截至 2023 年 7 月，全市患者出院后 7 日内医保结算清单上传完整率由原来的 48% 提高到 80%。淮安市医疗机构病案的不完整清单占比由 2022 年的 23.7% 降至 7.3%。

2. 促进医疗机构重视成本管理

DIP 运行有效激发医疗机构提升医疗质量的"内在动力"，促使其更加主动注重成本管控，向管理不断精细化、临床路径不断优化转变。以东营市为例，部分医疗机构增设医疗成本管控系统，进一步扮演好"控费主角"。以广东省人民医院为例，其在提高收治难度的同时更加注重成本管控，2022年收治广州市参保患者 2.6 万人次，在 CMI 值提高至 2.01（增幅为 8.6%）的同时，次均费用下降至 2.9 万元（降幅为 4.6%）。此外，通过不断优化业务结构，在出院患者手术量同比略有下降的同时，微创手术占比实现了提升，同比上升 0.56 个百分点。宜昌市第一人民医院反映，DIP 支付方式改革后，医院会对入院标准进行严格把控。还有很多手术从以前的入院手术转到日间手术，加快病床周转，减少成本。以胆囊炎手术为例，改为日间手术，比以往住院节省至少 60% 的成本。

3. 促进医院内部绩效考核和薪酬分配导向转变

DIP 有助于推动医院绩效考核把从过去的以医疗收入为导向，向以诊疗质量、治疗效果、成本管控结果、患者满意度为导向转变。鼓励医院层面理顺现有绩效分配与定额支付之间的关系，避免直接将医生薪酬跟病种费用或具体项目挂钩。鼓励医生回归看病本色，以病案质控、规范临床路径为抓手，充分体现医疗质量、合理控制成本在绩效考核和人员收入分配中的重要性。以邵阳市为例，开展改革的医疗机构医疗服务收入占比由 2021 年的 28.1% 上升至 30.2%，提高 2.1 个百分点，优化了费用结构，扩大了薪酬提升空间。

4. 明晰机构功能定位、支持学科发展

在 DIP 改革中，通过设置基层病种，实行"同病同治同价"，机构功能定位更加清晰，促进医疗机构基于功能定位合理有序发展，推进分级诊疗走深走实，医疗服务保障更加充分。以广州市为例，三级医疗机构收治简单病例（分值低于 500 分）占比减少 8.7 个百分点，收治基层病种病例占比减少 7.9 个百分点，病例组合指数（CMI）从 1.16 提高至 1.24，老年患者收治比例提高 17.5 个百分点，常见病和慢性病逐渐回归基层医疗机构。对比 2021 年，赣州市 2022 年三级医疗机构收治基层病种病例减少 2.4 万人次，次均费用下降 481 元；二级医疗机构收治基层病种病例增加 1.6 万人次，次均费用增加 145 元。2022 年，在邵阳市本地 DIP 目录库中，肛瘘、肩关节脱位、其他特指的痔疮等中医优势病种的基金补偿比均在 1.20 以上，促进了中医发展。

（二）提升医保治理效能

1. 减轻医保基金收支压力

DIP 通过科学制定区域总额预算，划定区域医保基金"安全线"，不仅能有效防范医保基金超支的风险，还充分发挥对医疗服务供方的激励约束作用。实施 DIP 改革后，东营市 2022 年居民医保基金近 10 年首次出现收支结余，当年基金结余 3798.24 万元，结余率为 3.2%。广州市实施阶梯式结余留用机制后，医疗机构结余、超支分布更加合理，获得结余留用资金的医疗机构数量由 2021 年 144 家（占比为 43%）增加到 2022 年 231 家（占比为 69%），结余费用 3 亿元；有效促进中医药事业发展，在结余留用金额排名前二十的医疗机构中，中医医院占 35%。2021 年 12 月至 2023 年 3 月，天津市 201 家医疗机构累计结余 0.7 亿元，90 家医疗机构存在结余，占比为 44.8%。邵阳市 2022 年度清算结果显示，在 131 家参与年度 DIP 清算的医疗机构中，有 88 家实现结余留用，占比为 67.2%，共结余留用 1.36 亿元。

2. 提升医保监管效能

DIP 监管以病种为单元，通过对病种分值总量虚高的发现和量化评估，

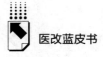

有针对性地进行稽核审查和行为纠正，有效发挥医保监管治理作用，有利于保障基金安全，并为医疗机构营造良好的公平竞争环境。自2022年1月以来，宿迁市针对疑点数据开展专项检查，与2022年相比，2023年1~5月低标准住院、手术高靠、恶性肿瘤高靠疑点发生率均呈下降趋势，分别下降0.03个百分点、2.07个百分点、0.16个百分点。2022年宿州市清算结果显示，医疗机构不合理收费、不合理用药、不合理检查明显减少，药耗占比、检查检验费用占比显著降低。以宿州市立医院为例，与2021年相比，药耗占比从52.4%降至50.0%，检查检验费用占比从26.1%降至25.5%。

（三）着力人民群众享实惠

1. 把医疗质量、临床安全放在首位

在DIP改革过程中，把医疗服务质量和安全放在首位是各方的共识。各地在考核评价中均设置相应指标。如厦门市针对医疗服务质量，设置短期再入院率（本院）、短期再入院率（外院）等考核指标。深圳市通过"低风险组病例死亡率"指标考核医疗安全水平，通过"住院15日内非计划再入院率"指标考核诊疗质量。2022年广东省人民医院全院临床路径实施比率提升至50.5%；在新冠疫情影响及疑难重症疾病收治比例有所提升的情况下，非计划再次手术重返率保持在较低水平，为0.6%，非计划再次手术的漏报情况明显改善，降至1.3%。南方医科大学深圳医院每月对医院医保服务质量进行监督评价，针对DIP运行实际情况，指导各临床科室提高医疗质量和效率，提升病例入组率，实现医保精细化管理。2021年全院开展临床路径病种数量为252个，临床路径完成率为78%，31天内非计划再住院率仅为1.5%。

2. 就医费用更趋合理

通过医疗机构管控不合理成本费用，总体医疗费用更加合理。医疗机构层面，辽源市2022年次均住院费用同比下降737元，降幅达9.2%，其中药品费占比下降4.4个百分点，耗材费用占比下降0.5个百分点。赣州市2022年次均住院费用下降248元，降幅达2.8%，其中次均药品费用下降107元，降幅达 9.1%。淮南市 2022 年次均住院费用下降 416 元, 降幅达 5.3%, 其中药品费占比降幅达 4.7 个百分点, 检查检验费占比降幅达 3.7 个百分点。东营市 2022 年次均住院费用同比下降 45 元, 自 2022 年 11 月将油田中心医院和东营市人民医院纳入省内异地住院费用 DIP 付费范围, 2023 年 1 ~ 5 月收治省内异地患者次均住院费用较 2022 年明显降低。病种层面, 广州市在 DIP 实施过程中强化指标引导, 规范临床治疗行为, 以胃肠道疾病为例, 2022 年次均住院费用下降 35.7%。淮南市的 DIP 支付数据显示, 病种 "K80.1 胆囊结石伴有其他胆囊: 51.2300 腹腔镜下胆囊切除术" 的次均住院费用持续下降, 2022 年同比降低 12.5%, 且 2021 年 1 月至 2022 年 12 月, 每季度降幅为 0.4% ~ 11.1%。

3. 减轻患者就医费用负担

在实施 DIP 改革后, 部分地区数据显示, 在次均住院费用得到有效控制的同时, 住院患者医保报销比例有所提高, 个人就医费用负担比例下降。2022 年广州市 DIP 次均住院费用为 17077 元, 同比增长 1.4%, 增长速度放缓; 广东省人民医院次均住院费用为 29173 元, 同比下降 4.2%, 个人自负费用为 9692 元, 同比下降 8.9%; 广东省中医院次均住院费用为 24520 元, 同比下降 1.9%, 个人自负费用为 6993 元, 同比下降 0.4%。2022 年 1 月至 2023 年 1 月, 天津市 201 家 DIP 实际付费医疗机构次均住院费用整体呈下降趋势, 由 10112 元降至 7192 元, 同时患者的个人自费率与个人负担率也呈下降趋势, 个人自费率由 11.2% 降至 7.2%, 个人负担率从 35.0% 降至 30.4%。2022 年宿迁市个人次均住院负担从 2133 元下降到 2013 元, 同比下降 5.6%; 2023 年 1 ~ 6 月个人次均住院负担同比下降 3.1%。东营市实施 DIP 付费以来, 全市住院总费用增幅逐年下降, 2021 年、2022 年分别为 2.0%、1.5%, 显著低于 2020 年 8.4% 的同比增幅; 2021 年职工医保、居民医保报销比例分别提高 1.2 个百分点、0.7 个百分点; 职工和居民的次均住院费用差距不断缩小, 2022 年降至 1348 元, 同比下降 34.6%; 2022 年个人自负费用占比由 9.1% 降至 8.9%。2022 年辽源市患者自负费用占比减少 1.2 个百分点。

四　实施中需避免的认识误区

当前支付方式改革实施过程中，要有效避免对改革目标、阶段任务、预算平衡、临床作用等方面的认识误区，这有助于改革顺利推进，最终取得预期成效。

（一）误区一：在改革推进阶段就过于强调成效

DIP 改革推进时间尚短，大部分改革地区处在建机制阶段，改革政策传导至医疗机构也需要时间。此阶段若过于强调成效，一方面不切合实际，难以令各方信服；另一方面还可能出现把改革中不够成熟或医保医疗协同不够的方面夸大的情况，不利于达成改革共识，影响改革的良好氛围。

医保支付方式改革是医保领域的重点改革任务，若要取得预期成效，需要与医疗服务供给侧协同治理，也需要与医保待遇保障政策、医疗服务项目价格、药品耗材集中带量采购等改革协同发力，还要考虑门诊支付方式改革、医共体下的付费方式等，会受到医保统筹层次调整、区域医疗中心建设等多种因素影响。

DIP 改革专业性强、利益关系调整范围大，难以一蹴而就，应先按照《DRG/DIP 支付方式改革三年行动计划》要求，从核心要素管理与调整、绩效管理与运行监测、多方参与评价与争议处理、相关改革协同关键环节形成管用高效的机制，确保支付方式改革行稳致远、效果可期。①

（二）误区二：采用新的支付方式完成改革任务，忽视改革目标

DIP 改革是系统性工程，是医保领域的深层次改革，要避免"把改革要求视为改革目标、把手段当成目标"，要聚焦改革目标，不断深化改革。对

---

① 应亚珍：《按病种分值付费：理论探索与实践思考》，《中国医疗保险》2023 年第 5 期。

新开展 DIP 改革的地区，一方面，医保部门熟悉支付方式改革的专业人才较少，这是改革推进中的最大缺项，很多地区存在业务能力待提升、相关机制建设不到位、关键技术掌握不足、改革目标不清晰等问题。医保部门要把好"首尾"两端，在预算端，一是要科学合理确定预算、权重/分值，二是要确保预算的稳定性，以及年初预算的严肃性；在结算端，当医疗机构达到考核要求时，要不折不扣地落实"结余留用"政策。另一方面，部分医疗机构对 DIP 不了解，协同改革观念转变较慢，使得 DIP 的实际付费"形似而神不是"。调研中发现，在响应 DRG/DIP 支付方式改革、做精做细医院管理方面，医疗机构表现参差不齐。有一部分医院管理理念还未跟上支付方式改革步伐，医院管理未向前端延伸，尚未因积极响应支付方式改革而建立或完善医院管理规则。另有一部分医院为响应新的支付方式，将费用管控和医保管理的压力传导至临床医生，过度增加临床科室医保管理负担，难以有效发挥支付的杠杆作用，也不利于改革的顺利推进。需要医疗机构将外部激励及时有效内化为内部激励，实现院内绩效分配、薪酬制度随 DIP 改革同向变化，目标导向转向鼓励成本结余和服务结果优化，实现对医生行为的一致性激励，减少影响诊疗服务行为的外部因素，使医疗服务回归治病本质。[1] 需充分发挥支付方式调节医疗服务行为、引导医疗资源配置、促进医疗机构管控成本的经济杠杆作用。

（三）误区三：区域总额预算仅为确保基金收支平衡

目前在思想认识上，存在认为区域总额预算是医保部门缓解基金支出压力的办法的误区，医疗机构普遍担心支付方式改革对其医疗收入带来冲击。科学制定区域总额预算，划定区域医保基金"安全线"，可有效防范医保基金超支的风险。与此同时，区域总额预算是预付制的关键环节，是实现医保精细化管理的重要能力，对基金分配的透明度、公平性、科学性要求较高。DIP 改革突出强调区域总额预算，即一个统筹区内医保基金统一预算管理，

---

① 许树强、王辰、姚建红主编《中国医改发展报告（2022）》，社会科学文献出版社，2022。

基金预算分配及其支付标准确定，是从整个统筹区统一测度，而不是单个医疗机构。各机构最终结算的基金则取决于收治病种及其数量。[①] 特别是，区域总额预算及"结余留用、合理超支分担"充分体现了对医疗机构的引导、激励、约束机制，引导医疗机构由过去的以收入为导向转为合理管控成本，主动减少不必要资源消耗，避免过度医疗，提供更能体现其学科能力和更具"性价比"的医疗服务，推动区域内医疗机构按专业分工，形成良性竞争，促进分级诊疗。[②]

（四）误区四：DIP 唯临床论

DIP 基于历史数据、临床论证形成支付标准，综合反映区域内疾病治疗、医疗服务现实情况和发展趋势。DIP 付费既源于临床实际又不唯临床，遵循临床真实世界规律，反映病种的诊断、操作及资源消耗共性特征，又借助大数据予以必要的校正，并以此主导支付体系的构建。一方面，综合考量标准数据（临床路径下的资源消耗）、临床规律（当年数据）等，鼓励服务供方规范临床诊疗路径，促进学科发展。另一方面，构建基于辅助分型的应用体系，综合考量 CCI 指数、疾病严重程度、年龄特征等特异变化对诊疗及费用的影响，将对应病种细化分型，校正分值，以更贴近临床规范。

（五）误区五：某一种付费方式就可以"包打天下"

2020 年 2 月《中共中央　国务院关于深化医疗保障制度改革的意见》，提出完善医保基金总额预算办法，建立管用高效的医保支付机制，大力推进大数据应用，推行以按病种付费为主的多元复合式医保支付方式。自 2020 年 6 月 1 日起实施的《中华人民共和国基本医疗卫生与健康

---

① 应亚珍、李欣芳、曹人元：《双重变革：医疗服务体系与医保支付》，《中国医疗保险》2022 年第 6 期。

② 张立强、李欣芳、李响：《DRG、DIP 付费改革下结余留用政策逻辑与思考》，《中国卫生经济》2023 年第 5 期。

促进法》，清晰界定了我国医疗服务体系和各级各类医疗机构的功能定位。目前，我国医疗服务体系尚存在服务提供与功能定位不匹配，服务提供上大医院"越位"与基层医疗卫生机构"缺位"的问题。为此，"保基本、强基层、建机制"应该赋予新内涵、提到新高度，整合医疗服务体系、赋能基层、做好医共体也是遏制医药费用快速增长的基本途径。强化以健康为导向的绩效考核、支付与监管改革，是实现医共体建设目标的关键。

每一种支付方式都不是完美的，且都有适用的条件和范围。新支付方式将实现三大转变，即从后付制转向预付制、从核定单个机构医保基金额度转向区域预算管理、从单一支付转向复合支付方式。复合支付方式适配于各种医疗服务组织体系，即在不同服务模式下，需要对各种付费方式进行有序搭配与灵活组合。医共体下的医保支付方式，需要重点考虑预算额度、支付方式搭配，以及相关配套措施。一是科学确定地市级统筹下区县基金预算、医共体预算总额。区县基金预算可采取"区县筹资±调节金"确定，从中扣除非医共体成员单位的预算后得到医共体预算总额。转外病人基金支出包含在医共体总额中。理论上地市医保应预留风险金，各区县不再设风险金。二是做好支付方式搭配。采用医共体总额预付，各成员单位按 DRG/DIP、床日、项目等付费方式结算，实现区域总额预算下多元复合支付方式（见图1）。三是县域内2个及以上医共体的预算总额处理。县域内2个及以上医共体的预算总额按人头，结合年龄结构进行分配。医共体之间出现病人流动的，按对应医保基金支出，在总额中相互结算。同时，需落实"结余留用、合理超支分担"、建立对医共体考核机制、保持预算的稳定性等相关配套措施。落实"结余留用，合理超支分担"政策，提高医疗机构降本增效的积极性，形成鼓励成本结余、服务结果优化的目标导向和闭环。建立对医共体考核机制，包括医疗行为规范、医疗质量安全、病人流向合理、公益性任务承担、病人满意度、医疗服务费用合理、目录外费用管控等方面。在预算稳定性方面，需注重年度间预算的稳定、年初预算的严肃性。

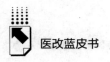
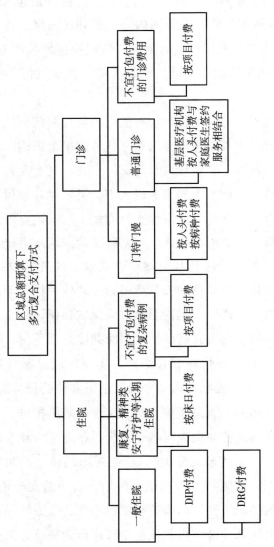

图 1　多元复合支付方式框架

五　深化改革相关建议

DIP 付费是基于中国本土实践总结提炼而成的支付体系，被称为具有中国特色、时代特征的支付方式。它在病种分组单元（颗粒度）的适宜性、透明度，分值计算与调整的科学性、精准性，以及在大数据应用方面的潜在价值，决定了这一付费方式具有重要现实意义和长远意义，展示了强大的生命力及制度活力。

当然，在改革稳步推进，经验不断积累的同时，还有不少困难和问题，主要表现在以下几个方面。一是总体上各地改革进展不一致，普遍存在医保部门人员配置不足、能力"恐慌"的问题。导致部分地区在支付机制构建、各关键技术环节落地应用中还存在短板、弱项。二是部分省市对改革认识不够、研究不透，改革的主动性、积极性不足。有的医保部门存在不会干的问题。没有明确支付改革目标导向，让第三方主导，与医疗机构间沟通不畅，矛盾突出。三是医药服务供给侧资源配置方面的协同改革意识尚未唤醒。四是医疗机构对改革有担忧、有疑虑，甚至存在不当应对等问题，内部运行机制转变尚在起步阶段，表现为"上热中温下冷"。医疗机构不知怎么干，简单粗暴，用辅助软件应对分组，让每个医生算费用成本，与绩效挂钩。院级层面在学科建设、病种成本核算和结构测算、绩效考核方案等方面缺乏有效措施。五是数据支撑不够。省级指导较弱，而信息系统又集中在省级，错层后，管理效能受到显著影响。基础数据信息质量提升还有较大空间，支付方式结算业务系统、数据共享共治共用方面还存在现实困难。此外，基层医疗机构基本不具备开展 DRG/DIP 改革的条件。应对基层机构尤其是中西部地区规模有限的基层机构进行分类指导，对规模小、服务量少、信息编码条件不具备的基层机构可不纳入 DRG/DIP 付费改革，对其支付方式另行考量。上述问题虽然不是全局性、系统性的，仅存在于一些层级、部门和相关单位，但仍应引起足够重视。为此，从深化改革、确保改革质量、取得预期效果的角度，本报告提出以下几点对策建议。

157

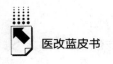

（一）提升医保管理经办能力

1. 推进机制建设

围绕建立管用高效的支付管理和激励约束机制这一支付方式改革的出发点和落脚点，落实核心要素管理与调整机制，根据 DIP 运行情况和临床反馈，对病种、分值和系数等核心要素适时进行动态调整。不断完善绩效管理与运行监测机制、多方参与的评价与争议处理机制，以及相关改革的协同推进机制等。

2. 规范经办流程

形成基金预算、数据质控、分组管理、支付标准、审核结算、稽核检查、协商谈判、考核评价、年度清算等各阶段、各环节的经办细则，实现流程再造，统一经办标准。

3. 协同医保领域改革

支付方式改革要与医保待遇保障政策、医疗服务项目价格、药耗集采等改革协同发力，还要关注医保统筹层次调整、紧密型医联体建设等方面。继续探索医保基金支付、跨区域支付方式、门诊支付方式等方面改革协同推进。

4. 重视队伍建设

加强队伍建设，提高专业能力，确保医保行政及经办人员理解领会，业务骨干熟悉掌握和应用 DIP 总额预算制定、病种分组、分值测算等环节全流程实施要点，在整体政策设计、付费方案制定、模拟运行、风险评估与应对、信息化建设等方面，保证改革主导权，真正发挥出医保支付"牛鼻子""总杠杆"的作用。

（二）推动医疗机构协同改革

1. 加大宣传引导力度

利用多种形式、多种渠道宣传 DIP 改革宗旨和理念及关键，让医疗机构更加了解 DIP 改革，避免被误导甚至误判。

2. 落实协同配合

引导和激励医疗机构从基础数据、信息系统、内部管理、临床科室建设、人才队伍配置等方面协同配合，建立与 DIP 改革相适应的医院内部运营机制，包括预算管理、成本核算、绩效评价等机制，推动医院以病种为单位实施精细化管理，实现医保管理与医院发展的同口径（病种单元）。以病种治疗质量和成本管理，推进价值医疗和价值医保。

3. 促进主动转变

调控医疗机构管理导向及服务提供。通过 DIP 付费单元、付费标准的确定，以及"结余留用、合理超支分担"的激励约束机制，引导医疗机构由过去的以收入为导向转为合理管控成本，提供更能体现其学科能力和更具"性价比"的医疗服务。让医务人员根据临床实际，选择必要的资源消耗，向患者提供更加合理、安全、有效的医疗服务。

（三）明确分组调整办法、完善 DIP 技术规范

1. 规范分组调整流程

DIP 组数多少为宜，需依据历史数据，遵循临床规律，合理设置病种"颗粒度"和关注病例资源消耗"离散度"。基于多方沟通反馈意见，建立动态化的分组调整机制，保证 DIP 目录库的全面性、合理性、规范性、可行性等。

2. 升级技术规范

改革历时两年多，到了升级完善 DIP 技术规范的时候。基于理论体系研究、实践经验总结，制定 DIP 技术规范（2.0 版）。兼顾技术规范的强制性、规范性、统一性与实际应用中的灵活性、适应性、前瞻性，对原版技术规范进行充实、完善。下一步，还要在理论与实践互动中不断完善，深化运用，以更好地发挥技术规范的作用，确保改革全流程、各环节更加规范，帮助地方快速、有序推进改革。

3. 加强实施过程监测分析评价

着眼"区域预算""分组""分值""点值"等关键技术实施规范与质

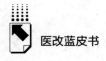

量，建立一整套指标体系，量化评价改革实施过程，确保改革产生预期效果。同时，建立支付改革对医保基金、医疗机构，特别是参保人的影响评价指标体系。

（四）重视信息系统支撑和大数据应用

1. 加快完善支付方式子系统建设

一是加强数据治理。确保 DIP 付费所需数据及时、完整、准确传输。二是解决市县级的数据使用问题。三是部署应用支付方式管理子系统 DIP 功能模块基础功能，推进个性化开发，实现统筹区结算、清算功能模块实际运用，以及国家、省市层面对支付方式改革的实时监测、比较、分析、评价。

2. 全方位应用大数据

在医疗医保服务领域的信息化，以及医疗医保编码的统一、规范、标准化的基础上，汇聚与应用全量的、多维度数据，贯穿 DIP 实施的各环节、全过程，为科学分析、精细管理提供支撑。

3. 强化智能监管

推进智能审核监控系统建设，通过医保智能监控与人工复核相结合，采用目标阈值或大数据统计分析寻找异常情况，加强防范医疗机构增加手术治疗、升级治疗手段等"冲分值"、严重损害患者健康等风险。

（五）加强总结宣传、培训和技术指导

1. 总结推广经验

总结各地改革实施中的经验亮点，突出"用事实说话""用数据说话"。使典型经验在总结中成型、在分析中提高，加以宣传、上报、推广，也以此激发改革先行先试地区的积极性、创造性。

2. 开展培训指导

分阶段、分重点开展培训，针对目前存在的突出问题，对医保部门业务团队开展 DIP 关键环节业务知识培训；对医疗机构开展病案质控与编码书

写、院内运营管理专题培训；对科研人员开展理论体系和技术规范等相关培训，形成有力的技术研究和指导骨干力量。选取部分实践经验较为系统完善、积极性高的地市，设立培训基地，由技术指导组负责指导课程设置和调集授课专家，保证培训内容规范、有实效。

综上，在支付方式改革推进过程中，要不断总结经验、动态跟踪改革进程。各方应始终不忘支付方式改革初心，以人民健康为中心，以医疗质量安全、诊疗效果为先，落实医保战略购买理念，购买价值医疗，实现医疗、医保高质量发展，让人民群众在改革中真正受益。

B.5
国家基本医疗保险药品临床使用研究

周颖玉　刘皈阳　蒯丽萍　徐冬艳*

摘　要：　2018 年国家医保局成立后，不断进行医保药品保障政策改革，取得了显著成效。医保目录内药品日益丰富，医疗机构用药结构更加合理，6 年来医保药品目录共计调入 618 个疗效显著、临床急需的品种，调出 194个疗效不确切、临床易滥用的品种。重大疾病治疗和特殊人群用药保障水平显著提升，在心血管疾病、糖尿病、肿瘤等慢病、大病治疗用药品中，医保药品的用量占比进一步提高；儿童专科医院医保药品数量及金额均有明显上升；集采和国谈药品价格下降、用量增加，有效提升了患者的用药可及性，减轻了患者的用药经济负担；创新药从获批上市到进入医保的时间逐年缩短，患者用药可及性明显提高。

关键词：　医保药品　药品管理改革　医保药品目录

一　概述

（一）研究背景

国家医保局自 2018 年成立以来，连续开展国家《基本医疗保险药品目录》（以下简称《国家医保目录》）调整工作。各年度《国家医保药品目

---

* 周颖玉，博士，中国药学会科技开发中心主任，主要研究方向为医药产业；刘皈阳，硕士，主任药师，中国药学会科技开发中心专家，主要研究方向为医院药事管理；蒯丽萍，博士，副研究员，中国药学会科技开发中心专家，主要研究方向为药事管理；徐冬艳，硕士，工程师，中国药学会科技开发中心政策研究部副部长，主要研究方向为医药信息。

录调整工作方案》发布，逐步完善了目录调整方向与路径，细化了谈判方式，优化了谈判规则，扩大了目录调整范围，明确了专家构成及职责、监督管理机制等，调整规则基本成熟稳定。通过五次国家药品价格谈判，价格昂贵的药物、罕见病药物等百余种药品降低药价并调入医保目录，丰富了临床使用医保药品种类，降低患者用药负担，提高了药品临床可及性。同时，在2019~2023年国家医保局陆续组织开展9批药品国家集中带量采购，品种范围涵盖高血压、糖尿病、高血脂、癌症、精神类疾病等常见疾病的常用药，药品价格平均降幅在50%左右，覆盖了35%以上的药品市场，进一步降低患者负担、节省医保基金。

为了解近年来国家医保局在药品目录调整、国家药品谈判、国家药品集中采购等政策实施后对医院临床用药结构和趋势的影响，有关部门调取近几年全国医药信息网样本医院使用数据，进行整体及相关政策涉及品种使用情况分析。

（二）数据来源及相关说明

1. 数据来源

本报告采用中国药学会全国医药信息网样本医院药品采购信息，样本医院覆盖全国31个省（区、市），医院等级以三级、二级医院为主，医院分类兼顾综合与专科。本次纳入研究的样本均为5年连续提供数据的医院，按医院等级划分：三级医院数量占样本的71.8%，二级及以下医院占28.2%。

2. 品种范围

本报告研究药品为样本医院中使用的化学药品及生物制品，不包含中成药、疫苗及院内制剂。

3. 样本结构

本报告中，儿童专科医院用药分析纳入样本医院为信息网内连续报送数据的20余家专科医院（医院名称含有"儿童"，不包括妇女儿童医院、妇幼保健院等）；其余用药情况分析纳入样本医院为信息网内连续报送数据的800余家医疗机构（含综合及专科医院）。

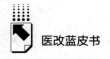

4. 名词解释

全药：指连续样本医院采购的全部化学药品及生物制品。

医保药品：《国家基本医疗保险、工伤保险和生育保险药品目录》2009版、2017版、2019版、2020版、2021版、2022版收录品种。

通用名：以国家药典委员会按照《药品通用名称命名原则》组织制定并报备的药品法定名称（中国药品通用名称）为基础，参考使用医保目录通用名（不包含剂型）。

剂型：按国家药监局批准剂型统计。

品种数：按药品通用名层面计的药品数量。

ATC：解剖学、治疗学及化学分类系统，为世界卫生组织对药品的官方分类系统。

二　医保药品管理改革助力临床用药

（一）医保目录内药品用量持续增加，医疗机构用药结构更加合理

1. 纳入医保药品目录的药品整体使用情况

（1）医保药品使用金额及占比情况

2015～2022年医保药品使用金额及增长率变化情况如图1所示，使用金额占比变化情况如图2所示。在2009版医保药品目录执行期间，医保药品使用金额缓慢增长，金额占比稳定在75%～76%；2017版医保药品目录执行后，医保药品使用金额占比增至80%以上，使用金额及占比均呈上升趋势；2019版医保药品目录执行期间，受疫情影响，医保药品使用金额在2020年初大幅降低后逐步恢复，医保使用金额占比在84%左右；2021版、2022版医保药品目录执行期间，在目录品种调整及国家药品集中采购、国家药品谈判等政策措施的综合影响下，2021～2022年医保药品使用金额未见明显增长，但医保药品使用金额占比仍有小幅上升，2022年第四季度医保药品使用金额占比达86.9%。

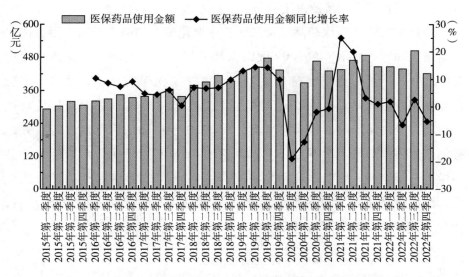

图 1　2015 年第一季度至 2022 年第四季度医保药品使用金额及增长率变化情况

资料来源：中国药学会全国医药信息网。

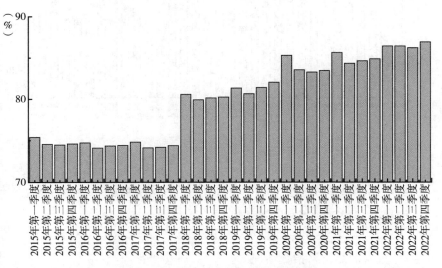

图 2　2015 年第一季度至 2022 年第四季度医保药品使用金额占比变化情况

资料来源：中国药学会全国医药信息网。

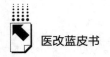
（2）医保药品用量及占比情况

2015～2022 年医保药品用量及增长率变化情况如图 3 所示，用量占比变化情况如图 4 所示。在 2009 版医保药品目录执行期间，医保药品用量缓慢增长，用量占比稳定在 87% 左右；2017 版医保药品目录执行后，医保药品用量占比增长至 89%，用量呈上升趋势；2019 版医保药品目录执行期间，受疫情影响，医保药品用量在 2020 年初降低后逐渐恢复上升趋势，用量占比则增至 90% 以上；2020 版医保药品目录执行后，医保药品用量进一步上升，用量占比稳定在 91% 左右；2021 版医保药品目录执行后，医保药品用量上升至近年来最高水平，用量占比上升至 92% 左右，2022 年第四季度医保药品用量占比达到 93.2%。

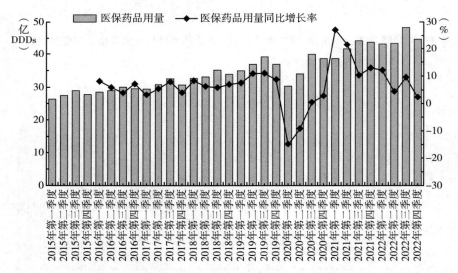

图 3　2015 年第一季度至 2022 年第四季度医保药品用量及增长率变化情况

资料来源：中国药学会全国医药信息网。

（3）医保药品价格指数情况

以 2015 年 1 月为基期，全药及 2021 版医保药品目录的定基费氏价格指数变化情况见图 5。自 2015 年取消药品最高零售限价以来，全药及医保药品的定基费氏价格指数近年来均呈现逐步下降的趋势。在集中带量采购和国

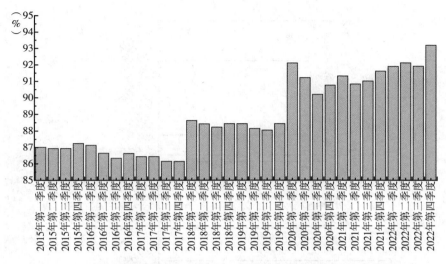

图 4 2015 年第一季度至 2022 年第四季度医保药品用量占比变化情况

资料来源：中国药学会全国医药信息网。

家药品谈判的综合作用下，药品价格指数在政策实施相应节点都呈显著下降的趋势。

2.用药结构变化情况

（1）ATC 分类药品的金额占比情况

医保药品各 ATC 大类金额占比情况见图 6。从使用金额来看，6 个 ATC 大类金额占比上升，7 个 ATC 大类金额占比下降，1 个 ATC 大类金额占比保持稳定。其中，金额占比上升幅度最大的是抗肿瘤和免疫调节剂，由 2015 年的 10.9% 上升至 2022 年的 21.2%，金额排名自 2019 年起上升至第 1 位。金额占比下降幅度最大的是全身用抗感染药，占比由 2015 年的 20.6% 下降至 2022 年的 14.5%，金额排名从第 1 位下降至第 3 位。

（2）ATC 分类药品的用量占比情况

医保药品各 ATC 大类用量占比情况见图 7。从使用量来看，6 个 ATC 大类用量占比上升，7 个 ATC 大类用量占比下降，1 个 ATC 大类用量占比保持稳定。其中，用量占比上升幅度最大的是心血管系统药物，用量占比由 2015 年的 24.2% 上升至 2022 年的 25.4%，用量排名始终位居第一；用量占

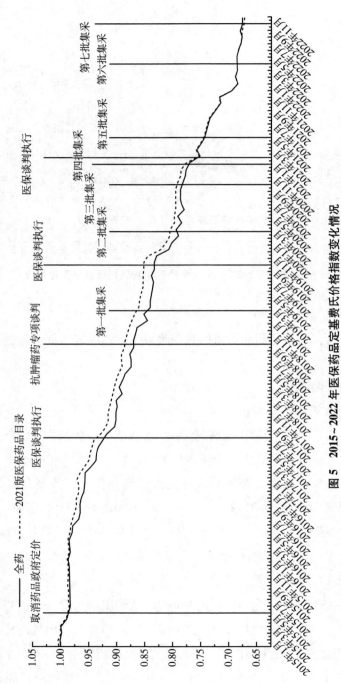

图 5 2015～2022 年医保药品定基费氏价格指数变化情况

资料来源：中国药学会全国医药信息网。

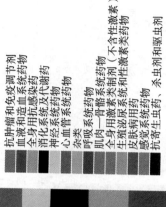

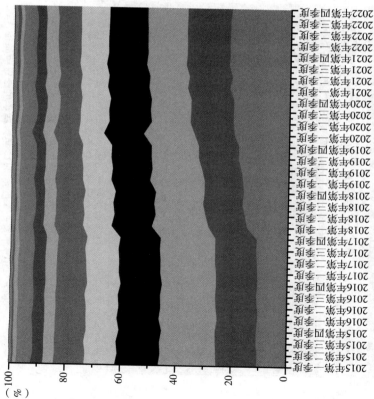

图 6 2015 年第一季度至 2022 年第四季度医保药品各 ATC 大类金额占比情况

资料来源：中国药学会全国医药信息网。

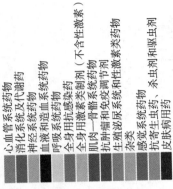

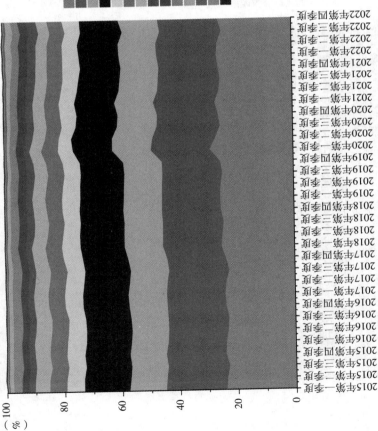

图7 2015年第一季度至2022年第四季度医保药品各ATC大类用量占比情况

资料来源：中国药学会全国医药信息网。

比下降幅度最大的是血液和造血系统药物，用量占比由 2015 年的 15.3%下降至 2022 年的 13.4%。

3. 医疗机构使用药品金额用量 TOP20 变化情况

（1）更多临床所需创新药品使用金额排名呈上升趋势

2015～2022 年使用金额排名前 20 位的药品具体排名情况见表 1。

2015～2022 年，有 16 个品种进入 2022 年金额排名 TOP20。在药品价格谈判、医保目录调整等因素影响下，贝伐珠单抗、曲妥珠单抗、硫培非格司亭等品种使用金额及排名大幅上升。在集中带量采购作用下，紫杉醇（白蛋白结合型）、重组人血小板生成素等品种使用金额排名进入 TOP20。更多临床所需的创新药品使用金额排名呈现上升趋势。

2015～2022 年，累计有 16 个品种退出使用金额 TOP20，9 个品种在 2015～2022 年进入 TOP20 后又退出。其中，第一批重点监控品种有 10 个。除重点监控品种外，阿托伐他汀钙、莫西沙星、阿卡波糖等多个集中带量采购品种在中选品种大幅降价的情况下，使用金额随之下降，陆续退出各年度使用金额排名 TOP20。

2015 年，仅有 4 个药品的使用金额在 2022 年仍保持在前 20 位，分别为人血白蛋白、氯化钠、美罗培南、哌拉西林钠他唑巴坦钠，皆为临床刚性需求量大的品种。

表 1 2015～2022 年使用金额 TOP20 药品排序变化情况

序号	通用名	2015 年	2016 年	2017 年	2018 年	2019 年	2020 年	2021 年	2022 年
1	人血白蛋白	3	2	2	2	2	1	1	1
2	氯化钠	1	1	1	1	1	2	2	2
3	贝伐珠单抗						10	5	3
4	硫培非格司亭					20	4	3	4
5	头孢哌酮钠舒巴坦钠			18	13	8	8	9	5
6	人免疫球蛋白		19	16	14	10	7	7	6
7	地佐辛		15	12	5	3	3	4	7

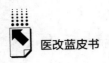

续表

序号	通用名	2015年	2016年	2017年	2018年	2019年	2020年	2021年	2022年
8	美罗培南	14	12	10	7	6	5	6	8
9	哌拉西林钠他唑巴坦钠	16	13	13	10	9	9	8	9
10	曲妥珠单抗					13	11	10	10
11	亮丙瑞林						19	12	11
12	丁苯酞				18	12	6	14	12
13	他克莫司						15	13	13
14	奥希替尼						14	20	14
15	重组人血小板生成素								15
16	紫杉醇（白蛋白结合型）							16	16
17	利妥昔单抗						20	15	17
18	多柔比星脂质体							19	18
19	烟酰胺								19
20	伏立康唑			17	12	11	13		20
21	碘克沙醇						12	11	
22	布地奈德			19	15	15		17	
23	雷贝拉唑钠				16	16	16	18	
24	丙泊酚				20	17	17		
25	泮托拉唑钠	5	6	6	8	14	18		
26	阿托伐他汀钙	7	7	4	3	4			
27	氯吡格雷	4	4	3	4	5			
28	莫西沙星			15	9	7			
29	左氧氟沙星	17				18			
30	阿卡波糖					19			
31	恩替卡韦	11	9	7	6				
32	奥拉西坦	6	5	8	11				
33	氟比洛芬				17				
34	神经节苷脂钠	2	3	5	19				
35	前列地尔	8	8	9					
36	磷酸肌酸	9	10	11					
37	兰索拉唑	10	11	14					

续表

序号	通用名	2015 年	2016 年	2017 年	2018 年	2019 年	2020 年	2021 年	2022 年
38	依达拉奉			20					
39	小牛血去蛋白提取物	12	14						
40	鼠神经生长因子		16						
41	胸腺五肽	13	17						
42	脑苷肌肽	20	18						
43	复合辅酶	15	20						
44	奥美拉唑钠	18							
45	氨溴索	19							

注：按 2022 年金额排序。
资料来源：中国药学会全国医药信息网。

（2）用量排名靠前品种相对稳定

2015~2022 年进入用量排名前 20 位的药品具体排名情况见表 2。

2015~2022 年，有 5 个品种进入 2022 年用量排名 TOP20；在 2015 年用量排名 TOP20 的药品中，有 5 个品种退出 2022 年用量 TOP20；2015~2022 年有 15 个品种药品稳定在用量 TOP20 中。用量 TOP20 均为临床需求量较大的品种，排名相对稳定。

表 2　2015~2022 年用量 TOP20 药品排序变化情况

序号	通用名	2015 年	2016 年	2017 年	2018 年	2019 年	2020 年	2021 年	2022 年
1	氯化钠	1	1	1	1	1	1	1	1
2	阿司匹林	2	2	2	2	2	2	2	2
3	阿托伐他汀钙	6	6	5	5	4	3	3	3
4	胰激肽原酶	4	4	4	4	4	4	4	4
5	氨氯地平	7	7	7	6	7	6	7	5
6	左炔诺孕酮		18	11	9	6	7	6	6
7	维生素 C	3	3	3	3	5	5	5	7
8	瑞舒伐他汀钙	17	14	10	10	10	9	8	8
9	硝苯地平	8	8	8	8	8	8	9	9
10	氯吡格雷	10	9	9	11	11	10	10	10

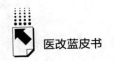

续表

序号	通用名	2015 年	2016 年	2017 年	2018 年	2019 年	2020 年	2021 年	2022 年
11	甲钴胺	12	13	15	15	14	15	11	11
12	瑞芬太尼					20	18	14	12
13	二甲双胍	16	15	14	12	12	11	12	13
14	恩替卡韦				18	15	13	15	14
15	葡萄糖	5	5	6	7	9	12	13	15
16	碳酸钙 D3	13	12	13	13	13	14	16	16
17	左甲状腺素钠	20	11	16	16	17	17	17	17
18	达格列净								18
19	泼尼松	15	17	17	17	19	19	19	19
20	美托洛尔								20
21	单硝酸异山梨酯	9	10	12	14	16	16	18	
22	酪酸梭状芽胞杆菌					18		20	
23	阿卡波糖						20		
24	曲美他嗪	14	19	19	19				
25	缬沙坦	18	20	20	20				
26	地塞米松磷酸钠	11	16	18					
27	泮托拉唑钠	19							

注：按 2022 年用量排序。

资料来源：中国药学会全国医药信息网。

（二）重大疾病治疗和特殊人群用药保障水平明显提高

1. 心血管系统疾病医保药品使用情况

《中国心血管健康与疾病报告（2022 年）》指出，中国心血管病患病率处于持续上升阶段。推算心血管病现患病人数有 3.3 亿人，其中高血压患者有 2.45 亿人。长期用药需求给患者带来了较大的经济负担，也给医保基金带来了较大的压力。近年来，医保药品目录在多次调整过程中调入数十个心血管系统药物，同时在集中采购政策的作用下大幅降低相关集采药品价格，在满足患者临床用药需求的同时降低了患者负担，也节约了医保基金的支出。

（1）品种数量变化情况

随着 2017 版至 2021 版医保药品目录陆续执行，样本医院心血管系统医保药品使用品种数从 114 个上升至 143 个，占医保总品种数的比例为 10.4%~10.9%。

（2）金额及用量变化情况

从心血管系统药物在医保药品中的使用情况来看，2015~2022 年，心血管系统药物使用金额占医保药品金额的比例从 11.1% 下降至 8.0%，用量占医保药品用量的比例则从 22.4% 上升至 23.6%。

从心血管系统药物医保药品在心血管系统药物全部药品中的使用情况来看，随着各版医保药品目录调整，心血管系统药物医保药品的金额和用量占比总体呈上升趋势，从 2017 年第四季度的 75.2%、90.5% 变化至 2022 年第四季度的 89.9%、90.0%。随着更多品种调入医保药品目录，医保药品目录对心血管系统药物的保障水平得到进一步提升。

2. 糖尿病医保药品使用情况

我国糖尿病发病人数多，患病知晓率、就诊治疗率均偏低。最新流调数据显示，我国 2 型糖尿病患病率为 11.2%，现有糖尿病患者 1.3 亿人。《中国 2 型糖尿病防治指南（2020 年版）》显示，我国糖尿病患者患病知晓率为 36.5%，治疗率为 32.3%。新型降糖药物纳入医保药品目录，有望帮助更多糖尿病患者更好地进行疾病综合管理，有效减少或预防相关的并发症，改善患者的生活质量，实现长期获益。

（1）品种数量变化情况

随着 2017 版至 2021 版医保药品目录陆续执行，样本医院糖尿病用药医保药品使用品种数从 28 个上升至 59 个，糖尿病用药品种数占医保总品种数的比例呈逐步上升趋势。

（2）金额及用量变化情况

从糖尿病用药在医保药品中的使用情况来看，2015~2022 年，糖尿病用药使用金额占医保药品金额的比例稳定在 3.6%~4.0%，用量占医保药品用量的比例则从 6.0% 左右上升至 7.4%~8.4%。

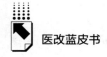

从糖尿病用药医保药品在糖尿病用药全部药品中的使用情况来看，随着2017 版至 2021 版医保药品目录的先后执行，糖尿病用药医保药品使用金额及用量占比在目录品种调整后均有所上升。2015~2022 年，糖尿病医保药品使用金额占比、用量占比从 2015 年第一季度的 95.6%、97.3%，上升至2022 年第四季度的 99.9%、99.9%，临床使用的糖尿病用药几乎全部为医保药品。

3. 肿瘤医保药品使用情况

肿瘤是严重威胁人类健康的疾病，其中恶性肿瘤（癌症）更危及人们的生命安全。数据显示，我国恶性肿瘤每年新发病例达 390 余万人，致死人数超 230 万人，已成为我国最常见的死亡原因之一。而抗肿瘤药物较高的价格也给患者及其家庭造成了巨大的经济负担。

（1）品种数量变化情况

2018 年，国家医保局组织抗肿瘤药专项谈判，17 个抗肿瘤药物成功纳入医保，2019~2021 年各批次国家药品价格谈判陆续纳入多个抗肿瘤药物。随着越来越多的抗肿瘤药物通过医保准入、价格谈判等方式进入医保药品目录，医保药品抗肿瘤药物品种数呈现显著上升的趋势，从 2017 年之前的 58~59 种上升至 2022 年的 127 种。医保药品抗肿瘤药物品种数占医保总品种数的比例也从 2015 年第一季度的 5.3%上升至 2022 年第四季度的 9.1%。

（2）金额及用量变化情况

从抗肿瘤药物在医保药品中的使用情况来看，抗肿瘤药物医保药品使用金额占医保药品金额的比例从 2015 年第一季度的 5.0%增长至 2022 年第四季度的 13.1%；抗肿瘤药物医保药品用量占医保药品用量的比例从 2015 年第一季度的 0.7%增长至 2022 年第四季度的 1.0%。

从抗肿瘤药物医保药品的使用情况来看，随着各版医保药品目录的调整，抗肿瘤药物医保药品的金额占比、用量占比显著上升，从 2017 年第一季度的 52.9%、88.8%上升至 2022 年第四季度的 91.2%、97.9%。近年来医保药品目录调整进一步扩大了抗肿瘤药物的保障范围，也给医保基金带来了较大的压力。

4. 儿童专科医院用药情况

近年来随着医保药品目录的调整，对儿童用药的关注度大幅提升。更多儿童用药进入医保药品目录，在减轻患者用药负担的同时，将对医药市场起到引导作用，鼓励更多企业专注儿童用药研发，为患者带来福音。

（1）品种数量变化情况

在儿童专科医院药品品种数方面，自 2017 版医保药品目录执行后，医保药品使用品种数占比呈上升趋势，从 2015 年第一季度的 68.5% 上升至 2018 年第一季度的 70.4%；2019 版医保药品目录在 2020 年第一季度执行后，医保药品使用品种数占比有明显的上升，达 72.6%；2021 版医保药品目录执行后，医保药品使用品种数占比进一步上升，2022 年第四季度医保药品使用品种数占比达 74.8%。

（2）金额及用量变化情况

在儿童专科医院医保药品使用金额方面，2015~2019 年医保药品使用金额及占比呈上升趋势；在 2019 版医保药品目录执行后，医保药品使用金额占比从 2019 年第四季度的 77.0% 上升至 2020 年第一季度的 85.0%；2020~2021 年，儿童专科医院医保药品的使用金额占比稳定在 80% 以上。在用量方面，变化趋势与金额一致，儿童专科医院医保药品用量占比也在 2019 版医保药品目录执行后出现大幅上升，2020 年第一季度用量占比达 77.8%；2021 版医保目录执行后，儿童专科医院医保药品用量占比进一步上升，2022 年第四季度医保药品用量占比接近 80%。

（三）集采和国谈药品价格下降、用量增加，患者用药质量水平提升

1. 集采药品使用情况

（1）集采使药品可及性大幅提升，整体实现以量换价效果

前六批集采药品金额及用量占比情况见图 8 和图 9。从前六批集采药品金额及用量占比来看，各批次集中采购中选产品的金额占同通用名

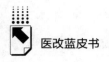

（剂型）药品金额的比例均在集采落地后呈现了不同程度的上升趋势。从用量占比来看，第一至第五批集中采购中选产品的用量占同通用名（剂型）药品用量的比例均在落地后不久迅速升至70%以上，第六批集采胰岛素品种因中选产品原市场份额较高未见明显变化。总体而言，中选药品用量及其占比在集采政策实施后明显上升，有效地提高了患者的用药可及性，整体实现了以量换价的效果，减轻了患者的用药经济负担。同时，中选药品品种市场集中度在集采政策实施后得以提高，说明集采政策的实施直接或间接发挥了引导医药产业良性发展的作用，有助于改善行业生态。

（2）集采促进优质仿制药对原研药的替代

在现行的集采模式下，优质仿制药使用量得以提升，促进了优质仿制药对原研药的替代。以第一批集采目录中的阿托伐他汀钙为例，分析集采中选仿制药对原研药的替代情况可见，2015年样本医院中阿托伐他汀钙原研药用量占同通用名药品用量的比例达66.9%，中选的阿托伐他汀钙仿制药用量占比为21.7%。"4+7"试点及扩围政策实施后，阿托伐他汀钙原研药用量占比不断下降，中选的阿托伐他汀钙仿制药用量占比则呈现显著上升的趋势。截至2022年底，中选的阿托伐他汀钙仿制药用量占比已达78.2%，而阿托伐他汀钙原研药用量占比降至20.5%。同时，集采还带动未进集采的阿托伐他汀钙原研药主动降价，部分品种降幅最高可达40%。

可以看出，集采大力促进了优质仿制药对原研药的替代，全国使用通过质量和疗效一致性评价的仿制药及原研药等高质量药品的比例达到90%以上，显著提升了人民群众的用药质量。另外，在集采政策的影响下，未进集采的原研药销量和价格均呈现不同程度的下降趋势。

2. 国谈药品使用情况

近年来，大量创新药通过国家谈判纳入医保，减轻了患者负担，提升了用药可及性。国谈药品在降价进入医院后使用量迅速增加，在一年内达到使用医院数量稳定，金额、用量快速增长的状态。

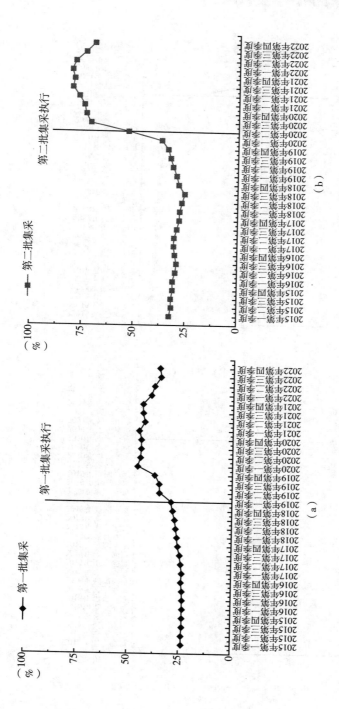

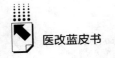

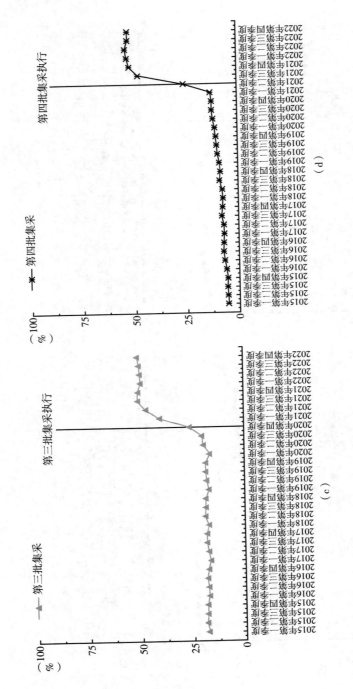

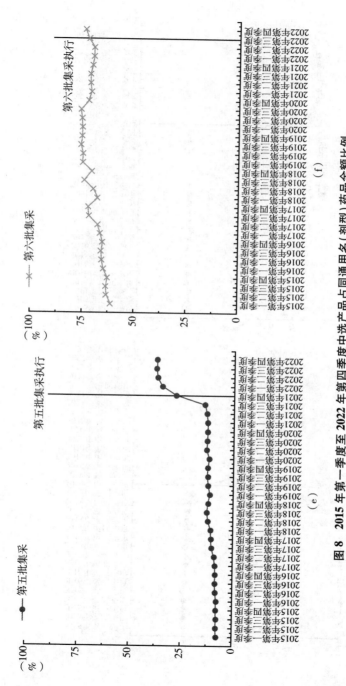

图8　2015年第一季度至2022年第四季度中选产品占同通用名（剂型）药品金额比例

资料来源：中国药学会全国医药信息网。

181

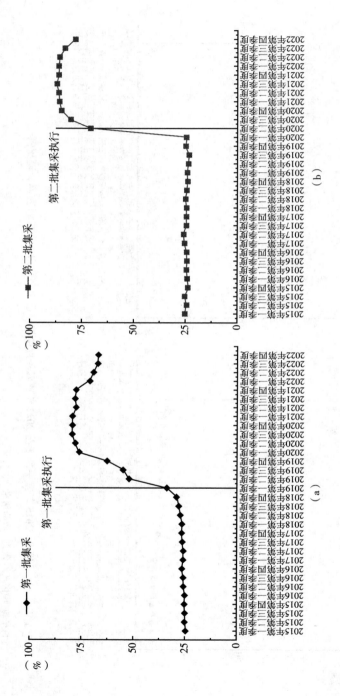

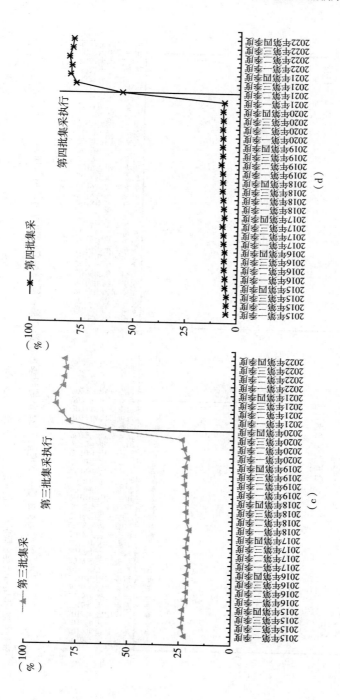

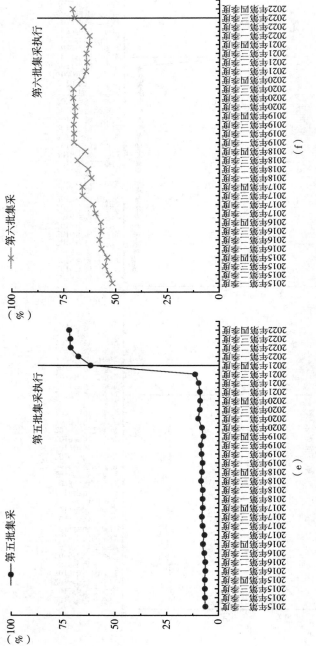

图 9　2015 年第一季度至 2022 年第四季度中选产品占同通用名（剂型）药品用量比例

资料来源：中国药学会全国医药信息网。

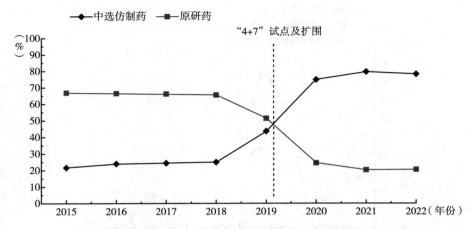

图10 2015~2022年阿托伐他汀钙原研药和中选仿制药用量占比变化

资料来源：中国药学会全国医药信息网。

将自2017年以来通过国家药品谈判进入医保的药品按照其首次通过谈判的时间点，划分为2017年谈判药品、2018年谈判药品、2019年新增谈判药品、2020年新增谈判药品、2021年新增谈判药品。各版本医保药品目录国家谈判药品（新增药品）金额和用量同比增长率见图11。2017年谈判药品金额和用量增长率在2018年第一季度至2019年第一季度出现峰值，各季度用量同比增长率为102.4%~137.1%。2018年谈判药品的金额和用量增长率在2018年第四季度至2019年第四季度出现高速增长，其中2019年第二、第三季度用量同比增长率高达1280.1%、1585.5%。在2020年新冠疫情发生后，在全药用量大幅下降的情况下，2019年新增谈判药品用量增长率依旧呈显著增长趋势，2020年第三、第四季度用量同比增长率达754.7%、918.9%。2020年新增谈判药品用量同比增长率在2021年初即显著上升，2021年第四季度达到210.3%。

可见，各批次国家谈判药品用量均在谈判落地后一个季度内呈现金额及用量同比增长率大幅增长的情况，药品临床可及性明显提升。

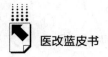
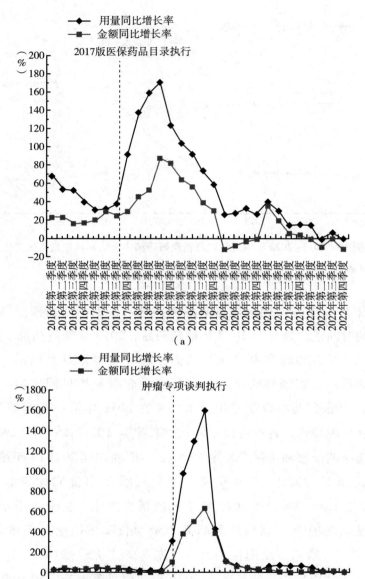

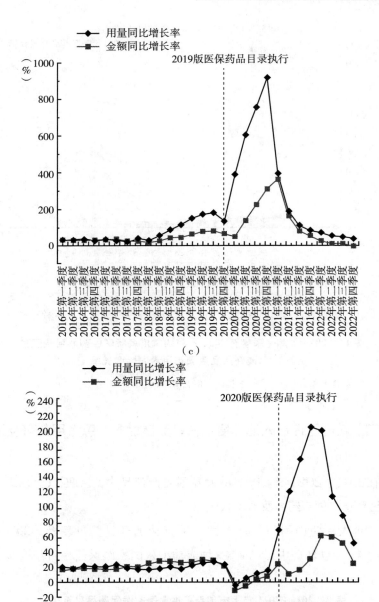

（c）

（d）

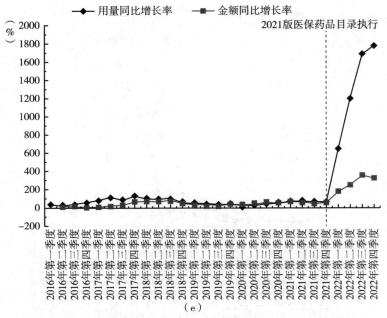

**图11 2016年第一季度至2022年第四季度各版医保药品目录国家
谈判药品金额和用量同比增长率**

资料来源：中国药学会全国医药信息网。

（四）新药医保准入的速度加快、数量增多，患者用药可及性明显提高

1. 在2016～2021年上市的重大专项支持药品中，90%以上已进入国家医保药品目录，创新药被及时纳入医保

以"重大新药创制"科技重大专项支持的药品为创新药，2016～2021年上市的48种创新药中，已有45种成功纳入国家医保药品目录（见表3）。

表3 2016～2021年上市创新药纳入国家医保药品目录情况

单位：种，%

序号	医保药品目录版本	新纳入品种数	占比
1	2017版	4	8.3
2	2018版	1	2.1
3	2019版	9	18.8

序号	医保药品目录版本	新纳入品种数	占比
4	2020 版	12	25.0
5	2021 版	16	33.3
6	2022 版	3	6.3

资料来源：根据"重大新药创制"科技重大专项支持药品情况及各版本《国家基本医疗保险、工伤保险和生育保险药品目录》整理。

2. 创新药纳入医保周期逐年缩短

各版医保药品目录中创新药从上市到进入目录的平均时间见图12。通过对比 2017 版、2018 版、2019 版、2020 版、2021 版医保药品目录调入创新药周期，可见近年来上市的品种从获批上市到进入医保的时间逐年缩短，2017 版医保药品目录调入的品种从上市到进入医保的时间在 4~9 年不等，而 2019 年调入的品种从上市到进入医保的时间在 1~8 年不等，2020 年调入的品种从上市到进入医保的时间为 6 个月至 5 年不等，2021 年调入的品种从上市到进入医保的时间仅为 6 个月至 4 年。

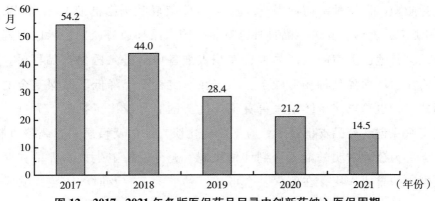

图 12　2017~2021 年各版医保药品目录中创新药纳入医保周期

资料来源：根据药品上市时间及各版本《国家基本医疗保险、工伤保险和生育保险药品目录》药品收载时间整理。

医保药品目录及时调整使创新药能够快速纳入医保，进入临床，并减轻患者负担。从临床使用数据来看，创新药进入医保后金额和用量在短时间内

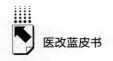

即出现大幅度上升，创新药快速调入医保药品目录缩短了其投入临床使用的周期，患者用药可及性和可负担性也有了很大程度的提高。

三 关于医保药品政策改革的思考与建议

医保药品政策改革后，医保药品目录的准入规则发生较大变化，医保药品目录调整规则基本成熟稳定，医保谈判覆盖的疾病领域以及适应症更加广泛。药品带量采购政策逐渐完善，药品价格明显下降，总体呈现"价降、量升、质优"的态势。但创新药准入、价格谈判及药品集中带量采购常态化、制度化推进仍有进一步完善的空间。

（一）优化准入评估及动态调整机制

随着国家医保药品目录动态调整机制建立，新药从上市到进入医保目录时间明显缩短，每年获批上市并准入医保的新药数量不断增多。相关统计数据显示，我国已上市及在研创新药靶点相对集中，同质化竞争较为激烈。以抗肿瘤药物为例，截至2022年底我国已批准10余个PD1/PDL1产品上市，除进口品种外已有多个国产品种通过谈判进入医保药品目录，其他已上市的国产品种也在积极准备申请进入医保药品目录。部分治疗领域保障品种相对较多，不仅在一定程度上降低了医保基金的使用效率，也给未来持续纳入更具临床优势的品种提出了挑战。为进一步提高医保创新药品支出效率，应不断优化谈判评估及目录动态调整机制，建立更为公开透明的准入谈判评估机制，充分发挥卫生技术评估在医保谈判中的重要作用，在医保基金可持续的前提下，及时纳入更加安全有效、更具性价比的创新药，而对疗效相对不佳、性价比相对较低的药品在时限内淘汰，持续提高医疗保障水平。

（二）促进有价值的创新药临床可及

为保障患者对医保创新药的临床可及性，理顺创新药品从上市到进院流程，尽快获取创新药临床使用效果信息，应进一步加速创新药进院，简化创新药品进入医院的流程，拓展社会药房等多种供应保障渠道。同时建立创新药使用数据及患者结局报告系统，组织临床医生及患者填报，用于评价创新药真实世界疗效，并及时向相关组织机构反馈，根据真实世界证据调整审评、审批及医保支付决策。组织开展创新药临床价值综合评价，以评估创新药在真实世界的价值，确保最经济有效的、患者和医保获益均最大化的创新药品种保留在目录中。

（三）完善药品价格与支付方式管理

为进一步提高制药企业的研发积极性，协助创新药企业维护全球产品价格体系，应探索符合创新药特点、基于临床价值的国家基本医疗保险基金支付方式。建议优化创新药的价格管理模式，转变当前以成本定价为主的观念，引入价值定价与供需定价的思路，给予确有临床价值的创新药一定的自由定价空间。区分价格管理与准入支付管理，在国家基本医疗保险目录药品准入谈判中，以确定支付标准替代价格谈判，综合考虑临床实际疗效、患者结局等情况，研究确定支付标准或比例，以及后续续约规则与条件。

（四）推动带量采购药品临床合理使用

作为药品带量采购制度的最后一个环节，带量采购药品的合理使用是国家实施带量采购的目的之一。药品带量采购制度设计越来越规范、越来越精细，用好带量采购政策既要满足客观实际需求，又要发挥临床主观能动性，体现临床医生与药师的价值，使医务人员最终从患者的角度做出用药决策。作为药品带量采购政策实施的主要终端，公立医院提质增效和精细化管理可促进带量采购药品落地。为确保带量采购政策的可持续性，需要用好结余留用政策，配合医疗服务价格改革，激励医生合理用药，更好地体现医生的技术劳务价值。

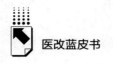

参考文献

周颖玉等：《中国医院抗肿瘤药物使用情况分析》，《中国医院药学杂志》2021 年第
18 期。

周颖玉等：《中国医院糖尿病治疗基本药物使用情况分析》，《中国医院药学杂志》
2018 年第 15 期。

《中国心血管健康与疾病报告 2022 概要》，《中国循环杂志》2023 年第 6 期。

王富军、王文琦：《〈中国 2 型糖尿病防治指南（2020 年版）〉解读》，《河北医科
大学学报》2021 年第 12 期。

倪明明等：《国内 17 家儿童医院药品短缺现状调研分析及建议》，《中国新药杂志》
2020 年第 17 期。

黄理等：《2013—2018 年药品费用及价格变化情况研究：以糖尿病用药为例》，《中
国卫生经济》2020 年第 8 期。

《2009 年国家基本医疗保险、工伤保险和生育保险药品目录调整工作方案公示》，
人力资源和社会保障部网站，2009 年 7 月 31 日，http：//www.mohrss.gov.cn/SYrlzyhsh
bzb/zwgk/gggs/tg/200907/t20090731_ 88979. html。

《人力资源社会保障部关于印发国家基本医疗保险、工伤保险和生育保险药品目录
（2017 年版）的通知》，人力资源和社会保障部网站，2017 年 2 月 21 日，http//
www. mohrss. gov. cn/SYrlzyhshbzb/shehuibaozhang/zcwj/yiliao/201702/t20170223_ 266775. html。

《国家医保局　人力资源社会保障部关于印发〈国家基本医疗保险、工伤保险和生
育保险药品目录〉的通知》，国家医疗保障局网站，2019 年 8 月 20 日，http：//www.
nhsa. gov. cn/art/2019/8/20/art_ 104_ 6457. html。

《国家医保局　人力资源社会保障部关于印发〈国家基本医疗保险、工伤保险和生
育保险药品目录（2020 年）〉的通知》，国家医疗保障局网站，2020 年 12 月 28 日，
http：//www. nhsa. gov. cn/art/2020/12/28/art_ 53_ 4223. html。

《国家医保局　人力资源社会保障部关于印发〈国家基本医疗保险、工伤保险和生
育保险药品目录（2021 年）〉的通知》，国家医疗保障局网站，2021 年 12 月 3 日，
http：//www. nhsa. gov. cn/art/2021/12/3/art_ 104_ 7438. html。

《国家医保局　人力资源社会保障部关于印发〈国家基本医疗保险、工伤保险和生
育保险药品目录（2022 年）〉的通知》，国家医疗保障局网站，2023 年 1 月 18 日，
http：//www. nhsa. gov. cn/art/2023/1/18/art_ 104_ 10078. html。

《关于公布 4+7 城市药品集中采购中选结果的通知》，上海阳光医药采购网，2018
年 12 月 17 日，https：//www. smpaa. cn/gjsdcg/2018/12/17/8580. shtml。

《关于公布联盟地区药品集中采购中选结果的通知》，上海阳光医药采购网，2019

年 9 月 30 日，https：//www. smpaa. cn/gjsdcg/2019/09/30/9040. shtml。

《关于公布全国药品集中采购中选结果的通知》，上海阳光医药采购网，2020 年 1 月 21 日，https：//www. smpaa. cn/gjsdcg/2020/01/21/9270. shtml。

《关于公布全国药品集中采购中选结果的通知》，上海阳光医药采购网，2020 年 8 月 24 日，https：//www. smpaa. cn/gjsdcg/2020/08/24/9560. shtml。

《关于公布全国药品集中采购中选结果的通知》，上海阳光医药采购网，2021 年 2 月 8 日，https：//www. smpaa. cn/gjsdcg/2021/02/08/9889. shtml。

《关于公布全国药品集中采购中选结果的通知》，上海阳光医药采购网，2021 年 6 月 28 日，https：//www. smpaa. cn/gjsdcg/2021/06/28/10117. shtml。

《关于公布全国药品集中采购（胰岛素专项）中选结果的通知》，上海阳光医药采购网，2021 年 11 月 30 日，https：//www. smpaa. cn/gjsdcg/2021/11/30/10435. shtml。

《关于公布全国药品集中采购（GY-YD2022-1）中选结果的通知》，上海阳光医药采购网，2022 年 7 月 18 日，https：//www. smpaa. cn/gjsdcg/2022/07/18/10823. shtml。

《关于公布全国药品集中采购中选结果的通知》，上海阳光医药采购网，2023 年 4 月 11 日，https：//www. smpaa. cn/gjsdcg/2023/04/11/11968. shtml。

地方经验与案例

B.6
福建省以省域综合医改试点为抓手，
促进"三医"协同发展和治理

福建省卫生健康委 *

摘　要：　本文梳理了福建省在深化医改过程中，探索和践行"三医"联动路径的发展历程，即从单项改革到系统推进、从局部试点到整体推开、从政策创新到制度完善的系列举措，并围绕居民健康水平、医药费用负担、资源结构配置、公立医院绩效、医保基金运行等方面进行了分析。福建省推进综合医改试点的主要启示：加强党的领导是促进"三医"协同的根本保证，落实政府投入是保障"三医"发展的重要基础，理顺部门职能是深化"三医"治理的前提条件，鼓励基层创新是完善"三医"政策的源头活水，发挥市场作用是增强"三医"活力的关键所在；并结合福建省情实际，从跨部门、跨领域、跨层级三个维度，提出下一步"三医"协同发展和治理的工作展望。

---

* 执笔人：黄佛生、徐旭亮。

关键词： 综合医改 "三医"协同 福建省

一 改革背景

深化医药卫生体制改革是一项复杂的系统工程，涉及医疗、医保、医药（以下简称"三医"）等多个领域。福建省高度重视深化医改工作，围绕改革各阶段目标要求，结合实际循序渐进建立制度机制，逐步摸索出一条以"三医"联动为核心的医改路径。在省域综合医改试点启动之前，全省改革呈现以下几个特点。

（一）单项改革取得积极成效，但碎片化问题逐步显现

例如，基本医保方面，通过改革，城镇职工、新农合、城镇居民医保等保障体系相继建立（以下简称"三保"），参保率达95%以上，保障水平逐步提高。但由于"三保"分属不同的部门管理，基金统筹层次较低（新农合为县级统筹），导致筹资标准、待遇政策、医保支付方式、经办机构等不统一、不规范，存在制度碎片化、政出多门、难以形成合力的弊端。这既不利于统筹城乡医疗卫生事业发展，也制约了医保共济效应的发挥，给群众看病就医报销带来诸多不便。医疗卫生方面，基本公共卫生服务均等化的内涵不断拓展，基层医疗卫生机构的基础条件逐步改善，但部分地区或机构基本医疗和公共卫生业务开展不均衡，不少基层医疗卫生机构的医疗功能逐步弱化，进而影响基层传染病防治、慢性病管理等公共卫生服务的有效开展。医药供应方面，不少医药企业在改革中得到快速发展，药品耗材研发、仿制、生产等能力逐步提升，医药流通秩序得到规范，行业环境有所净化，但药企"多、小、散、乱"等情形依然存在，普遍存在重销售、轻研发的倾向，药品耗材不合理使用等问题仍较突出。

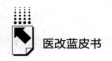

（二）局部试点实现重要突破，但孤岛化现象亟待破解

按照积极稳妥推进改革的思路，福建省采取先行先试、典型引路的做法，鼓励地方进行试点探索，取得成功经验后再总结提升为全省性政策措施。各地因地制宜开展改革试点，涌现一批典型经验。例如，三明市从2012年开始，以"公立医院回归公益性、医生回归看病角色、药品回归治病功能"为导向，以"建机制、堵浪费、调结构、增效益"为原则，实施医疗、医保、医药"三医"联动，整体推进市县两级22家公立医院综合改革，取得了明显成效。但三明市作为人口较少的山区地市，在全国医药市场所占份额较小，优质医疗资源不足。通过改革，三明市虽然初步实现医保扭亏为盈，但基金的抗风险能力还有待提升；实施的药品耗材集中带量采购、"两票制"等做法，在一定程度上挤压了医药流通领域的利益空间，但巩固扩大改革成效亟须从全省乃至全国层面发力。又如，龙岩市长汀县聚焦基层综合医改，采取"一归口、三下放"的方式，即把乡镇卫生院的办医和管医职能统一归口到卫生部门管理，并将"人事权、经营权、分配权"下放到乡镇卫生院，有效调动了基层医疗机构的积极性。但当时长汀县基层医改实践主要是放权搞活乡镇卫生院，如何统筹推进县、乡、村三级医疗机构改革发展，有待进一步探索。为此，针对市县医改试点遇到的"瓶颈"，亟须以省为单位推进综合改革，及时将基层有益经验与改革顶层设计相结合，推动医改由自下而上探索转为自上而下推进，实现上下联动、内外联动、区域联动，避免形成改革的"洼地"或"孤岛"。

（三）联动改革理念渐成共识，但制度化建设有待探索

早在2000年，福建省人民政府印发的《城镇医药卫生体制改革实施意见》就提出探索医疗、医保、医药方面的改革联动，如要求建立医疗服务价格动态调整机制，根据医疗服务成本变动情况和医疗供求状况适时调整医疗服务指导价格；2002年省政府工作报告强调，要深化"医疗保险、医疗机构、药品生产流通体制"三项改革，扩大医保覆盖面，降低药品价格，

降低医疗成本。这些理念与实践，与后来福建省深化"三医"联动改革一脉相承。2009 年新一轮医改启动初期，福建省分类开展县级公立医院和城市公立医院改革试点工作，也取得了一定经验成效。但在这个阶段，"三医"联动改革的路径仍然不够清晰，改革的系统性、整体性和协同性不强。例如，在医保方面，推动基本医保"三保合一"渐成共识，但具体如何整合缺乏成熟经验；三明市探索"药、价、保"相关职能整合，"腾笼换鸟"动态调整医疗服务价格，但其他地方不同程度存在联而不动的现象；地区间长期以来形成的医保资金筹资标准及待遇差距如何缩小，这些问题在市县层面无法得到有效解决；若继续停留在各地采取不同模式的阶段，将加剧制度碎片化问题。在医疗方面，公立医院"以药补医"机制的弊端日益凸显，但取消药品耗材加成政策后，如何建立新的稳定长效补偿机制以保障各级各类医院平稳运行，调整哪些医疗服务项目价格、如何把握调价的力度与节奏，怎样确保群众总体费用负担不加重等问题，也需要省级乃至国家层面进行通盘考虑与统筹协调，在各个层级建立完善"三医"联动的长效机制。

二 主要做法

自 2015 年以来，福建省以纳入全国首批综合医改试点省份为契机，总结三明等地医改经验，深化"三医"联动改革，取得积极成效；"十四五"以来，围绕实现"大病重病在本省解决、常见病多发病在市县解决、头疼脑热等小病在乡村解决"目标，进一步提升推广三明医改经验，强化"大卫生、大健康"理念，推动医疗、医保、医药等协同联动，更加突出改革的关联性和政策的耦合性，努力探索更多可复制、可推广的经验做法。

（一）完善"三医"协同制度机制，增强综合改革合力

1. 建立完善医改推进机制

全面加强对医改工作的组织领导，率先成立了由省委书记任组长、省长

任第一副组长的省医改领导小组，将医改纳入全面深化改革大局统筹推进，并将"三医"工作调整为由一位政府领导统一分管，优化形成了"党政'一把手'挂帅、政府分管'三医'领导具体抓落实"的工作机制。同时，2015年成立了以省政府分管领导任主任的省属公立医院管理委员会（以下简称"省医管委"），负责省属公立医院综合改革重大事项的决策和监督，并在卫健部门设置省医管办（省属医院管理局）。各市、县（区）参照省级做法，强化医改组织领导体制和工作推进机制，并相应成立了公立医疗机构管理委员会；其中，福州市还将"三医"和涉及医改的财政投入、人事薪酬等事项也归口同一位市领导统筹协调，龙岩市探索市医保局局长兼任市卫健委党组副书记，进一步促进"三医"协同。

2. 完善综合医改政策体系

2015年，福建省深入总结三明等地医改经验，出台实施了《福建省深化医药卫生体制改革综合试点方案》，改革方案以"三医"联动为主线，提出了"12345"医改总体思路，即一个总体要求，坚持"保基本、强基层、建机制"；两大改革重点，突出基层医疗卫生服务能力提升、突出体制机制创新；三个推进阶段，分步实施公立医院综合改革、分级诊疗体系构建、现代医院管理制度建设；四项主要任务，合理配置医疗资源、公立医院综合改革、完善政策配套、推进社会资本办医；五条差别化政策，实行差别化的财政投入、医保支付、价格、人事、绩效考评政策，并明确了改革路线图和时间表。2018年，印发《关于深化"三医联动"改革的实施意见》，进一步明确"三医"联动改革要以维护公益性为目标、以医疗机构为主体、以"药价保"改革为关键，细化"腾空间、调结构、保衔接"的路径方法，将"三医"联动实践上升为体制机制。2019年，出台了《关于全面推广"三明经验"深化医药卫生体制改革的意见》，力促"三医"联动改革向"全联"与"深动"推进，推动医药卫生治理体系和治理能力现代化。2021年，深入学习贯彻习近平总书记来闽考察重要讲话精神，出台《关于进一步深化医药卫生体制改革的意见》等系列文件，要求因地制宜学习借鉴"三明经验"，深度破解群众就医防病难题，促进卫生健康事业高质量发展。

3. 发挥综合绩效评价作用

通过建立全省统一、可量化的"三医"联动改革效果评价指标体系和监测管理平台，建立完善定期督促调度工作机制，及时跟踪医改任务落实进展和主要指标完成情况，推动各地持续深化改革。同时，强化考评结果运用，对取得较好成效的地区和单位给予资金、政策等方面的倾斜支持。如从2015年起，连续9年将医改重点任务列入省委、省政府对全省九市一区的绩效考核指标体系；从2016年起，省医管委每年制定或修订公立医院绩效评价指标体系并开展考核，考核结果与院长任免及其绩效年薪、医院工资总额等挂钩；省卫健委建立省医改效果监测管理平台，将省、市、县（市、区）公立医院全部纳入监测范围，实行"季调度、年通报"机制；医保部门建立职工医保省级统筹调剂金考核分配、药品耗材集采医保基金结余留用考核等机制；财政部门按照"花钱必问效、无效必问责"的原则，对医改各专项资金使用情况定期开展绩效评价。

（二）深化医疗供给侧改革，加快构建分级诊疗体系

1. 优化医疗资源布局

制定实施《关于加快医疗卫生事业发展的实施意见》《福建省医疗卫生服务体系规划（2016—2020年）》《福建省推动公立医院高质量发展实施方案》等，优化全省医疗卫生机构的设置、规模、职能及布局，控制省市级公立医院单体规模，重点支持紧缺专科医院、县级公立医院和社会办医发展。截至2022年，全省医疗机构床位数为23.24万张，比2015年增加34.20%；其中省级、市级、县级公立医院床位数分别为17099张、52100张、60458张，实现30万人口以上的县域均至少有1所达到二甲及以上标准的县级综合医院、每个乡镇都有1所达标的卫生院，不断改善患者就近就医条件。在以省域为整体推进公立医院高质量发展的同时，三明市获批国家公立医院改革与高质量发展示范项目，省级遴选25家医院作为公立医院高质量发展省级示范点，点面结合、"一院一策"探索高质量发展的路径和模式。

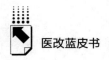

2. 倾力打造医疗高地

结合"闽东北"和"闽西南"协同发展规划，重点在一北一南的福州、厦门两个中心城市创建国家区域医疗中心，委省共建引入优质医疗资源，为患者就近解决急危重症、疑难复杂疾病提供更好保障。按照省市政府主建、输出医院主营的原则，省级 12 个部门配套出台了支持国家区域医疗中心发展的政策清单，在政府投入、医疗服务价格以及医保支付等方面加大支持力度，在用人和薪酬分配方面给予更充分的自主权，并细化制定每个项目的实施方案和目标责任书；注重推进"高位嫁接、技术平移"，并促进学科发展差异化、优质资源本土化。截至 2022 年底，福建省共有 3 批 7 家医院被列入国家区域医疗中心建设项目，其中 6 家已投入运营的医院累计开展新技术、新项目、新服务 600 余项，其中多项填补省内医疗技术空白。同时，根据疾病谱，针对福建省转外就医人数较多的病种，如肿瘤、消化系统、呼吸系统、泌尿生殖系统等疾病，在泉州、三明、龙岩、莆田等地布局建设首批 4 个省级区域医疗中心项目，积极对接省内外高水平三甲医院，重点加强专科建设、人才培养、新技术应用等工作，促进省内优质医疗资源均衡配置。

3. 提升县域服务能力

"十三五"期间，扎实推进世行贷款医改促进项目，在总额 3.1 亿美元的贷款资金中 90% 以上投向县域；省级财政每年再投入 2 亿元，按照"填平补齐"的原则，先后实施县域医疗服务能力提升、县域医共体建设等项目。"十四五"期间，结合国家"千县工程"项目，支持 59 个有县域医共体建设任务的县（市、区），依托县级综合医院建设卒中、胸痛、呼吸诊疗、创伤中心等急诊急救"四大中心"；安排 8 家省市三级医院采取"院包院"或"院包科"等形式，对口帮扶全省 25 个薄弱县（市、区）综合医院，落实"四个一批"机制（建强一批临床专科、带出一批骨干人才、填补一批技术空白、完善一批管理制度）。2022 年，全省县级综合医院 100% 达到医疗服务能力基本标准、50.91% 达到推荐标准。开展"优质服务基层行"活动、村卫生室服务能力达标建设、社区医院创建等，推动基层医疗卫生机构服务能力持续提升。截至 2022 年，全省 78.14% 的乡镇卫生院和社区卫生服务中心达到服务能力标准，创建社区医院 59 家，村级卫生服务实现全覆盖。

4. 推进中医药传承创新

加强中医药服务体系建设。福建中医药大学附属人民医院、附属第二人民医院完成国家中医药传承创新工程重点中医院项目建设；北京中医药大学东直门医院厦门医院（厦门市中医院）成为国家区域医疗中心建设单位；福州市中医院等 4 所设区市级中医院列入国家中医特色重点医院建设项目，省立医院、省妇幼保健院列入国家中西医协同"旗舰"医院建设试点项目。石狮、永安、仙游等 3 个中医医院"空白县"各新建了 1 所县级中医医院。筑牢基层中医药服务网底。实施《福建省基层中医药服务能力提升工程"十四五"行动计划》，支持 23 所县级中医医院培育基层中医特色专科，辐射带动基层中医药适宜技术推广应用。持续推进基层中医馆建设。目前全省社区卫生服务中心和乡镇卫生院的中医馆设置率达 100%，建成精品中医馆 60 个。发挥中医药服务特色优势。实施治未病健康工程，支持 5 所三级中医医院治未病中心建设，提升中医药康复服务能力；遴选支持 5 个国家中医优势重点专科建设，立足省情实际完善全省蛇伤救治体系。全省 37 个县域开展"共享中药房"（即"互联网+中药配送"）服务，实现了基层医疗机构接诊开单、县级以上中医院审方煎药及远程配送等，有效促进区域中医药资源的下沉共享。

5. 促进资源联动共享

在城市，稳步推进城市医联体组建。省级层面，各省属医院立足学科优势，牵头组建松散型的专科联盟和远程医疗协作网；设区市层面，均开展了城市医联体或医疗集团建设试点，其中福州、厦门、泉州、三明等列入国家级城市医联体建设试点。在县域，持续健全医共体运行机制。在三明市先行试点的基础上，因地制宜探索"县乡一体、乡村一体"的总医院模式，2020 年紧密型医共体建设覆盖全省所有县域；采取医共体医保打包支付、提升医共体医疗服务能力等举措。截至 2022 年底，全省 59 个县域紧密型医

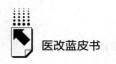

共体自评全部达到国家评判标准。发挥县域医学检验等"六大中心"辐射作用，对基层辐射率达 90% 以上。创新开展"移动医院"巡诊、"千名医师下基层"等项目，2022 年服务基层群众 20.9 万人次。

（三）发挥医保杠杆作用，建立激励约束机制

1. 完善基本医疗保障制度

健全基本医保管理体制。2016 年，借鉴三明市改革经验，福建省率先设立省医保办。省医保办承担原先 6 个部门的 8 项职能，实现"医药、价格、医保"三大要素归拢由医保部门统筹管理，并推动医疗保险向医疗保障转型升级。福建省这项创新突破，为国家层面推进机构改革提供了借鉴。推动建立可持续的医保筹资运行机制。根据福建省经济社会发展水平，建立完善城乡居民医保筹资机制，并实行定额筹资、按年动态调整。2022 年，财政补助标准提高至 610 元，同步提高最低个人缴费标准至 350 元。探索职工医保基金省级统筹调剂。2019 年建立全省职工医保省级调剂机制，按照 30% 的比例集中后再行分配，2022 年将集中比例提高至 50%，各地年人均拥有基金量差距从 1129 元下调到 722 元，并逐步统一全省医保待遇政策，进一步发挥医保基金"大数法则"效应。提高医保报销待遇水平。医保目录药品数扩大至 2967 种，一批创新药通过谈判降价纳入医保，347 个谈判药品纳入"双通道"管理，64 个药品纳入门诊单列结算，并将中药配方颗粒纳入医保支付范围。

2. 深化医保支付方式改革

福建省率先试行按病种收付费改革，建立收费和付费管理机制，即患者住院诊疗费用由传统的按项目收费改为按病种收费，医保基金和个人按规定比例分担，在提升医疗收费透明度的同时，引导医疗机构实施精细化规范化管理，促进医疗服务提质降本增效。截至 2022 年，按病种收付费病种数达 1498 个，县级医院按病种收付费出院人次数占比提高至 61%。通过 DRG/DIP 支付方式改革，实现九市一区按疾病诊断相关分组、按病种分值付费改革全覆盖。加强紧密型医共体打包支付管理，按照"总额包干、结余留用、

合理超支分担"的原则，强化医疗、医保之间政策协同，在全省 59 个县域医共体开展按区域、按人头医保打包付费，引导医共体各成员单位形成利益共同体，促进服务模式转变和分级诊疗的落实。同时，结合开展家庭病床、"无陪护"病房等试点，协同推进医保改革，试行家庭病床远程巡诊费、整体护理按床日分档分段收费政策，并按规定纳入医保支付范围。

3. 建立医疗服务价格调整机制

在总体实现公立医院药品耗材"零差率"改革价格平移的基础上，通过医疗服务价格动态调整不断完善补偿机制，及时利用挤压药品耗材虚高价格、医院控费等腾出的空间，实施"腾笼换鸟"动态调价。2022 年出台《关于建立公立医疗机构医疗服务价格动态调整机制的实施意见》，细化设置启动及限制条件、考核评价指标，进一步明确价格调整规则和程序。在全国率先试行药学服务收费政策，完善药学服务补偿机制。厦门市推进医疗服务价格改革国家试点，探索价格总量调控、分类形成、动态调整、监测考核四大机制操作细则。通过持续深化"三医"联动改革，医院收入结构逐步优化，2022 年全省公立医院医疗服务收入占比为 32.86%，比 2015 年提高 8.25 个百分点（见图 1）。

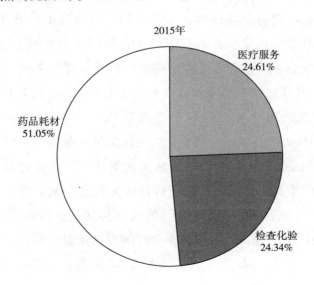

2015年

医疗服务
24.61%

药品耗材
51.05%

检查化验
24.34%

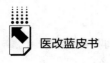

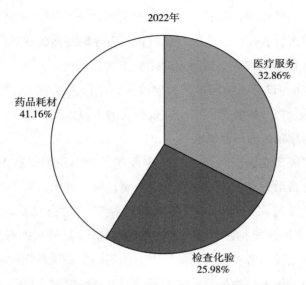

图 1 2015 年和 2022 年福建省公立医院收入结构

资料来源：福建省卫生健康财务年报。

4.改革完善公立医院运行机制

自 2015 年 7 月 1 日起，全省所有公立医院全部取消药品、医用耗材加成政策，医疗服务价格调整、医保支付、财政补助等政策同步出台、同步实施，基本实现了公立医院新旧运行机制平稳转换。在此基础上，深化薪酬制度改革，在全省逐步推行院长目标年薪制和医院工资总额管理；截至 2020 年，实现了全省公立医院党委书记、院长和总会计师目标年薪制全覆盖；2022 年，全省公立医院人员支出占比为 39.3%，比 2015 年提升 6.2 个百分点，县级公立医院全员年薪制试点扩大到 1/3 的县域。持续推进医德医风、医院廉洁文化等建设，在龙岩市连城县设立全省卫健系统干部教育实践基地暨医德医风教育基地，继承发扬苏区医疗卫生工作"一切为了人民健康"的优良传统。持续规范医疗服务行为。2022 年，将"整治医疗机构不合理的重复检查"等纳入省纪委监委"点题整治"项目，无"红包"医院创建实现二级以上公立医院全覆盖。

（四）改革药耗采购使用机制，加强医药供应保障

1. 完善药品耗材采购机制

在率先以省为单位跟进落实国家集采的基础上，完成 89 个药品品种、16 类医用耗材省级集中带量采购，牵头组织开展 2 类医用耗材省际联盟带量采购；积极落实国家集采任务和参与跨区域省际联盟集采；截至 2022 年，全省已集中采购 396 个药品品种、23 类医用耗材，集中带量采购产品平均降幅在 50% 左右。优化药品联合限价阳光采购机制，进一步明确产品挂网、采购目录、竞价分组等调整规则及业务流程。创新高值医用耗材采购机制，实行医用耗材阳光采购结果全省共享，有效挤压价格虚高空间。创新建立一体化的省级采购监管结算平台，有效解决了改革前医院、医保、药企之间的"三角债"等问题；药品货款结算缩短至不超过 23 天，减轻医药企业回款压力。实施大型医用设备省级集采，累计节约费用 5.3 亿元。建立完善易短缺药品的多部门监控机制，重点加强 60 个品类短缺药品生产监测与储备。

2. 建立结余留用机制

建立完善药品耗材集中带量采购激励约束机制，推动集中采购品种进医院，按规定将不高于 50% 的医保结余资金拨付给医疗机构。医疗机构将此项资金纳入单位财务进行统一管理。2019 年，修订完善《福建省省属公立医院工资总额管理办法（试行）》，允许将药品带量采购奖励范围扩大至药品耗材带量采购奖励；2021 年，进一步明确医疗机构可参照提供医疗服务的方式，将药品耗材集中采购医保结余留用资金作为可支配收入，主要用于提高医务人员待遇，调动医疗机构及医务人员参与改革的积极性。据医保部门统计，截至 2022 年，全省集采医保结余资金综合留用比例为 46.7%。

3. 促进医药产业发展

印发实施《福建省"十四五"战略性新兴产业发展专项规划》《福建省关于加快生物医药产业高质量发展的实施方案》等，聚焦化学药、生物制药、高端医疗器械、中药、生物医药服务等领域，在提升产业技术创新能力、统筹产业发展布局、做大做强企业创新主体等方面提出一系列支持举

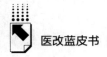
措。鼓励生物医药领域创新主体申报国家企业技术中心、工程研究中心，片仔癀、广生堂获批列入国家企业技术中心，组建"福建省生物制品科学与技术创新实验室"，为生物医药研发、成果转化提供重要平台支撑。启动省级战略性新兴产业集群发展工程，推动福州市、三明市、宁德市柘荣县生物医药产业集群列入省级集群发展工程，建立企业库和项目库予以重点跟踪。

（五）建强医改支撑体系，提升改革综合效益

1. 加强人才队伍建设

协同推进医学教育创新发展。针对医疗人才短板，以需定招逐步扩大临床医学类专业招生规模，2022 年临床医学类本科专业年招生量（西医类别）达 2665 人；加强住院医师规范化培训，住院医师规范化培训首次结业专业理论考试通过率连续两年位列全国第八。加强高层次人才引进培养。设立中青年科研重大项目，已评审支持两批次中青年科研重大项目 33 项，每项资助 300 万元；制定公立医院紧缺人才招聘目录，认定省属医疗类及相关岗位紧缺急需人才 324 人。强化基层卫生人才队伍建设。自 2021 年起，全省实施"公开招聘一批、定向培养一批、培训提升一批"（即"三个一批"）基层医学人才项目，已为乡镇卫生院招聘本科、大专层次医学毕业生 1025人；为乡镇卫生院和一体化村卫生室定向培养高职高专层次人员 867 人；开展乡村医生执业能力线下技能培训 6 批次 1740 人。印发《福建省全科医生培训实施方案》，加强全科医生队伍建设，2022 年全省每万人口全科医生数达 3.38 人，比 2015 年增长 152.2%。

2. 提升卫生信息水平

印发实施《福建省"三医一张网"建设工作方案》，围绕实现网络互通一张网、数据共享一朵云、便民服务一码通、健康管理一个库、协同监管一平台的"五个一"目标，加快推进"三医"信息资源整合与互联共享。已初步建成"一张网"、"一朵云"和"三医"主题库，依托省公共数据汇聚共享平台，汇聚 32 项"三医"协同监管数据。推行医学检查检验结果互认，建立全省统一互认平台并实现县级以上公立医院全覆盖；截至 2022 年底，全省累计

互认检查检验项目 2.06 亿项次，覆盖 1.1 亿人次，涉及费用 96.5 亿元；在省纪委监委组织开展的公众评议中，群众满意率达 97.5%。

3. 强化行业综合监管

出台《关于改革完善医疗卫生行业综合监管制度的实施意见》，深化医药卫生领域"放管服"改革，并推动医疗机构完善服务质量和安全、人力资源、财务资产、绩效考核等内部管理机制。加强医院精细化管理，实施全面预算、全成本核算管理，全省 35% 的二级以上公立医院已配备总会计师。率先建立覆盖全省公立医院的医改监测管理平台，每月跟踪重点指标情况，定期分析评价，督促各地针对问题进行整改提升。在持续实施改善医疗服务行动计划的同时，印发《关于进一步规范医疗行为促进合理医疗检查的通知》，加大力度整治不合理检查等问题。

三　改革成效

通过努力，福建省深化"三医"联动改革取得积极成效，在综合医改试点省阶段性评估中全国领先，公立医院综合改革效果评价连续 8 年位居全国前列，总体上以较少的卫生资源取得了良好的健康效益。

一是主要健康指标优于全国平均水平。2021 年全省常住人口人均预期寿命达 78.85 岁（全国为 78.20 岁），比 2015 年提高 1.81 岁；重大慢病过早死亡率为 13.0%，比同期全国平均水平低 2.3 个百分点。2022 年孕产妇死亡率、婴儿死亡率分别为 8.35/10 万、2.17‰，已达到 2025 年目标值（≤12/10 万、≤4‰），居民健康素养水平提升至 26.76%。

二是群众医药卫生负担总体有所减轻。2022 年人均卫生费用为 5401.48 元，比全国平均水平低 11.9%；个人卫生支出占比为 24.81%，比全国低 2.08 个百分点，已提前达到 2025 年目标值（25% 左右）；2022 年，全省公立医院人均住院费用比全国平均水平低 5.3%，次均门诊费用低 6.1%。

三是医疗卫生资源结构逐步优化。2022 年，全省医疗卫生机构千人均床位数、千人均执业（助理）医师数、千人均注册护士数分别达 5.55 张、

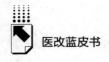

2.77 人、3.26 人，分别比 2015 年增加 23.06％、35.78％、38.14％（见图
2），医疗卫生资源配置逐步转向更加注重人才技术要素；全省基层诊疗量
占比位居全国前列（2022 年占比为 54.5％，位居全国第七）。

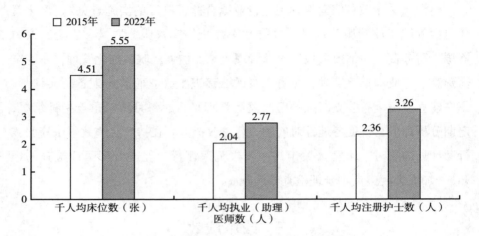

图2　2015 年和 2022 年福建省医疗卫生资源状况

资料来源：《福建省卫生健康统计年鉴》。

四是公立医院高质量发展稳步推进。福建省三级公立医院绩效考核综合
排名跃居全国第六，有 4 家综合医院和 2 家中医医院分别进入全国前 100
位，2 家专科医院进入同类医院全国前 10 位，门诊、住院患者和医务人员
满意度分别位居全国第四、第五和第四。

五是基本医保基金运行总体平稳。全省各统筹区医保基金收支总体平
衡，职工医保基金运行绩效连续两年居全国第 5 位，居民医保基金运行绩效
居全国第 9 位。

四　经验体会

（一）加强党的领导是促进"三医"协同的根本保证

在各级党委的坚强领导下，全省深入落实新时代党的卫生健康工作方

针，把保障人民健康放在优先发展的战略位置，坚持以人民健康为中心，统筹推进"三医"各项工作，积极破解"三医"难联难动、相互掣肘等问题，有效促进政策协同。

（二）落实政府投入是保障"三医"发展的重要基础

坚持基本医疗卫生的公益性，通过出台《关于完善政府医疗卫生投入政策的意见》《福建省属公立医院政府投入暂行办法》等，进一步完善医疗卫生投入机制；根据财力状况和居民收入增长情况，合理确定基本医保筹资标准与待遇水平，体现尽力而为、量力而行，促进"三医"可持续发展。

（三）理顺部门职能是深化"三医"治理的前提条件

针对医保制度碎片化、"药价保"管理衔接不顺畅等问题，率先将分散在相关部门的职工医保、城镇居民医保、新农合等"三保"职能，以及药品招采、医疗服务价格、医疗救助等职能归拢到一个部门管理，为推进"三医"联动改革创造了条件；针对政府办医管医中存在的部门职能交叉、责权不够一致等情况，探索成立各级公立医疗机构管委会，负责统筹改革发展重大事项，强化医疗卫生全行业综合治理。

（四）鼓励基层创新是完善"三医"政策的源头活水

福建省在国家医改顶层设计的大框架下，鼓励支持各地因地制宜借鉴"三明经验"，结合区域实际大胆创新，并及时将行之有效的经验做法在全省推广。如逐步扩大"无陪护"病区、家庭病床服务、"共享中药房"等试点，并从财政补助、医保支付等方面加大配套力度，促进医改更好对接基层所需、满足群众期待，确保改革稳妥有序推进。

（五）发挥市场作用是增强"三医"活力的关键所在

引导和支持健康产业加快发展，注重发挥市场机制在优化资源配置、丰富医药产品供给等方面的积极作用，促进"三医"与养老、互联网、商业

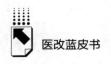

保险、体育健身等相互融合，培育健康新产业、新业态、新模式，更好满足群众多层次多样化医疗卫生服务需求。

五　工作展望

（一）强化跨部门协同，从"药价保"集成改革，进一步拓展到"医教研"深度融合

一方面，继续发挥医保引擎作用，优化"药价保"政策，不断完善卫生经济政策与利益驱动机制，用好医保基金赋能医疗服务、医药产业等高质量发展。坚持招采合一、量价挂钩，扩大全省药品耗材集中带量采购品种范围；健全分级负责、灵敏有度的医疗服务价格动态调整机制，优化公立医院收入结构；建立与经济社会发展水平相适应、与各方承受能力相匹配、与健康需求相协调的医保筹资机制，深化医保支付方式改革，激发公立医院合理控费内生动力。另一方面，更加注重人才技术要素，力促"医教研"融合，发展壮大医疗卫生队伍，为"三医"的高质量发展提供人才支撑。深化医教协同，以需定招动态调整省内医学院校招生规模，新增招生计划重点向紧缺专业倾斜；支持本科医学院校与医学高职高专院校联办"3+3"高职本科贯通人才培养等项目，扩容老年护理、医养结合等领域人才队伍。推动医学科研创新，加强医工、医理等跨学科合作，力促部分学科尽快实现赶超。探索建立"三医"部门人才流动、业务融通等机制，提升科学化精细化治理水平。

（二）强化跨领域协同，从"防治管"疾病干预，进一步拓展到"医体养"全程保健

从防病治病的角度，按照功能定位，发挥好各级各类医疗机构在疾病预防、治疗、管理等方面的优势，强化疾控机构与医疗机构、基层医疗卫生机构等协同联动，建立完善医防业务融合发展机制，助力实现"看好病、少

得病"。从健康促进的角度，针对影响健康的因素，推动将健康融入所有政策，加快推动以治病为中心转向以健康为中心。实施新型城镇化和乡村振兴战略，把全生命周期健康管理服务理念贯穿城乡规划、建设、管理全过程各环节，打造健康城市、健康村镇；引导医疗卫生机构与体育健身、医养结合等机构加强协作共建，加快建立长期护理保险等制度，推动全民健康与全民健身、老有所养等融合，助力实现"保健康、更健康"。

（三）强化跨层级协同，从"上下联"帮扶带动，进一步拓展到"整合型"共建共享

一方面，打破医疗机构的地域层级壁垒，在促进资源要素有序流动上下真功夫。"引进来"，以建设国家和省级区域医疗中心为抓手，针对短板弱项引入优质医疗资源，实现优势互补、错位发展，带动区域整体医疗服务水平提升。"沉下去"，以引导医生在基层多点执业为重点，建立医联（共）体内医务人员多机构执业和柔性流动长效机制，鼓励符合条件的全科医生兼职创办全科诊所，支持公立医院退休医师下乡返乡执业。另一方面，以组建医联（共）体为抓手，促进区域内医疗资源共建共享。在城市，探索组建"一院多区、以市带区、区社一体"的紧密型城市医疗集团（总医院），避免重复投入、盲目扩增医院数量及单体规模，推动集约式发展、一体化服务，引导小病慢病下沉社区。在县域，健全紧密型县域医共体运行机制，充分发挥县域临床检验等资源共享"六大中心"作用，积极推行基层接诊、县级诊断和同质化服务，形成"县乡一体、乡村一体、防治结合"的县域医疗卫生服务新格局。

参考文献

刘晓波：《十八大以来我国"三医联动"改革研究》，硕士学位论文，渤海大学，2021。

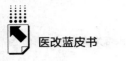
应亚珍：《福建医改的示范效应》，《中国卫生》2016 年第 4 期。

应亚珍：《福建为医改"破局、破冰"》，《中国卫生》2016 年第 8 期。

闫龑：《福建医改突出"高位推动"》，《健康报》2016 年 7 月 13 日。

高伟东：《世行贷款助力中国医改促进项目》，《经济日报》2017 年 5 月 12 日。

叶龙杰：《医保引擎推动福建医改》，《健康报》2017 年 8 月 28 日。

赵东辉、付晓光：《健康治理视角下的"三医"联动：内涵、目标与实现路径分析》，《中国卫生政策研究》2021 年第 1 期。

佟嘉钰：《"三医联动"背景下医院和医保的协同发展研究》，《现代商贸工业》2021 年第 29 期。

李小华、宋佳琦：《基于政策工具的三明市三医联动综合改革政策分析》，《中国医院管理》2023 年第 2 期。

B.7
广东省佛山市打造"市优、区强、镇活、村稳"优质高效整合型医疗卫生服务体系

广东省卫生健康委　佛山市卫生健康局*

摘　要： 佛山市坚持以人民健康为中心，锚定高质量发展主题，持续深化医药卫生体制改革，通过实施四项联动、推动三个转向、激发三种动力、夯实三个基础，构建"市优、区强、镇活、村稳"发展格局，推动优质医疗资源扩容下沉和区域均衡布局，筑牢网底，提升基层医疗卫生服务能力，完善优质高效整合型医疗卫生服务体系，打造了群众"好看病、看好病"佛山样本，走出了一条对标中央要求、符合市情实际、满足群众需求的卫生健康高质量发展之路。

关键词： 整合型医疗卫生服务体系　深化医改　高质量发展　佛山样本

一　改革背景

"十三五"期末，佛山市成为广东省第三个 GDP 破万亿元的城市，全市常住人口为 943.14 万人，城乡收入比为 1.68，人均 GDP 达 13 万元，常住人口城镇化率达 94.67%。与经济发展取得的成就相比，全市卫生健康领域供给侧结构性改革不够深入、医疗资源总量不足以及禅城区、南海区、顺

---

* 执笔人：黄飞、练凌东、王春晓、陈爱贞、马聪、曾章康、程礼才、周海欣、杨均隆、吴丹。

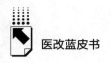
德区、高明区和三水区优质医疗资源分布不均衡不协调的问题，在快速城市化进程中显得较为突出。

（一）从资源配置来看

一是人均资源紧缺。2019 年全市每千人口拥有医疗卫生机构床位数 4.07 张、执业（助理）医师数 2.22 人、注册护士数 2.87 人，均低于全省和珠三角平均值，医师工作日均负担住院 1.4 床日、日均负担诊疗 16.4 人次。二是医疗服务存在短板。精神卫生、儿科、康复、麻醉等专业技术人员不足，恶性肿瘤、脑血管疾病、呼吸道疾病、心脏病、糖尿病等慢性非传染病的综合防控能力还需加强，以健康为中心的高水平、个性化医疗健康服务供应不足，医养结合资源因人口老龄化造成的慢性病等疾病负担增加而存在较大的供给缺口。

（二）从区域分布来看

一是各区医疗资源分布不均衡。禅城区为中心城区，集聚了市直三级医院等优质医疗资源，每千人口三级医疗机构床位数为 7.50 张，高于全市平均水平 2.39 张。南海区和顺德区分别拥有 3 家三甲医院，优质资源相对丰富，高明区和三水区则较为匮乏，其中三水区仅有 1 家三甲医院，高明区尚无三甲医院。二是各区卫生技术人才分布不均衡。2019 年，禅城区高级资格技术人员数占比达 12.75%，南海区和顺德区占比分别为 10.17% 和 9.32%，三水区和高明区占比较低，分别为 7.61% 和 8.17%，医疗卫生技术人才的区域性不平衡形成跨区就医和大医院的虹吸现象。三是区内优质医疗资源分布不均衡。各区优质医疗资源主要集中在经济较发达的中心镇（街道），其他镇（街道）尤其是农村地区医疗资源相对匮乏，高明区、三水区的部分乡镇卫生院存在硬件设施配备不足、人才留不住等问题。

（三）从诊疗服务来看

医院占全市总诊疗量的比例达六成，二级、三级医院承担了大量常见病、多发病和慢性病的诊疗、康复等业务，2019 年全市基层医疗资源相对不足

（执业医师数占比为 31.22%，床位数仅占 1.12%）、服务能力较弱（诊疗量占比仅为 33.33%、住院量占比为 0.56%），群众小病到"大医院"、找"名医生"，舍近求远的就诊习惯仍未转变。基层人才不足、人才引进来留不住的问题长期制约基层医疗机构发展。家庭医生签约服务制度落实效果有待提高。

作为承担"继续走在改革开放的前面，做改革开放的示范"的粤港澳大湾区极点城市，佛山坚持新时代卫生与健康工作方针、坚持基本医疗卫生事业的公益性、坚持提高医疗卫生服务质量和水平、坚持正确处理政府和市场的关系，全面贯彻党中央、国务院决策部署，广东省委、省政府工作要求，从统筹均衡布局和发展优质资源、增强区级服务能力、激活镇（街道）运行机制、打稳扎牢基层网底等方面一体谋划，科学布局，持续深化医药卫生体制改革，促进"三区"协同发展和治理，优化医疗资源配置，优化区域城乡布局，努力做到"大病不出省，一般病在市县解决，日常疾病在基层解决"。经过 3 年的努力，佛山初步构建了"市优、区强、镇活、村稳"卫生健康高质量发展格局，推动优质医疗资源扩容下沉和区域均衡布局，着力构建优质高效的整合型医疗卫生服务体系（见图 1），不断满足人民群众

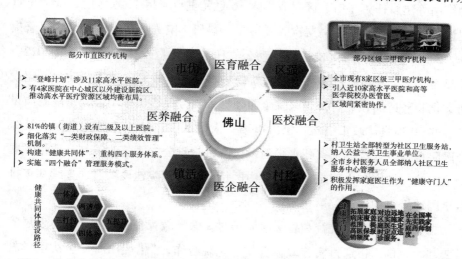

图 1　佛山市构建"市优、区强、镇活、村稳"优质高效整合型医疗卫生服务体系

资料来源：佛山市卫生健康局。

215

对"家门口"优质医疗卫生服务需求，打造了群众"好看病、看好病"佛山样本，入选2022年度国务院深化医改真抓实干成效明显督查激励名单。

二 主要做法

（一）实施四项联动，实现市层面统筹发展优质资源

佛山市立足珠江西岸区域医疗卫生中心的发展定位，坚持实施高水平医院建设，强化医疗与公共卫生协同，加强"三医"联动改革，创新发展生物医药健康产业，有力地推动了市级优质资源统筹协同发展，再登高峰。

1.促进实施省高水平医院建设与市"登峰计划"联动

一是高标准建设市级高水平医院。2019年佛山在省内市级层面率先实施高水平医院建设"登峰计划"，提出了示范和推广高水平诊疗技术、建设高水平医学重点专科、加强医疗质量和服务管理、建设高水平临床科技创新平台、集聚和培养高层次医学人才、建立现代医院管理制度与发挥示范和带动作用等建设任务，市、区财政投入16亿元重点支持11家医院，推动重点建设医院的医疗水平、高层次人才数量、科研影响力和辐射带动能力显著提升。2022年印发实施《佛山市推动公立医院高质量发展行动计划（2022—2025年）》，从构建新体系、引领新趋势、提升新效能、激活新动力、建设新文化和坚持加强党对公立医院全面领导等六方面提出推动公立医院高质量发展的30项具体政策措施。佛山市第一人民医院连续4年进入全国三级综合医院百强，入选广东省高水平建设医院，是省公立医院改革与高质量发展示范医院。佛山市中医院入选国家中医特色重点医院建设项目，连续9年排名全国地级市中医医院第一。

二是主动与高等院校和省级医院结对。医学教育是卫生健康事业发展的重要基石。佛山市通过实施政校合作、院院合作，"借船出海"解决医学教育资源匮乏的问题，引入中山大学附属第一医院、广东省人民医院等近10家高水平医院和南方医科大学等医学院校办医管医，充分调动政府、学校、

医院三方力量，借鉴大学附属医院建设的先进经验，推进医院内部治理体系改革，探索大学重点学科植入、学科共建的机制和模式，提升医院管理、医疗质量、医疗技术、医学科研、医疗服务水平。全市专科建设能力显著提升，现有 9 个国家级重点专科、74 个省级重点专科。

三是龙头医院带动提升区域医疗水平。支持高水平医院"一院多区"建设，陆续启动佛山市第一人民医院、佛山市中医院等三甲医院分院区建设，有 4 家公立医院在中心城区以外建设新院区，投资规模超 140 亿元，推动高水平医疗资源区域均衡布局，有效补齐优质医疗资源分布不均衡的短板。印发《佛山市推进医疗联合体建设指导意见》，组建由高水平医院牵头的 9 个城市医联体，二级、三级医院和社区卫生服务中心全部加入医联体。通过城市医联体、对口帮扶医院和医疗联盟等方式因地制宜、因院施策提升基层医疗水平，着力构建服务共同体、责任共同体和利益共同体，加速建立"基层首诊、双向转诊、急慢分治、上下联动"的就医新秩序。支持社会力量办医，加强政策支持与法治保障，激发医疗领域社会投资活力，2023 年制定《佛山市支持社会力量提供多层次多样化医疗服务的实施意见》，依法依规优化审批流程，促进社会办医持续健康规范发展，提升民营医疗机构服务能力和水平，支持社会力量提供多层次多样化医疗服务，丰富多元医疗服务供给。佛山现有复星禅诚医院、爱尔眼科、健翔医院等一批优质民营三级医院，吸引了香港希玛林顺潮眼科医院进驻，美的集团投入 100 亿元建设非营利性的和祐国际医院。

四是建设中医药强市。佛山市印发实施《关于促进中医药传承创新发展的实施方案》，同时出台《佛山市中医药强市建设行动计划》等文件，涵盖中医重点专科建设、人才培养、质控管理等多个方面，全方位推动中医药发展。实施中医名院、名科、名医、名药"四名"工程，推动中医药传承创新发展。全市共有 4 家三级中医医院、7 个国家级中医类重点专科，组建 27 个市级中医专科联盟、17 个市级中医医疗质控中心。拥有全国老中医药专家学术经验继承工作指导教师 12 名、省名中医 27 名，评定市名中医 10 名，评选出 117 名中医药高端人才培养对象，设立各级名中医传承工

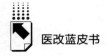

作室 40 个。每万常住人口拥有中医类全科医生数达 0.70 人，陈渭良伤科油、骨补丸、伤科黄水三个品种的中药制剂入选"岭南名方"孵育品种。佛山市在基本医疗服务价格调整、DRG 医保支付方式改革等方面率先出台促进中医药传承创新发展的具体措施：实施中医医疗服务项目价格专项调整方案，重点调整具有中医特色的骨折手法整复术、关节脱位手法整复术等 36 项中医骨伤类项目价格，平均调升幅度为 30%；积极探索中医优势住院病种与 DRG 支付相互融合，连续 3 年单独设立中医扶持病组，将病组的基准点数上调 50%，使更多"简、便、验、廉"的中医特色诊疗服务惠及百姓。

五是用好粤港澳大湾区建设重大平台。佛山市政府、卫生健康部门和医院各方持续保持与港澳高校、高水平医院等密切交流，在高水平临床学科建设、前沿技术研究和科技创新、与国际接轨的医学人才培养、完善现代医院管理制度等方面开展深度合作，进一步完善医疗服务跨境融合机制，助力健康湾区建设。佛山市第一人民医院与香港中文大学启动创新联盟建设，在肠道微生物、风湿科、肾内科、消化科等领域开展多项合作。佛山市妇幼保健院与澳门科技大学创建联合实验室，成立中药质量研究国家重点实验室课题组。广州中医药大学顺德医院与澳门科技大学、香港浸会大学、广州中医药大学共建粤港澳医学转化平台，现已有 7 项专利成果产出及科技成果转化。佛山复星禅诚医院入选"港澳药械通"指定医疗机构。

2. 促进医院与公共卫生高质量发展联动

一是突出精准防控。及时总结疫情防控中形成的"一纵十横三合一"的指挥调度机制，"一纵"是畅通市、区、镇以及村的纵向行政管理体系，"十横"是 10 个横向与疫情防控直接关联的部门迅速联动，"三合一"是市、区、镇三级合在一起形成一个指挥调度平台。疫情应急"一报十动三统一"应急响应机制，"一报"是一有疫情马上报告，"十动"是 10 个方面的工作同时启动、不等不靠，"三统一"是指挥调度统一、全市响应统一、信息共享统一，坚持提级管理、扁平化运作，确保协同高效处置疫情。建立健全分级、分层、分流的传染病等重大疫情救治机制，以快制快、重点防控、科学精准，确保疫情防控与经济发展"双统筹"。

二是突出高效救治。开创性建立"专科+综合"的新冠救治模式，建立完善全市统一调度的立体医疗急救网络。投入 3.5 亿元建设佛山市应急医院，并与广东省应急医院合作共建市紧急医学救援基地，合力建设省级紧急医学救援队伍、省级紧急医学救援基地和卫生应急演训基地、应急救援信息指挥平台、大众科普培训馆、医疗救援物资储备中心和教学科研中心。全市有 26 家胸痛中心通过国家级认证，已建成 7 家高级卒中中心、9 家危重孕产妇救治中心、6 家危重新生儿救治中心。在全国率先发布整合了 26 家医院的"卒中急救地图"，形成覆盖全市的卒中"黄金一小时救治圈"。率先在全省建成首个跨系统平台网络数据共享的 120指挥中心，构建与市 110 紧急求助信息"一键流转"互联互通院前急救新机制。

三是突出医防融合。坚持政府主导，落实多部门合作机制，扎实推进慢病综合防控示范区建设，实现五区全覆盖，其中南海区通过国家级示范区复评。试点实施医疗机构疾病预防控制监督员制度，建立医疗机构和公共卫生机构协同监测机制，指导和监督医疗机构规范开展疾病预防控制工作，压实医疗机构疾病防控主体责任，推动落实传染病疫情和突发公共卫生事件报告责任。在公立医院设置心血管病、癌症、精神卫生、口腔疾病、慢性呼吸疾病等重点疾病防治管理机构。率先在省内开展消除病毒性肝炎威胁和肝病全周期管理试点工作，建立肝病科普教育、诊疗全程管理与咨询服务平台，对试点镇街全人群实施肝炎"筛、防、治、管"综合措施，提供免费防治服务，探索消除病毒性肝炎的可行路径。

3. 促进"三医"协同发展和部门综合治理联动

一是深化医疗服务价格改革。2017 年由市医改办统筹发改、医保、财政等部门，率先在全省同步取消药品和医用耗材加成，同步调整基本医疗服务价格，建立财政补偿机制，调整部分纳入医保报销。2017~2022 年，全市各级财政累计投入 4.25 亿元用于补偿公立医院取消药品和医用耗材加成的

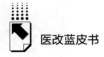
政策性亏损，有力巩固了改革成果。印发《佛山市公立医院基本医疗服务价格动态调整工作方案》，每年进行调价评估，建立科学合理的价格和成本监测体系，通过"引入医疗机构专业优势，发挥行业组织与第三方服务机构作用"实施路径，建立"部门合作、协调联动"的医疗服务价格动态调整工作机制，自2021年以来先后四次优化调整4101项医疗服务价格。扎实开展广东省医疗服务价格改革试点工作，探索建立医疗服务价格分类形成机制、大数据支撑的智能化价格监测考核机制、便民利民的医药供给侧公共服务平台等。

二是优化药品供应保障制度。统筹推进药品和耗材集中采购，充分发挥市场在资源配置中的决定性作用，建立广州—佛山跨区域药品采购联盟，以市为单位，通过广州医疗机构药品集团采购平台进行采购，充分发挥药品集团采购降药价、保供应的优势，实行一个平台、上下联动、公开透明、带量采购，采取招采合一、量价挂钩、配送管理、全程监控等措施，减少药品流通环节，降低药品耗材采购成本，近3年通过集采共节省资金49.73亿元。率先实施医保国家谈判药"双通道"保障制度，为罕见病、肿瘤等疾病重症患者提供购药保障，自2018年改革实施以来，截至2023年上半年累计服务超16万人次，医保基金累计支付6.36亿元。

三是深化医保支付方式改革。佛山是全国DRG支付方式改革试点城市，试点过程中充分尊重临床一线实际，多次组织召开沟通交流会，充分听取各级各类医疗机构意见建议，遵循与国家ADRG核心分组一致的前提，形成佛山CHS-DRG细分组方案（2022版），DRG组数由国家的628个病组调整为848个病组，其中基础病组42个、特色分组113个。为无法通过分组方案调整解决的问题，建立年度反馈调整、特病单议、重点专科、中医支持等解决机制。设置差异化的病组权重系数，对在某一病组拥有领先技术的医疗机构引入重点专科病组医院系数，促进医疗机构重点学科发展。对所有医院均可开展的基层病组，所有医院采用相同的权重系数，促进分级诊疗。提前3年完成国家试点"四个全覆盖"目标。自2018年以来，全市统筹基金报销255亿元，DRG支付265亿元。2022年获得医保基金结余留用的医疗机构有 91 家，占全市医保定点医疗机构的 76.47%，比改革前增加近 5 倍。

四是建立健全现代医院管理制度。印发实施《佛山市建立健全现代医院管理制度试点工作方案》，全市 16 家省、市试点医院围绕"党建、定位、章程、制度、人员、文化"做文章，实现医院管理的规范化、精细化、科学化。严格落实党委领导下的院长负责制，以党建引领公立医院高质量发展，把党的领导落实到医院治理全过程各环节，成为全省党建"四有"[①] 工程示范点最多的地级市。佛山市中医院《"四式融合"工作法 探索解决新时代党建与业务"两张皮"难题》、佛山市第一人民医院《党建引领医心为民》入选国家"一地一品"卫生健康思想政治工作优秀案例。加大放管服改革力度，试行公立医院内设机构设置备案制管理。承担广东省公立医院薪酬制度改革试点任务，将全市公立医院纳入薪酬改革范围，全面落实"两个允许"，由各医院自主制定绩效工资方案，全市公立医院人员支出占比从 2017 年的 37% 提升至 2022 年的 41.27%，员工满意度排名全省第一。

4. 促进医疗服务与生物医药健康产业发展联动

佛山市是"岭南成药之乡"，将生物医药与健康产业作为重点发展的战略性支柱产业，2022 年生物医药与健康产业产值增长 9.5%，高于全市 GDP 增速，形成了以医疗器械、现代中药等为特色的产业格局。

一是创新工作机制。在卫生健康部门成立推进生物医药与健康战略性支柱产业链培育发展工作专班，由分管市领导担任产业链链长、组长，工业和信息化局、科技局、投资促进局等成员单位协作推进，促进产学研医高度融合。聚焦生物医药与健康战略性支柱产业，重点鼓励支持创新药品、高端医疗器械、精准医疗、医疗服务、医养结合、大健康产品等领域。市政府印发《佛山市促进生物医药与健康产业集群高质量发展政策包（2023 年版）》《佛山市培育发展生物医药与健康战略性支柱产业集群行动计划（2023—2025 年）》等，为推动医药健康产业高质量发展夯实政

---

① 四有：班子有作为、支部有方法、党建有品牌、单位有典型。

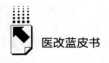

策基础。

二是搭建医工融合联动平台。成立佛山市第一人民医院转化医学研究院、广东省创新药转化医学研究院。组建季华实验室医学工程研究所、中山大学孙逸仙纪念医院精准临床免疫转化创新中心、广东省南山医药创新研究院等超30个由省、市高水平院校共建的生物医药服务平台。以市内多家三甲医院、广东省高校科研成果转化中心、仙湖实验室、清华大学佛山先进制造研究院、佛山微纳所、佛山病原微生物研究院等为技术力量支撑，打造生物医药创新及成果转化平台。

三是打造高标准生物健康产业园区。高标准规划建设的佛山云东海医药健康产业园是广东省生物医药与健康产业十大综合性园区之一，也是粤港澳大湾区唯一一个拥有超万亩产业用地的生物医药与健康产业园区。此外，佛山市还建成了佛山安捷健康产业园、中国中药大健康产业园、顺德乐从科荟健康产业园等生物医药与健康产业特色园区，促进医疗服务与生物医药健康产业融合联动，持续聚焦现代中医药、高端医疗器械、精准医疗、基因治疗等领域，打造完整上下游产业链。

（二）推动三个转向，实现区层面有效增强服务能力

佛山市紧紧牵住"提质增效"这一"牛鼻子"，把发展的重点放在提升质量和效率上，对照国家关于公立医院高质量发展"三个转变"的部署要求，不断增强区级医院服务能力。目前，全市区级三甲医院达到8家，疑难病症基本实现在区级医院救治。

1. 服务上从规模扩张转向提质增效

一是将区级医院纳入高水平培育计划。南海区人民医院、南方医科大学顺德医院、三水区人民医院、高明区人民医院等4家区级医院作为"登峰计划"培育建设单位，财政为每家医院投入1亿元打造区域医疗中心，通过人才培养、学科发展、管理提升等内涵要素的精准补偿，从"建机构"转向"强专科""建机制""提能力"等方面，让区级医院承担更多疑难复杂疾病诊疗、医学人才培养、学科建设及临床重大科研等任务。自

2019 年以来，区级医疗机构病例组合指数（CMI）稳步提升，近几年保持在 1 以上，这表明医院诊疗病例的技术难度及收治疑难重症的能力在逐年提升。

二是引入市外高水平医院资源提升区域医疗服务能力。引入高水平诊疗技术、建设高水平医学重点专科、加强医疗质量和服务管理、建设高水平临床科技创新平台、集聚和培养高层次医学人才。如三水区人民医院与中山大学附属第一医院建立技术帮扶合作关系，重点强化脑病科、心血管内科、骨科等专科建设，建立帮扶合作关系后，三水区人民医院能够开展心脏外科手术等高精尖手术，实现区级医院医疗技术新突破。

三是建立紧密协作机制促进优质医疗资源均衡布局。通过建立南海区结对三水区、顺德区结对高明区紧密协作机制，促进医疗资源优化配置，推进优质医疗资源向远郊区域辐射拓展，高明区、三水区持续加强医疗服务能力建设，推动医疗资源提质增效，加快优化完善城乡医疗卫生服务体系，带动区级及镇（街道）医疗服务能力稳步增强，群众能够就近解决就医问题，区、镇（街道）诊疗人次占比稳步提升。三水区人民医院医联体建设入选全国优秀典范单位，成为广东 2 家上榜医院之一。

2. 管理上从粗放式管理转向精细化管理

一是以信息化促精细化。以建设全省"互联网+卫生健康"示范城市为抓手，加强智慧医院建设，建成全市统一移动健康综合服务平台，实现"挂号、就诊、支付、取药"全流程闭环"一键诊疗"服务。全市已建成 31 家互联网医院和 56 家"互联网+护理"医院，三甲医院全部开展互联网医疗服务，卫生健康信息化建设水平、治理水平等关键指标均居全国地级市前列。南海区积极运用 5G 等先进信息技术提高医疗救治水平，创新建设了危急重症区域协同救治与质控一体化平台，建立从患者呼救到出院，从基层医疗机构到二级、三级医院全流程信息化的"5G+危急重症救治"一体化系统（见图 2）。系统上线后，急救患者抢救时间总体上缩短近 25%，救治率提高到 35% 以上。

二是以绩效考核促精细化。充分发挥绩效考核"指挥棒"作用，建立

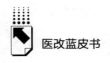

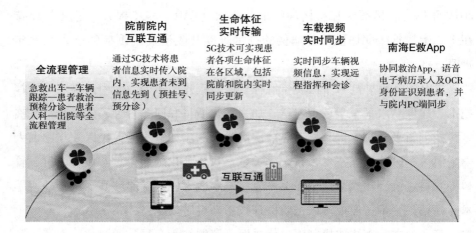

全流程管理

急救出车—车辆跟踪—患者救治—预检分诊—患者入科—出院等全流程管理

院前院内互联互通

通过5G技术将患者信息实时传入院内，实现患者未到信息先到（预挂号、预分诊）

生命体征实时传输

5G技术可实现患者各项生命体征在各区域，包括院前和院内实时同步更新

车载视频实时同步

实时同步车辆视频信息，实现远程指挥和会诊

南海E救App

协同救治App，语音电子病历录入及OCR身份证识别患者，并与院内PC端同步

互联互通

图2 佛山市南海区"5G+危急重症救治"一体化系统

资料来源：佛山市南海区卫生健康局。

绩效考核结果共享与运用机制，把公立医院绩效考核结果作为医院的发展规划、重大项目立项、财政投入、经费核拨、绩效工资总量核定、医保政策调整的重要依据，推动医院加强考核结果在内部评先评优、绩效分配等方面的运用。在全国三级公立医院绩效考核中，区属三级公立医院均获得 B 以上等次。南方医科大学顺德医院连续两年考核结果为 A 级，呈现医疗服务收入占比逐渐提升，员工收入待遇持续提升，医院运营支出及门诊、住院次均费用有效下降的趋势。

3. 要素上从重视物质转向重视技术人才

统筹建立高层次医疗卫生人才扶持奖励机制、鼓励医院多措并举搭建人才引育发展平台，以建强专科、引入高水平人才、支持鼓励科研创新为抓手，实现技术人才要素驱动区级医院综合能力提升。2018 年，佛山市实施医疗卫生人才培养"112 工程"，选拔 10 名市级医学领军人才、100 名杰出青年医学人才、200 名医学骨干人才，在科研、后续学历教育、专业进修和对外交流等方面给予专项资助。2019 年全面启动"佛山名医"人才专项扶持项目，首批认定的 30 位名医每人获得 30 万元的人才扶持资金，在 3 年的扶持周期内承担优质医疗服务和技术输出、科研创新、学科建设与人才培养等方面工作任务。顺德区出台了卫生系统专属的高层次卫生人才确认办法和人才建设实施方案,建立高层次人才引入机制和人才培养提升工程。近年来,顺德区先后认定"高层次卫生人才"3202人,引进高端人才199人、高端团队51个。近3年南海区人民医院引进20名高层次人才,柔性引进国家级、省级领军人才18人,并搭建"名师高徒"项目平台,链接相关专业领域全国专委会主委和副主委、全国名老中医、省级专委会主委等名师资源,对中青年优秀人才进行结对培育。近5年南方医科大学顺德医院获国家自然科学基金立项29项,实现佛山市医疗领域在中国博士后基金扶持项目、市级工程技术研究中心建设等方面的新突破。

(三)激发三种动力,实现镇层面有效活化运行机制

广东把夯实基层医疗服务体系网底摆在卫生健康事业发展的重要位置,把紧密型县域医疗卫生共同体建设作为构建"顶天立地"医疗卫生大格局、健全分级诊疗制度的"关键一招"。佛山市紧扣"以基层为重点"的要求,从机制、机构、资源入手,夯实镇街医疗基础,建立紧密型健康共同体新机制,全市81%的镇(街道)设有二级及以上医院,持续优化就医格局,有效满足基层群众全生命周期健康服务需求。

1. 机制创新强动力

一是建立基层卫生人才队伍培育新机制。印发实施《佛山市加强基层卫生人才队伍建设行动计划(2022—2025年)》,从基层人才"引得来""留得住""用得好""培得实"四方面制定11项措施。细化落实"一类财政保障、二类绩效管理"机制。这项广东省首创的基层卫生综合改革经验,在佛山市迅速落地见效。允许基层机构自主调整基础性和奖励性绩效工资比例,提高基层卫生人员薪酬待遇,2022年全市政府办基层医疗卫生机构公益一类保障经费达16.44亿元,较2017年增加46.43%,基层医疗卫生机构在编在岗人员年均收入为17.88万元,较2017年增加33.77%,充分调动了基层人员的工作积极性,稳定队伍、留住人才。

二是建立紧密型健康共同体新机制。顺德区按照"一体化、两清单、

三打包、四体系、五提升"的路径建设镇（街道）健康共同体。实行人财物"一体化"管理；构建区镇两级政府、各部门责任和外部治理综合监管"两清单"；建立财政投入、医保基金、公卫经费"三打包"机制；重构公共卫生、健康促进、分级医疗、中医药"四个服务体系"；提升健康促进、医防协同、医疗服务、重点人群服务、中医药服务"五大能力"。实现"病人下沉、专家下沉和药物下沉"，逐步形成"小病在社区，大病到医院"的就医格局。2022 年，顺德区上级医院向下转诊 13.2 万人次，较 2021 年增长 24%；基层医疗机构向上转诊 1.9 万人次，较 2021 年增长 11%。

三是建立一体化统筹发展机制。横向整合区域内预防、保健、治疗、康复等碎片化服务形态，提升现有卫生资源的服务供给能力和总体效率，降低供给成本，构建起体系完整、分工明确、功能互补、密切协作、运行高效的整合型医疗卫生服务体系。高明区实行各镇（街道）社区卫生服务中心（卫生院）区级统筹管理，全区由 9 个社区卫生服务中心（卫生院）分别负责辖区内基层医疗及基本公共卫生服务，近 3 年基层公立医疗机构诊疗人次增长 54.54%，业务收入增长 50.52%。

2. 优化机构增活力

在镇（街道）一级推动"四个融合"管理服务模式，充实服务内涵，激发机构活力，为基层群众提供全生命周期健康服务。

一是实施医育融合。探索幼师、医师双师结合的照护模式，建立医疗卫生机构、托育机构和育儿家庭间的互动通道，促进托育服务与医疗保健服务、婴幼儿健康管理、儿童早期发展、儿科医疗服务等融合发展，打造"善育"品牌。

二是实施医校融合。通过配套专项经费，引导医校协同、卫生健康业务融合，强化学校卫生（保健）室规范化建设，逐步完善学校卫生与健康教育、基本医疗、基本公共卫生、"五大疾病"筛查干预等四大方面功能。

三是实施医企融合。组建医企合作服务团队、建设医企融合平台，为企业和劳动者搭建集职业病防治、疾病诊疗、公共卫生与疾病控制、中医药服务、健康促进等医防结合、医企融合一体化健康服务体系。

四是深化医养融合。推进"家门口"医养结合重大项目建设，积极创建老年友好型社区，加强政策扶持，增加服务供给，健全医疗康养服务体系。作为一家镇级医院，南海区第七人民医院与养老机构开展多种形式合作的同时，自 2020 年起利用院区富余空间开设养老床位，主要针对失能失智老人提供专业的医养结合服务，并建设一栋能容纳 500 张床位的医养结合大楼，探索以医养结合带动老龄护理、中医、康复等专科发展。2022 年，该医院医疗服务收入较 2020 年增长 46.62%。由医疗机构开设养老服务的方式在市内其他镇（街道）推广实施。

3.盘活资源挖潜力

一方面，盘活医疗设施设备。自 2019 年以来，佛山市对所有社区卫生服务中心配置便携式彩色 B 超、建设标准化儿童保健门诊，实施慢病管理支持中心医疗设施设备提升项目。同时持续推进社区卫生服务机构新建改建，以禅城区为例，在完成辖区内所有社区卫生服务中心（站）的标准化建设或改造提升后，总诊疗量达到 272.74 万人次，相比标准化建设项目启动前的 2015 年诊疗量增加 14.3%，"慢性病小病在社区"就医习惯逐步形成。

另一方面，盘活医疗用房资源。推动医疗资源丰富地区的部分二级医院逐步向康复医院、护理院等慢性病医疗机构转型。镇（街道）医疗资源下沉，改造社区卫生服务中心场地，用于康养、康复、宣教，开通双向转诊绿色通道，提供健康教育、预防保健、疾病诊治、康复护理、长期照护、安宁疗护等六位一体服务。积极探索医院康养服务转型试点，利用富余病房设置医养结合床位，在医院内探索"一院式"解决老年人医疗、康复、养老、临终关怀的问题，为入住长者提供医疗、康复、护理、中医调整、心理疏导、营养指导等服务，实现医养无缝对接。

（四）夯实三个基础，实现村层面扎稳筑牢基层网底

佛山市牢牢抓住"基层医生队伍建设"这个核心要素，切实提升基本医疗和康养服务水平，全面提升基层社区和农村地区医疗卫生服务能力。

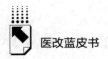

1. 让医生稳在卫生站

自新一轮医改实施以来，佛山市实施基层医疗卫生机构改革，通过"撤、并、改"的方式，将村卫生站全部转型为社区卫生服务站，大部分纳入公益一类卫生事业单位，统一开展"村医"规范化培训和考核，对达标人员进行"收编"，实现"村医"纳编规范化管理。同时，大力推进社区卫生服务中心一体化管理，全市 350 家社区卫生服务站 6236 名医务人员全部纳入上级社区卫生服务中心管理，打通了站点医务人员学习培训、学历提升、职称晋升渠道，保障了薪酬待遇。全市社区卫生服务中心（站）中具有中、高级职称的卫生技术人员有 2615 人，占比达 47.36%。这项改革，解决了工资薪酬、养老保险、职业发展等问题，让基层医务人员有干劲、有奔头，能安心扎根基层。

2. 把小病稳在村居里

组建由儿科、呼吸科、中医科等科室专家组成的技术团队，加强对社区卫生服务机构的技术指导、巡回坐诊。发挥家庭医生作为"健康守门人"的作用，公示社区健康服务联系卡，及时为重点人群提供线上健康指引、用药建议和心理疏导，与家庭医生签约的高血压、糖尿病患者，门诊特定病种医保报销比例提高至 95%。拓展家庭病床覆盖范围，服务病种从 11 种增至14 种，实现失能、行动不便人群全覆盖。提高家庭病床日平均定额结算标准，2023 年上半年医疗救助资金支付 35 万元，人均医保支付 7418 元，支付比例达 83%。禅城区家庭病床服务已开展 20 多年，禅城区人民医院加挂社康服务中心，在祖庙、石湾设立两个服务中心和一个住院部，与 7 家养老机构签订医养结合服务协议，让老人可以在家庭、养老院、社区和住院部等多场景享受医疗健康服务。高明区推进家庭医生定时定点巡诊服务，为群众提供就近、及时、贴心、精准的健康服务。南海区率先实践家庭药师制度，服务标准被写入国家规范，并入选世界卫生组织全球经典案例。

3. 将康养稳在家门口

深化医养结合改革创新，打造"健康安居三有服务样板"。一有"家门口医养结合"健康安居服务样板，即在社区卫生服务中心开设医养结合服务中心。例如，顺德区均安镇在南沙、天连、南浦社区卫生服务站开设医养结合床位 133 张，解决当地失能失智、家庭困难老年人的健康养老难题。这套做法被总结为"家门口"医养结合的"均安模式"，获国家卫生健康委员会推广。目前，该模式在顺德区 10 个镇（街道）推行，共投资 14 亿元建设 13 个项目，预计 2025 年将新增 2000 张医养结合床位。二有"医院康养转型发展"服务样板，即在二级以下医疗机构开展医养结合服务。三有"两院医养融合发展"服务样板，即由镇政府牵头，医疗机构托管敬老院。2022 年，全市医养结合床位累计 7923 张。"家门口"医养结合纳入广东省第二批基层改革创新经验复制推广清单，获中央电视台《焦点访谈》等主流媒体深度报道，获评 2023 年省级标准化试点示范项目。

三　总体成效

在新发展理念的引领下，佛山市经受住了新冠疫情的重大考验，有力实现疫情防控与经济发展"双统筹"，全市卫生健康事业取得较为显著的进展和成效。

（一）医疗卫生服务体系持续完善，服务能力进一步增强

一是医疗卫生资源总量持续增加。2022 年全市有各级各类医疗卫生机构 2699 家、床位 41027 张、执业（助理）医师 24685 人，分别比 2019 年增长 28.71%、7.72%、17.90%。全市常住人口比 2019 年增加 12 万人，每千常住人口医疗机构床位数、每千常住人口执业（助理）医师数和每千常住人口护士数等人均医疗资源指标均有所增加（见表 1）。截至 2023 年 10 月，全市三级医疗卫生机构有 33 家（包含 30 家医院、3 家妇幼保健院），其中三甲医院有 12 家，数量和质量均居全国地级市前列。二是医疗服务能力持续增强。市域内就诊率保持在 99% 左右，市域内住院率保持在 95% 左右。佛山市虽然毗邻广州市，但在省内承担的服务量占比较大，2022 年全市诊

疗量占全省总诊疗人次的9.80%，出院量占全省的7.64%，佛山市收治异地疑难危重出院病人达2.5万人次，全省排第二，高于深圳、东莞。医疗服务能力在广东省地级市排名第一。三是公共卫生服务网络不断完善。全市疾病预防、卫生监督、精神卫生、采供血、健康教育、卫生应急等专业公共卫生机构有38家，基础建设及业务能力不断提升，每万人口公共卫生人员数为6.89人，已构筑起一道促进健康的公共卫生防控屏障。

表1 2019年和2022年佛山市医疗卫生资源指标情况

指标	2019年	2022年	增速（%）
医疗卫生机构总数（家）	2097	2699	28.71
其中:医院（家）	127	139	9.45
基层医疗卫生机构数量（家）	1913	2509	31.16
床位数（张）	38085	41027	7.72
其中:公立医院（张）	27241	28140	3.30
民营医院（张）	8289	9770	17.87
卫生技术人员数（人）	58215	68237	17.22
其中:执业（助理）医师数（人）	20937	24685	17.90
注册护士数（人）	27108	31821	17.39
每千常住人口医疗机构床位数（张）	4.04	4.29	6.19
每千常住人口执业（助理）医师数（人）	2.22	2.58	16.22
每千常住人口护士数（人）	2.87	3.33	16.03

资料来源：佛山市卫生计生统计信息中心。

（二）医疗资源配置进一步均衡，分级诊疗制度有效落实

一是基层医疗卫生服务水平进一步提升。全市社区卫生服务中心（卫生院）已全部达到国家基本标准，超过30%的机构达到国家推荐标准。所有基层医疗卫生机构均提供中医药服务，社区卫生服务中心（卫生院）实现标准化儿童保健门诊全覆盖。2022年全市基层医疗卫生机构总诊疗量达

2718.99 万人次，占比为 34.5%。新一轮基层医疗卫生机构综合改革实施以来，佛山市共有 25 家镇（街道）卫生院升级为二级及以上综合医院。卫生院数量从 2010 年的 39 家减少至 6 家。镇（街道）卫生院升级为综合医院后，仍承担了大量基层群众基本医疗卫生服务。二是区镇级的优质医疗资源逐步丰富。近 5 年佛山市区属三级医院增加 8 家，2022 年区属三甲医疗机构有 8 家，全市 81% 的镇（街道）辖区内设有二级及以上医院，基本形成 15 分钟医疗卫生服务圈。三是分级诊疗制度效果逐步显现。2022 年佛山市基本医保参保人在一级医疗卫生机构的住院人次占比从 2019 年 5.90% 提高至 46.90%，在三级医疗卫生机构的住院人次占比从 2019 年的 60.02% 下降至 37.26%，一级、二级医疗卫生机构门诊占比稳步上升，三级医疗卫生机构门诊占比逐步下降（见表 2），反映出"小病在基层"的就医格局逐步形成。

表 2　2019 年和 2022 年佛山市基本医保参保人在各级医疗卫生机构门诊和住院人次占比

单位：%

各级机构	门诊		住院	
	2019 年	2022 年	2019 年	2022 年
一级机构	43.62	43.87	5.90	46.90
二级机构	29.44	32.16	34.08	15.85
三级机构	26.93	23.97	60.02	37.26

资料来源：根据佛山市医疗保障局提供数据归纳整理。

（三）公立医院收入结构进一步优化，运行机制不断完善

佛山市通过协同推进公立医院人事薪酬、绩效评价、医保支付、药耗采购等综合改革，医院收入结构不断优化。近 3 年全市公立医院财政补助收入占总支出的平均比例达 13.83%。全市公立医院药品收入（不含中药饮片）占医疗收入比例持续下降，2022 年为 22.0%。人员经费支出占比从 2018 年的 37.3% 提升至 2022 年的 41.0%。2022 年医疗服务收入占比为 30.8%（见图 3）。佛山市公立医院次均费用处于合理增长水平，2022 年次均门诊费用

为 269.9 元，次均住院费用为 12391.9 元，增长率分别为 7.1%和 1.4%，历年增速均低于全省平均水平（见图 4）。全市公立医院持续优化就医流程和开展便民惠民服务，改善就医体验（见表 3）。

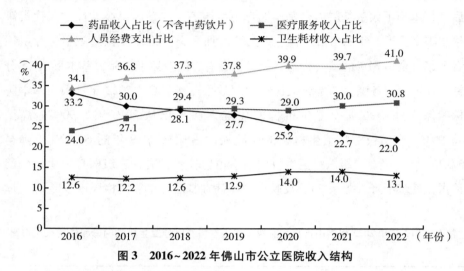

图 3　2016~2022 年佛山市公立医院收入结构

资料来源：佛山市卫生计生统计信息中心。

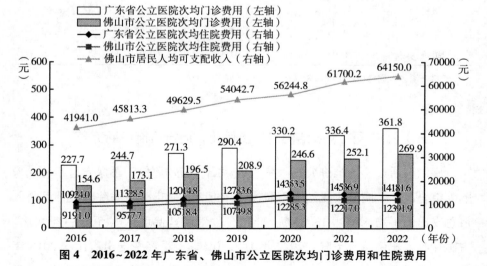

图 4　2016~2022 年广东省、佛山市公立医院次均门诊费用和住院费用

资料来源：佛山市卫生计生统计信息中心。

表 3　2022 年佛山市二级及以上公立医院各类服务开展情况

单位：家，%

服务项目	机构数	占比
开展预约诊疗	41	97.62
同级医疗机构检查互认	42	100.00
开展优质护理服务	40	95.24
建立规范化电子病历	42	100.00
开展日间手术	27	64.29
开展远程医疗服务	30	71.43

资料来源：佛山市卫生计生统计信息中心。

（四）市民健康水平进一步提升，医改获得感持续增强

一是居民健康状况持续改善，主要健康指标基本达到发达国家和地区水平。全市人均期望寿命在 2019 年就已超过 82 岁。2022 年孕产妇死亡率为 2.35/10 万，婴儿死亡率为 1.83‰，5 岁以下儿童死亡率为 2.89‰。全市居民健康素养水平为 31.16%，位于全省前列。截至 2022 年底，电子健康档案建档人数达 829.97 万人，建档率为 87.38%。二是医疗保障水平逐步提升。全市基本医保参保率稳定在 98% 以上，形成了由政府主导的"基本+大病+救助+商业补充"的多层次医保体系。自 2018 年起，佛山市城乡居民医保财政补贴标准为 1283 元/人，远高于国家标准。2022 年职工、居民基本医保政策范围内住院费用基金支付比例分别为 86.50%、87.12%。自 2022 年 11 月门诊共济制度实施以来，市民实现全市跨区门诊就医报销，截至 2023 年 8 月，门诊实际报销比例达 48%。三是群众就医负担持续减轻。全市个人卫生支出占卫生总费用的比重从 2016 年的 32.24% 下降到 2021 年的 27.39%，优于全国平均水平。

（五）医务人员待遇水平进一步提高，满意度持续提升

近 5 年，佛山市公立医院和基层医疗卫生机构职工人均工资水平逐年

提升，2022 年分别为 22.75 万元和 16.68 万元（见图 5）。2021 年公立医院员工满意度排名全省第一，基层医务队伍的工作积极性和稳定性均得到提高。

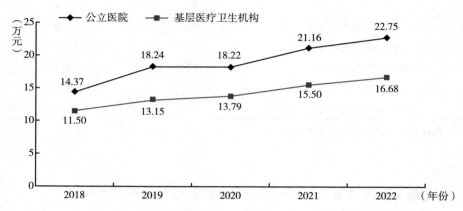

图 5　2018～2022 年佛山市公立医院和基层医疗卫生机构职工人均工资

资料来源：佛山市卫生计生统计信息中心。

四　经验启示

通过深化医药卫生体制改革，佛山市逐步构建起"市优、区强、镇活、村稳"的卫生健康高质量发展格局，持续强化政府对卫生健康事业的领导、保障、管理和监督，卫生健康服务能力得到进一步加强，促进全市医疗卫生资源均衡发展，打造群众"好看病、看好病"佛山样本。

（一）坚持把加强党的领导贯穿始终

佛山市各级党委政府深入学习贯彻习近平总书记关于健康中国重要论述，将其作为深化医药卫生体制改革、推进卫生健康高质量发展的根本遵循和行动指南。市委书记担任市医改领导小组组长，市长任常务副组长。由一位市领导统管"三医"，从"三医"联动改革到"三医"协同发展，形成

"党委负责、政府主导、部门协同、各级落实"的工作机制，将加强党的领导贯穿始终，有力推动了各项工作有效落实。

（二）坚持在保障人民健康上下功夫

紧紧围绕"现代化最重要的指标还是人民健康"，聚焦影响人民健康的重大疾病和主要问题，坚持基本医疗卫生事业的公益性，把保障人民健康放在优先发展的战略位置，推动将健康融入所有政策，高站位布局、高规格统筹、大手笔投入，通过统筹城乡区域协调发展，均衡布局优质医疗卫生资源，推动公立医院高质量发展，系统推进医育融合、医校融合、医企融合、医养融合"四个融合"实践，努力让群众享有公平可及、系统连续、优质高效的医疗卫生服务。

（三）坚持从改革开放创新中要动力

贯彻落实"继续走在改革开放的前面，做改革开放的示范"，用好改革、开放、创新的三大动力，以敢饮"头啖汤"的改革创新精神，推进医联体建设等 3 项国家试点和建立健全现代医院管理制度等 4 项省级试点工作，在全国率先开展了"家门口"医养结合模式等多项改革探索。推进公立医院高质量发展、构建健康共同体、建立"5G+救治"体系、实施家庭药师制度等荣获广东医改十大创新典型。

（四）坚持实事求是因地制宜促发展

佛山的五个区基础条件不同，所推进的改革措施也有差异，成熟一个推进一个，不冒进，也不搞一刀切。如在经济基础好、服务人口较多的顺德区推进实施以镇（街道）为单位的紧密型健康共同体，以慢性病管理为突破口，探索基层医防融合服务新模式。在发展相对滞后的三水区、高明区推进高水平医院"一院多区"建设，实施市、区两级公立医院扩容提质工程，打造市、区两级医疗中心，建立市内对口支援区域帮扶机制，扎实推动优质

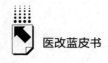

医疗资源扩容和均衡布局。通过综合改革全力推动打造卫生健康高质量发展的"佛山样本"。

五 未来展望

佛山市将继续促进"三医"协同发展和治理，深入推进"三五三"行动计划，实施三项改革、提升五大能力、健全完善三项体系，筑牢"市优、区强、镇活、村稳"新发展格局，构建高质量的整合型优质高效医疗卫生服务体系，积极打造卫生健康高质量发展示范城市，打好"佛山功夫"、展现"佛山智慧"，为健康中国建设贡献佛山力量。

（一）实施三项改革，推动"三医"联动取得新突破

一是深化医疗服务价格改革。推动医疗服务价格改革省级试点工作，建立完善医疗服务价格动态调整机制。结合药品和医用耗材采购、薪酬制度、医保支付方式等改革，以腾空间、调结构、保衔接为路径，优化医疗服务价格构成，逐步提高医疗服务收入占医疗总收入的比例。二是深化医保支付方式改革。推广以支持家庭医生签约为引导的医保支付方式改革。探索与紧密型医联体相适应的医保打包支付模式。深化 DRG 医保支付改革，全面推行医保精细化管理。严格控制医疗费用不合理增长，使个人医疗费用负担低于全省平均水平。三是深化医疗卫生机构薪酬制度改革。深化公立医院薪酬制度改革，拓宽改革经费渠道，制定医院负责人考核评价办法，落实医院分配自主权，建立符合佛山市经济社会发展水平和医疗行业特点的薪酬体系。统筹考虑公立医院与基层医疗卫生机构收入分配关系。

（二）提升五大能力，构建更高水平的整合型医疗卫生服务体系

一是提升高水平医院龙头带动能力。对标国内先进、省内地级市最优，深入实施高水平医院"登峰计划"，推进公立医院高质量发展行动计划，确

保 2030 年全市三级医院数量不少于 36 家。稳步推进高水平医院"一院多区"建设，促进优质医疗资源扩容提质和均衡发展。形成一批布局合理、特色鲜明、引领前沿的优势专科群，推动紧缺学科发展。探索建立市医学科学院，加强与粤港澳大湾区优质教育及医疗机构之间的学术交流和合作共建，提升医教研水平。建立临床研究联盟，提升临床研究和成果转化能力。二是提升县域和乡镇基层服务能力。加强南海区结对三水区、顺德区结对高明区医疗卫生紧密协作，提升区域诊疗能力，减少跨区域就医。推进紧密型城市医疗集团试点建设，畅通双向转诊服务路径。深化顺德区健康共同体创新实践，引导群众小病、一般常见病、多发病在基层就诊。三是提升中医药传承创新能力。以建设国家中医药综合改革示范区试点为契机，推进国家中医特色重点医院、区域中医诊疗中心建设。建设中国中药健康产业园，打造百亿级中药健康产业集聚平台。实施中药中华老字号"一品牌一扶持"，推进中药配方颗粒标准化国际化建设，推动中药智能制造和中药品种研发创新，塑造佛山市中医药文化品牌。四是提升医防融合能力。建立疾控机构、医疗机构、基层医疗卫生机构共同参与的慢性病防、治、管、教"四位一体"医防融合服务模式。5 年内，全市至少 60% 的基层医疗卫生机构达到国家推荐标准，推动名医名科及优质卫生健康适宜技术下基层。到 2025 年，每个区至少建成 1 个运行高效的慢病"全科—专科"联动共管试点。推广慢病全程健康服务模式，实现国家级慢性病综合防控示范区五区全覆盖。落实"一老一小"整体解决方案，完善生育支持政策，推动建设一批优质托育服务机构，创建生育友好城市。深化医养结合改革创新，推广和实践多元化健康安居服务模式，加强老年医学学科和老年友善医疗机构建设。五是提升重大疾病应急救治能力。整合现有传染病防治、慢性病、专科疾病防治机构等资源，实施疫情救治能力提升计划，以平急结合原则，依托优势公立综合医院建设市、区级重大疫情救治基地，构建城市传染病救治网络。建设高水平应急医院，加强覆盖五区的"1+5"（"佛山市医疗急救指挥中心+五大救治中心"）医疗急救体系建设，建立健全院前急救体系和工作机制。

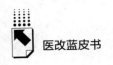

（三）多举措同发力，打造卫生健康管理服务新模式

一是健全现代医院管理制度体系。坚持和加强党对医院工作的全面领导，实施提升医疗质量行动，落实全面预算绩效管理，加强内部专项审计监督，规范公立医院选人用人制度，落实公立医院绩效考核，加强考核结果的挂钩运用。进一步改善患者就医体验，加强满意度管理。二是完善医疗健康信息化建设应用体系。推进"互联网+医疗健康"示范项目建设。加强卫生健康信息化统筹规划，畅通"省—市—区"全民健康信息互通共享通道。建成佛山市检查检验结果互认共享系统，促进医院管理数字化转型。三是构建卫生健康综合监管体系。深化智能化监管体系建设，推进佛山市卫生健康综合监管系统建设。推进医疗卫生行业信用分类分级差异化监管，实现信用分级结果多部门共享。

参考文献

《正确把握推进健康中国建设的重大问题》，载《习近平著作选读》（第一卷），人民日报出版社，2023，第 501~511 页。

《习近平：构建起强大的公共卫生体系　为维护人民健康提供有力保障》，《求是》2020 年第 18 期。

《佛山市顺德区均安镇探索医养结合新模式》，《健康报》2022 年 4 月 7 日。

《广东省 DRG 住院医疗服务综合评价报告》，广东省卫生健康委员会事务中心，2022。

《习近平：健康是幸福生活最重要的指标》，新华网，2021 年 3 月 24 日，http://www.xinhuanet.com/politics/leaders/2021-03-24/c_1127248361.htm。

《周紫霄：强化政府责任　推动"三医"协同改革》，"中国卫生杂志"微信公众号，2023 年 8 月 21 日，https://mp.weixin.qq.com/s/crB16w282I_w0f9EDKtS5w。

《许树强："三医"从联动改革走向协同发展》，"中国卫生杂志"微信公众号，2023 年 8 月 14 日，https://mp.weixin.qq.com/s/cJhKKFgKFgEvQO_WV3DDEA。

B.8
安徽省濉溪县以综合试验区为抓手，打造基层卫生健康高质量发展样板*

秦江梅　张丽芳　林春梅　张艳春　伯广宝**

摘　要： 濉溪县以基层卫生健康综合试验区为抓手，着力打造基层卫生健康高质量发展样板。近年来濉溪县通过提升基层服务能力、畅通政策渠道、完善体系和机制、加强技术和信息支撑等强有力的举措落实了"基层首诊、双向转诊、急慢分治、上下联动"的分级诊疗制度，并在完善激励相容机制、探索医防融合服务新模式、健全基层卫生健康治理机制等方面积极创新和突破。县域医疗卫生服务能力持续提升，分级诊疗和有序就医格局初步形成，取得县域和基层医疗卫生服务提质增效、医生价值体现、病人放心就诊三方共赢的效果。主要启示包括坚持高位推动与部门协同发力、坚持强县级与强基层协同并重、坚持医疗卫生与公共卫生协同发展、坚持提升能力和机制改革协同推进。结合濉溪县目前存在的问题与短板，提出进一步完善利益机制和人才机制、提高服务能力和签约服务质量、推动健康单元建设、深化医防融合服务等建议。

关键词： 分级诊疗　基层卫生健康　濉溪县

---

* 本文根据内部资料整理而成，文中所有数据均来自濉溪县卫生健康委。
** 秦江梅，博士，国家卫生健康委卫生发展研究中心研究员，主要研究方向为基层卫生政策、人事薪酬、绩效考核、卫生人力资源和区域规划等；张丽芳，国家卫生健康委卫生发展研究中心研究员，基层卫生研究室副主任，主要研究方向为基层卫生、卫生政策等；林春梅，国家卫生健康委卫生发展研究中心助理研究员，主要研究方向为基层卫生政策、基层卫生人力等；张艳春，博士，国家卫生健康委卫生发展研究中心研究员，基层卫生研究室主任，主要研究方向为卫生服务体系与基层卫生政策、慢病管理经济学评价等；伯广宝，副主任医师，现任淮北市濉溪县卫健委党组书记、主任，致力于县域综合医改工作，主要研究方向为县域医共体、基层卫生等政策制定和改革实践。

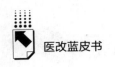

一 改革背景

濉溪县位于安徽省北部，为淮北市唯一辖县，辖 11 个镇和 1 个省级经济开发区，总面积为 1987 平方公里。截至 2022 年底，濉溪县户籍人口为 114.4 万人，常住人口为 93.1 万人。人均地区生产总值为 6.22 万元，城镇居民人均可支配收入为 3.79 万元，农村居民人均可支配收入为 1.74 万元。全县共有医疗机构 373 家，其中县级医疗机构（县医院、县中医院、县妇幼保健院）3 家、民营医院 9 家，专业公共卫生机构 3 家，社区卫生服务中心 1 家、社区卫生服务站 18 家、乡镇卫生院 18 家（建制镇卫生院 11 家）、村卫生室 251 家。濉溪县南北狭长，县城坐落在最北端，医疗卫生资源主要集聚在县城周边，县域内医疗卫生资源配置不均衡。县级医疗服务能力相对较弱，医保异地结算政策让医保基金外流形势更加严峻。慢性病管理不能适应农村老龄化的需求、医防分离的现象依然存在。针对上述问题与挑战，濉溪县积极落实安徽省县域医共体政策，在编制和薪酬机制、利益共享机制以及医防融合等方面勇于探索，为基层卫生改革发展奠定了良好的基础。近两年，濉溪县以基层卫生健康综合试验区为抓手，着力打造基层卫生健康高质量发展样板。

（一）探索县域医共体改革之路

2016 年，濉溪县被纳入安徽省第二批县域医共体建设试点县，党委、政府紧抓试点机遇，不断深化改革。2017 年，濉溪县开展医共体牵头医院托管卫生院试点，2018 年扩大试点，2019 年开展紧密型县域医共体建设，并由县医院、县中医院分别牵头 12 个和 6 个乡镇卫生院及其村卫生室，全面落实安徽省"两包三单六贯通"改革措施（"两包"即医保基金打包、基本公共卫生补助资金打包；"三单"即政府办医责任清单、医共体内部运行管理清单、医共体外部治理综合监管清单；"六贯通"即专家资源、医疗技术、药品保障、补偿政策、双向转诊、公共卫生服务上下贯通），敢于破除体制机制弊端，取得了一系列创新和突破。2021年，濉溪县被纳入安徽省"紧密型县域医共体+医防融合"试点，通过建立健全医防融合体制机制、创新医防融合工作模式、建立医防融合清单，持续推动县域医共体做深、做实。

（二）探索医保基金按人头打包支付之路

医保基金按人头打包支付是构建县域利益共同体的重要手段。2016年，濉溪县开始探索将城乡居民基本医保资金按人头总额预算，当年筹资总额中扣除增量基金风险金（与上一年相比筹资增量的10%）和大病保险基金，将不少于95%的资金作为医共体总额预算资金交由医共体包干使用，负责承担辖区居民当年门诊和住院、按规定支出的家庭医生签约服务、县外住院（不含大病保险支出）等规定的报销费用。2020年，濉溪县医保纳入市级统筹，在省级和市级医保部门沟通协调下，濉溪县继续实行按人头总额预付制度，充分发挥医保在分级诊疗中的杠杆作用。截至2022年底，濉溪县连续6年实现了城乡居民基本医保资金有结余。按照省级相关政策，2017~2020年，濉溪县以6∶3∶1的比例给县级医院、乡镇卫生院、村卫生室兑现了结余分配。2021~2022年，濉溪县将疾病预防控制机构、妇幼保健机构、卫生综合执法大队等专业公共卫生机构纳入结余分配，专业公共卫生机构参与分配牵头医院结余份额5%的资金。通过打包城乡居民基本医保基金、结余留用、合理超支分担，建立紧密的利益纽带，激发了县域医共体内部活力，提高了县级牵头医院和基层医疗卫生机构医务人员的工作积极性。

（三）探索基层卫生健康综合试验区之路

2021年8月，濉溪县被遴选确定为全国8个基层卫生健康综合试验区之一，同年12月印发《濉溪县基层卫生健康综合试验区建设实施方案》，明确了具体目标和实施路径，2022年8月印发《关于加强基层卫生健康综合试验区机制建设的实施意见》。濉溪县以紧密型县域医共体建设为抓手，按照"保基本、强基层、建机制"改革要求，着力构建"基层首诊，双向转诊、急慢分治、上下联动"的分级诊疗服务体系，重点在投入保障、管理体制、运行机制、服务模式等方面深化改革。近两年淮北市和濉溪县全力支持试验区建设，多方协调争取政策支持，先后推出城乡居民基本医疗保险门诊特殊疾病保障创新试点、基本医疗保险康复类疾病住院按床日付费试点、大额门诊、日间病床、中医适宜技术门诊治疗费用纳入医保支付等高含金量政策，助力基层卫生健康事业高质量发展。

二 主要做法

（一）提升基层服务能力，落实"基层首诊"

一是优化基层医疗卫生服务体系布局。随着紧密型县域医共体建设的深入推进，濉溪县根据乡镇地理位置和医疗卫生现状对乡镇卫生院布局进行精细化调整，将铁佛等6家乡镇卫生院打造为"县域医疗卫生次中心"，加强特色科室建设，辐射带动周边片区的乡镇卫生院，向周边镇供给更高水平的综合性或专科性医疗服务；以12家中小卫生院（社区卫生服务中心）和271家村卫生室（社区卫生服务站）为"网底"建立"横向到边、纵向到底、上下对应、内外衔接"的紧密型县域医共体，构建10分钟村级、20分钟镇级、30分钟县级医疗服务圈。二是加强基层医疗卫生机构基础设施建设。濉溪县持续加大医疗卫生事业投入，筹资3.75亿元，全面提升18家乡镇卫生院基础设施建设水平。按照国家服务能力标准，为乡镇卫生院配备与诊疗服务科目相匹配的CT、DR、彩超、全自动生化分析仪、远程心电和眼底镜等常用设备。为全县所有村卫生室配齐一体化信息系统、健康一体机等医疗设备。三是完善乡镇卫生院帮扶制度。全面落实县级医院医生在聘任或申报中、高级职称资格考试前须到乡镇卫生院累计服务不少于1年或连续服务不少于半年的政策。牵头医院将部分科主任或技术骨干派到中心（镇）卫生院任职，通过领办临床医技科室、设立专家工作室、共建科室等方式带动乡镇卫生院学科建设，提高乡镇卫生院医疗卫生服务能力。同时，牵头医院为乡镇卫生院技术骨干提供免费进修和短期培训，将乡镇卫生院特色专科建设、"优质服务基层行"能力达标情况作为对牵头医院考核的重要指标。四是推进智慧共享中药房建设。以县中医院为依托，以智慧共享中药房为纽带，建立覆盖县域所有医疗卫生机构的中医药服务体系。通过县中医院与县医院、乡镇卫生院、村卫生室系统对接获取电子处方，通过中医辅助诊疗系统、中医远程会诊系统实现县域医生资源共享，为广大患者提供调剂、煎煮、制剂、送药上门、用药咨询等一站式综合药事服务，破解了基层医疗卫生机构饮片配备不齐、中药质量难以保证、医生开方不便等瓶颈，居民在家门口的乡镇卫生院和村卫生室就能享受同质化的中药服务。通过这些"强基层"举措，以及乡镇卫生院"大额"普通门诊报销政策、慢性病常规用药下沉政策的落实，推动农村居民特别是慢性病患者日常管理和康复向基层医疗卫生机构下沉，进而推动基层首诊的落实。

（二）畅通政策渠道，落实"双向转诊"

一是政策先行。近几年，濉溪县印发了《关于开展分级诊疗工作的实施方案》《濉溪县县域医共体转诊管理实施细则（试行）》等文件，建立逐级转诊、医疗保障制度和县乡村三级转诊信息系统，结合县内急救转诊体系，对超出自身诊疗能力的急症患者及时给予转诊，引导居民合理就诊。二是建立双向转诊通道。发挥县级牵头医院承上启下的作用，向上与城市三级医院建立远程医疗服务关系和双向转诊通道，向下与乡镇卫生院开展科室共建、组建康复联合门诊和联合病房等，为居民提供一体化、连续性医疗卫生服务。三是建立专家会诊服务中心。2023年9月，出台《濉溪县"专家会诊服务中心"建设实施方案》，在乡镇卫生院设置县级专家会诊服务中心，在县级医院设置高级专家会诊服务中心，将医疗服务供给与需求精准对接，为就近诊治的患者提供专家服务，为有外出就医意愿的患者提供指导服务。通过会诊服务为愿意留在县域内治疗的患者安排好后续诊疗服务，对于不愿意在县内就医的患者，根据就医意愿协助做好后续转诊服务。

（三）完善体系和机制，落实"急慢分治"

在慢病管理方面，一是建立四级慢病防治网络，强化医防融合。依托县域医共体牵头医院慢病管理中心，全面推进以牵头医院为指导、县级公共卫生机构为支撑、乡镇卫生院为主体、村卫生室为网底的四级慢病防治网络。乡镇卫生院全部成立慢病科，配备签约服务车，方便慢病患者就近诊治。二是实行慢病医保基金"小包干"。在按人头总额预付（"大包干"）的基础上，探索实行"小包干"，对城乡居民医保参保人41组常见慢性病的门诊和住院医保支付费用，按每人每年3700元的定额标准分乡镇包干使用、结余留用、合理超支分担。依据试点考核结果和结算分配办法，按照县、镇、村4：4：2的份额分配包干结余资金。三是统一慢性病用药目录，慢性病用药下沉镇村。医共体成立了中心药房，优先配备使用国家集采药品，建立了短缺药品应急采购和调剂使用机制，依托医共体中心药房，将慢性病常规用药下沉至镇村，确保基层医疗卫生机构慢性病患者用药，也为推动大医院帮扶、临床专科建设、联合病房等提供了药品保障。

在急救服务方面。一是构建县域急救三级网络。根据人口密度、急救资源、服务半径、地理位置等因素，按照"一个中心、两个分中心、十四个急救站"模式组建三级急救网络，全县共有急救人员274人，其中医生、护士214人，驾驶员60人。全县急救网络车32辆（其中负压车8辆），急救车全部配备了车载系统、5G网络视频终端、平板电脑、对讲机以及基本医疗设备、基本药物等，对辖区居民急救转诊全部实行免费服务。二是建立"五个快速"指挥调度制度。即快速接听（10秒纳入考核）、快速派车（60秒纳入考核）、快速出车（3分钟纳入考核）、快速到达（平均15分钟纳入考核）和快速转运。目前，急救体系整体运行效率明显提升，10秒接听率、60秒派车、3分钟出车率、15分钟应急响应时间等监测指标达标率近100%。三是创新"上车即入院"的智慧急救模式。建立了院内医学专家与院前急救人员的沟通渠道，医院能够提前做好救治准备，对危急重症患者通过告知系统，实现了院内专家视频远程会诊上车即入院的智慧急救。四是建立急救转运激励机制。两家牵头医院制定了以结果为导向的转诊管理办法，明确工作量、燃油、误餐"三个补助"（牵头医院根据各急救站转运患者人数及工作量补助乡镇急救站；根据转运路程远近分别给予乡镇急救站一定的燃油补助；随车医生、护士、驾驶员每人每天给予误餐补助），将急救站工作人员日常考核纳入总体绩效考核，建立激励机制。全县急诊急救体系的全面建立与有效运行在推动全县医疗卫生服务"急慢分治"格局形成上起到了坚实的支撑作用。

（四）加强技术和信息支撑，落实"上下联动"

省级顶层设计的"两包三单六贯通"的"六贯通"助推县、乡、村医疗卫生上下联动工作，县级牵头医院发挥承上启下的作用，向上通过医联体支援、专科联盟合作等，向下持续开展人才、技术"双下沉"。一是专家上下联动，提升了县域和基层医疗服务能力。利用"县级医师培训统筹资金"聘请院外专家来濉溪县手术、会诊、带教指导，在县级医院设立省内外知名专家名医工作室，近两年共聘请专家会诊 2833 次、手术 2785 人次、培训讲座 106 人次，牵头医院医疗服务水平得到快速提升。县域内通过牵头医院开展定期和不定期帮扶工作提升了乡镇卫生院医疗服务能力。二是"五大业务中心"建设推动"基层检查、上级诊断"机制进一步完善。牵头医院设立消毒供应、心电诊断、临床检验、医学影像、病理检验"五大业务中心"，基层医疗卫生机构将疑难心电图、医学影像上传至医共体的业务中心，实现"基层检查、上级诊断"。医疗卫生机构之间通过全民健康信息平台开展远程视频会诊、远程病理及影像诊断等，提高优质医疗资源可及性和医疗服务整体效率。牵头医院探索 5G 远程超声诊断服务，群众在家门口就可得到与大医院同质化的服务。三是县域全民健康信息网络不断完善，互联互通、上下联动得以实现。濉溪县投资 3200 万元开发建设全民健康信息平台，将医院诊疗系统、基本公共卫生服务信息系统及家庭医生签约服务管理系统等数据进行动态归集和开发应用，以"一张网"实现县乡村医疗卫生机构之间、居民与医疗卫生机构之间信息交换、资源共享，有效解决"信

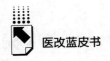

息孤岛"等问题。推广应用"影像云""云胶片"系统，近两年累计上传
"云胶片"40.83万张，完成各医疗卫生机构间调阅9.4万次，实现"病人
不跑信息跑"。依托数字化信息技术，通过健康大脑归集卫生健康、医保等
多部门数据，构建"健康云图谱"等应用场景，实现从"平台数据贯通"
到"功能应用贯通"的改革效果。

（五）完善激励相容机制，激发基层内生动力

一是编制周转破难题。探索"县管乡用"的乡镇卫生院编制"周转池"
制度，按照"动态调整、周转使用、人编捆绑、人走编收"原则，自2017
年起实行县级统筹、乡镇所有、统一使用的编制管理新模式，在总量限定范
围内，根据11家建制镇卫生院服务人口、工作量、专业结构调整、地域差
异等情况，由县卫生健康委提出动态调整乡镇卫生院编制数方案，报编制部
门备案后执行。深化"县招乡用"机制，由编制部门确定编外人员控制数，
建立基层医疗卫生机构社会化用人池，两家县级牵头医院制定实施方案并根
据乡镇卫生院人才需求公开招聘，与乡镇卫生院编制周转池衔接，实行动态
流动，逐步解决乡镇卫生院人员老化、专业技术人员短缺问题。通过医共体
内部人员统筹使用和柔性流动机制提高编制使用效率，为乡镇卫生院"引
得进、留得住、用得好"人才提供保障。二是落实"公益一类保障、公益
二类管理"。在县财政全额保障职工工资及社会保障费用等基础上，允许乡
镇卫生院将收支结余的55%用于人员激励，不纳入绩效工资总量。严格落
实村医补助政策，建立健全村医养老保障机制，村医养老保险缴费基数参照
村干部标准执行，村卫生室室长参照村级副职、其他村医参照村委会成员执
行，资金由县财政补贴40%、乡镇财政补贴30%、个人缴纳30%，县镇财
政补贴资金纳入同级财政预算。目前，乡镇卫生院职工工资收入接近县级公
立医院职工工资收入，其比值达到1：0.86。三是健全绩效考核机制。出台
《濉溪县紧密型县域医共体综合绩效考核实施方案》《濉溪县乡镇卫生院绩
效考核办法（试行）》《乡镇卫生院内部绩效考核分配指导方案》等文件，
建立三级管理、分层考核的科学考核评价机制。县级医院绩效与三四级手术

及急危重病人收治挂钩，乡镇卫生院院长绩效工资与县外病人回流、服务能力挂钩，村医待遇与履约服务、有序转诊挂钩，通过建立绩效考核信息系统，全面推进乡镇卫生院内部绩效考核工作，在全县形成"比着干、争着干、抢着干"的氛围。四是创新设立专项资金共筹共用机制。两家医共体牵头医院成立了紧密型医共体"运营奖补"专项资金，主要用于发放下沉医务人员奖励补助和分院院长奖励性绩效。县政府、县人民医院、县中医院共同出资350万元组建"县级医师培训统筹资金"，用于引进知名专家会诊、讲座、手术指导、设立名医工作室等，实现"病人不跑专家跑""花小钱办大事"的目标。2023年，以每年乡镇卫生院事业发展基金的5%～10%为基础，其他基层人员培训经费为补充，创新设立"乡镇医师培训统筹资金"，用于县级牵头医院下派专家、资助医务人员赴省内外三甲医院进修或在职学习等，给予成员单位全方位的人才技术支持。

（六）探索服务新模式，下好医防融合"先手棋"

一是探索医防融合新型服务模式。印发《濉溪县公共卫生专业机构融入紧密型医共体建设实施方案》《濉溪县医防融合试点工作实施方案》，推动专业公共卫生机构融入医共体权责利共享机制，形成"防、治、管、促"一体化的紧密型服务链条，以家庭医生签约服务为切入点，推进基本公共卫生服务和临床服务相融合，加强重点人群慢病管理。二是完善签约服务促进全流程健康管理。由县乡村三级医生组成家庭医生签约履约服务团队，实现县乡村队伍融合。按照居民实际需求将家庭医生签约方式调整为三类，对试点人群常见慢病患者、纳入"两病"管理人员开展"有偿签约"服务，"有偿签约"服务费用由"医保基金+基本公共卫生服务经费+签约居民付费"共同分担；对65岁以上老人、暂未纳入的"两病"管理人员和未签有偿包的"两病"人员、精神病患者四类人员开展"基础签约"服务；对所有辖区常住居民以户主签约带动的方式开展"家庭签约"服务，不断提升签约服务的针对性和体验感。依托家庭医生签约服务和慢病保障试点工作，围绕"预防—筛查—诊断—治疗—管理"的主线，对高血压、糖尿病等慢病患者建立健康画像，分级分类管理，让慢病患者享受全流程健康服务。三是健全医保和公共卫生经费包干机制。整合医保、基本公共卫生资金，建立医共体包干基金结余留用机制，县乡村三级医疗机构和专业公共卫生机构共同参与结余分配。牵头医院按70%的预算比例，将乡镇卫生院和村卫生室基本公共卫生服务经费按季度预拨至乡镇卫生院，按照"两卡制"的管理办法计算服务数量、考核服务质量。以购买基本公共卫生服务的方式结算经费，牵头医院负责考核发放。依据参与分配绩效因素不低于5%的原则，包干基本公共卫生经费总额的5%用于医共体指导开展基本公共卫生服务绩效考核和指导开展基本公共卫生服务所需支出。实施"大包干"带动"小包干"，坚持试点工作与完善家庭医生签约服务相结合，让基层医疗卫生机构在慢病管理中得到收益，进一步激励基层医疗卫生机构主动开展医防融合，做好群众健康管理。

（七）健全卫生管理体制，基层健康治理谋新篇

一是健全卫生健康管理体制。2022年2月，成立中共濉溪县委卫生健康工作委员会，重点在推动落实中央及省市关于医疗、医保、医药方面方针政策、法律法规和规定要求，贯彻执行国家药物政策和国家基本药物制度，组织开展食品药品安全风险监测评估。明确由一名副县长统一分管医疗、医保、医药工作，协调推进"三医"联动。二是健全基层卫生健康治理体系。濉溪县人民政府办公室印发《关于印发濉溪县爱国卫生工作管理办法的通知》，明确各镇（园区）、各单位部门共同参与爱国卫生运动，提高城乡卫生水平，健全基层卫生健康治理体系。印发《关于全面推开村（居）民委员会下设公共卫生委员会工作的通知》，全面推行设立村（居）公共卫生委员会。截至2022年6月，全县239个村（社区）全部完成村（居）公共卫生委员会设立工作，并积极开展相关工作，筑牢基层卫生健康工作的网底。三是探索开展健康管理单元建设。为巩固新冠疫情防控以来卫生健康治理体系建设的经验做法，积极探索紧密型县域医共体下医防融合工作，解决基层卫生健康综合管理"最后一公里"问题，2023年印发了《濉溪县"健康管

理单元"建设实施方案》。以行政村和城市网格为单位划分 232 个"健康管理单元"，县乡村三级 2626 名医疗卫生人员、2325 名村委会工作人员、232 个村（居）公共卫生委员会、3 个专业公共卫生机构协同负责各单元居民健康服务工作，精准构建以村（社区）为基础单元的、结果导向型一体化健康管理服务模式，让小网格发挥大作用，让群众生命健康有"医"靠。同时每年从医共体结余资金中拿出不少于 10% 的资金，用于激励相关工作人员，推动形成"病前主动防、病后科学管、跟踪服务不间断"的一体化健康管理方式，打通基层卫生健康治理的"最后一公里"。

三　改革成效

（一）分级诊疗和有序就医格局初步形成

一是患者回流明显，分级诊疗体系初步形成。2021 年和 2022 年，濉溪县县域就诊率均达到 93.0% 以上，县域内住院人次占比分别为 70.7% 和 82.9%，县域内基层医疗卫生机构诊疗人次占比分别为 77.8% 和 82.3%，基层住院人次占比分别为 13.2% 和 20.8%，患者就医下沉较为明显。二是双向转诊机制正在逐步形成。2021 年，通过转诊系统共计转诊 21631 人次，其中上转 16413 人次，下转 5218 人次；2021 年和 2022 年牵头医院分别向基层下转住院患者 5218 人次和 5156 人次，占牵头医院出院总人次的 6.75% 和 6.81%，有序就医的格局正在逐步形成。三是基本医保资金回流和下沉。2021 年和 2022 年，医保基金县域内支出率分别为 58.3% 和 61.7%，县域内基层医疗卫生机构医保基金占比分别为 7.5% 和 12.3%，均有一定程度的提高。

（二）县域医疗服务能力得到提升

一是牵头医院服务能力得到提升。2022 年，在安徽省 63 所县级医院医疗服务能力评比中，濉溪县人民医院排名第一，其胸痛中心（标准版）已通过国家认证现场核查，综合防治卒中中心获得国家授牌；全县建成省级临床重点专科 3 个、省级临床特色专科 2 个，市级临床重点专科 2 个、市级临床特色专科 2 个；县域内先后开展全市首例新技术新项目 101 项，县级医院三类、四类手术占比从 2020 年的 54.8% 提升到 2021 年的 59.6%。二是基层医疗卫生机构服务能力快速提升。2 家乡镇卫生院通过二级医院评审，5 个县域医疗次中心服务能力达到二级医院水平，建制乡镇卫生院在"优质服务基层行"活动中达到推荐标准的比例为 81.8%，建成基层临床特色科室 12 个；2022 年，基层医疗卫生机构中医诊疗人次占比达 50.9%，较 2021 年的 21.7% 提高了 29.2 个百分点，濉溪县获评"全国基层中医药工作先进单位"。

（三）医务人员工资收入提高，医生价值有所体现

一是基层医疗卫生机构职工工资水平逐步提高，与公立医院差距逐步缩小。通过改革，濉溪县公立医疗机构工资总额由 2016 年的 2.13 亿元增加到 2022 年的 4.39 亿元，增加了 106.1%。基层医疗卫生机构在岗职工平均年工资收入由 2016 年的 7.19 万元提高到 2022 年的 11.44 万元，改革后年均增长 13.0% 以上。与同期公立医院工资收入（13.35 万元）差距逐年缩小，基层医疗卫生机构人均收入与牵头医院人均收入的比值从 2019 年的 0.73 提升到 2022 年的 0.86。二是千人口基层医疗卫生机构编制高于全国平均水平，编制得到有效利用。2022 年，濉溪县每千常住人口基层医疗卫生机构编制达 1.3 人，高于全国平均水平（1.09 人），空编率为 7.5%，远低于同期全国平均水平（14.4%）；外聘率为 6.9%，远低于同期全国平均水平（38.0%）。

（四）健康管理水平得到提高，居民健康不断改善

一是"两病"规范管理率和控制率进一步提高。全县高血压患者规范管理率由 2021 年的 65.7% 提高到 2022 年的 78.1%，糖尿病患者规范管理率由 2021 年的 69.3% 提高到 2022 年的 77.2%，分别提升了 12.4 个百分点和 7.9 个百分点。管理人群的血压和血糖控制率分别由 2020 年的 67.3% 和

68.4%提高到 2021 年的 82.0% 和 79.6%，再进一步提升至 2022 年的 82.5%和 80.0%。全县高血压、冠心病、脑卒中住院人次逐年下降。二是城乡居民就医负担减轻。2021 年和 2022 年，濉溪县常见慢病门诊就诊率分别上升 83.5 个百分点和 7.0 个百分点，住院率分别下降 10.0 个百分点、8.4 个百分点，分别节约医保资金 1410.11 万元、1833 万元，同时降低了患者疾病负担。三是全民健康素养水平提高，四类重大慢病早死率低于全国平均水平。2021年和 2022 年濉溪县全民健康素养水平分别为 21.93% 和 25.65%，居民因心脑血管疾病、癌症、慢性呼吸系统疾病和糖尿病等四类重大慢性病导致的过早死亡率为 13.3% 和 13.7%，低于 2021 年 15.3% 的全国平均水平。

四 经验与启示

（一）坚持高位推动与部门协同发力

基层卫生健康综合试验区建设不仅需要卫生健康行政部门以及相关工作者的共同努力，而且需要党委、政府的高位推动，以及医保、财政、人社等相关部门的政策协同。濉溪县在加强基层卫生健康综合试验区建设的过程中，加强党的领导，成立县委卫生健康工作委员会，作为县委派出工作机构，由分管卫生健康、医疗保障与市场监管的副县长兼任书记，由医保、财政、人社、发改等相关部门作为成员单位，协调推进医疗、医保、医药"三医"联动工作。试验区工作开展两年来，县委、县政府主要领导直接上手抓试验区建设，召开专题会议 16 次，研究重点事项，出台一系列支持政策。财政、医保、人社等部门积极参与试验区建设，完善相关政策、增加经费投入、加强人才培养等，全县形成了"齐抓共管、共建共治"的新局面，推动基层卫生健康综合试验区工作向高质量发展。

（二）坚持强县级与强基层协同并重

县域医改的目标是既要强县级也要强基层，只有县级和基层都强才能实

现县域强，才能为县域群众织密健康的守护网。按照"县级强、乡级活、村级稳、上下联、信息通"的改革思路，濉溪县"外接天线"，与国家、省市等综合医院建立紧密合作关系，通过远程医疗、名医工作室、专家会诊制度等，加强县级医院的医疗服务能力和专科建设，将更多的患者留在县域；"内接地气"，依托紧密型县域医共体建设，加强医共体对基层医疗卫生机构的统一管理、业务帮扶、科室共建、质量指导等，提升基层卫生服务能力，将更多的患者留在基层。同时，通过构建县域全民健康信息网，实现县乡村医疗机构之间、居民与医疗机构之间信息交换、资源共享，促进居民分层分级有序就医。

（三）坚持医疗卫生与公共卫生协同发展

党的二十大报告提出要促进"医防协同、医防融合"。医防协同、医防融合是落实健康中国战略，构建"以健康为中心"的优质高效服务体系的重要内容，是积极应对人口老龄化的重要路径。从医疗卫生服务体系来看，濉溪县将专业公共卫生机构融入医共体建设，并参与包干基本公共卫生经费的利益共享，促进了专业公共卫生机构与医共体的优势互补、工作融合；从机构内部来看，医共体牵头医院成立慢病管理中心，横向统筹内科、心内科、内分泌科、呼吸科、肾脏内科等相关临床专科工作，纵向统筹县乡村的一体化慢病管理，形成了县域内分工明确、上下联动的分层分级诊疗新格局。在基层医疗卫生机构内部也实现了医疗和公共卫生服务流程、人员队伍、绩效考核、信息化等融合，提升了基层医疗和公共卫生服务能力。

（四）坚持提升能力和机制改革协同推进

能力提升是促进基层卫生健康发展的基础保障，机制改革是激发基层医疗卫生机构可持续发展的内生动力，能力提升和机制改革是基层卫生健康综合试验区建设中的重要内容。濉溪县不仅多措并举提升基层医疗卫生服务能力，而且更注重机制建设。2022 年，濉溪县委办公室印发《关于加强基层卫生健康综合试验区机制建设的实施意见》，进一步完善"三医"联动机制、乡镇卫生院能力稳步提升机制、家庭医生签约考核激励机制、经费包干机制、紧密型县域医共体绩效考核评价机制等，探索解决基层卫生健康工作中存在的障碍和问题，为全国其他地区提供经验借鉴。

五　展望

当前，濉溪县县级医院龙头带动作用仍需强化，基层服务能力有待进一步提升，乡村医疗机构基层全科医生总量不足，影响了签约服务质量。濉溪县应结合目前存在的问题与短板，继续按照国家和安徽省的重要战略部署，紧紧围绕以下几方面开展下一步工作，努力为安徽省乃至全国提供更多"濉溪方案""濉溪智慧"。

（一）进一步完善利益机制和人才机制

全面落实《关于进一步深化改革促进乡村医疗卫生体系健康发展的意见》《关于进一步完善医疗卫生服务体系的意见》要求，构建更加高效的县域医疗服务运行机制。一是继续整合医保与公共卫生资金打包交付医共体，实行结余留用、考核使用机制，进一步推动县乡村三级医疗机构以及专业公共卫生机构形成紧密的"利益共同体"，以市场化的激励约束手段确保医疗卫生事业在坚持公益属性的同时回归"价值医疗"。二是深化编制制度改革，进一步完善"县招乡用"工作机制，发挥县级医院与乡镇卫生院编制周转池作用，推动基层医疗卫生机构社会化用人池与周转池衔接。三是持续推进乡村医生定向委培，探索村医"员额制"，补齐基层医疗卫生队伍的短板。

（二）进一步提高服务能力和签约服务质量

一是深入推进"优质服务基层行"活动，使得建制镇卫生院全部达到推荐标准，分院全部达到基本标准。二是建立健全多元签约机制，推动签约服务"六个拓展"，扩大服务供给，丰富服务内容。坚持以量化考核为抓

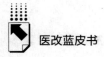

手，完善镇村签约服务考核评价机制，严格落实考核结果与资金分配挂钩，不断提升签约服务质量。

（三）推动健康单元建设和深化医防融合服务

一是探索建设结果导向型的健康管理单元，以健康促进和健康管理为手段，以控制慢性病危险因素和建设健康支持性环境为重点，开展健康知识普及、高危人群筛查与干预、重点疾病监测、慢病患者管理，推进慢性病预防、治疗、康复、健康促进等全链条综合防控工作。二是深化医防融合服务，建立有效工作保障机制，推动资源下沉，不断提升基本医疗服务的可及性。推动居民健康管理模式由"少治病"转变为"少生病"，做好群众健康"守门人"。

B.9
积极老龄化背景下江苏省无锡市
老年健康服务体系改革研究

王芳　赵君　刘思琦　徐雯　郁卫平　王炎　汝小美　李鹰*

摘　要： 积极应对人口老龄化，建立完善老年健康服务体系，是党中央、国务院正确把握人口发展大趋势和老龄化规律做出的重大战略部署。老年健康服务体系作为医疗卫生服务体系的重要组成部分，必须与深化医药卫生体制改革同步，不断提高医疗卫生服务体系适老化水平。近年来，无锡市聚焦老年健康服务能力不足、供需不匹配、社会保障支撑不够等问题，坚持健康老龄化和以人民健康为中心的理念，以深化改革为驱动，多部门协同发力，创新服务模式，加强医保配套和长护险制度建设，充分发挥政府和市场、机构与家庭的各自优势和作用，在优化完善老龄健康政策环境、提高老年健康服务可及性与便利性、缓解老年人健康养老负担等方面取得积极成效。下一步，无锡市将从完善老年健康服务稳定的投入和增长机制、整合能力评估与管理、推动失能综合干预关口前移、推进护理院等级管理和差异化结算等方面继续探索，不断满足老年人日益增长和升级的健康服务需求，为深化医药卫生体制改革做出贡献。

* 王芳，博士，中国医学科学院北京协和医学院卫生健康管理政策学院副院长、医学信息研究所卫生体系与政策研究中心主任，研究员，主要研究方向为基层卫生、老龄健康、妇幼健康政策等；赵君，硕士，中国医学科学院医学信息研究所助理研究员，主要研究方向为老龄健康、妇幼健康政策等；刘思琦，硕士，中国医学科学院医学信息研究所研究实习员，主要研究方向为老龄健康政策；徐雯，硕士，无锡市卫生健康委副主任，长期从事卫生健康、老年健康行政工作；郁卫平，无锡市卫生健康委老龄健康处处长，长期从事老龄健康行政工作；王炎，无锡市卫生健康委基层卫生处处长，长期从事基层卫生行政工作；汝小美，博士，国家卫生健康委原巡视员兼副司长，长期关注并从事老龄健康领域工作；李鹰，北京大学医学部医养结合养老产业研究中心主任，管理学研究员，主要研究方向为医养结合政策与实践。

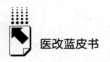

关键词： 积极老龄化　老年健康服务　基层医疗卫生机构

　　人口老龄化是社会发展的重要趋势，也是我国当前和今后较长一个时期的基本国情。我国自 1999 年进入老龄化社会，老年人口规模日益庞大。截至 2022 年底，全国 60 周岁及以上老年人口达 2.8 亿人，占总人口的 19.8%；65 周岁及以上老年人口达 2 亿人以上，占总人口的 14.9%。① 与人口老龄化问题伴随而来的是该人群慢性病患病率的持续上升与失能失智人群数量的急速增长，这给医疗卫生服务和照护服务体系带来严峻挑战。世界卫生组织（World Health Organization，WHO）先后提出并不断更新发展"健康老龄化""积极老龄化"理念，对我国老龄事业的发展有着重要的指导意义。《中共中央关于制定国民经济和社会发展第十四个五年规划和二〇三五年远景目标的建议》首次将积极应对人口老龄化上升到国家战略层面，并在《"健康中国 2030"规划纲要》《"十四五"健康老龄化规划》等多个规划纲要中明确提出要通过推动医疗卫生服务体系建设等多项举措促进健康老龄化，协同推进健康中国战略和积极应对人口老龄化国家战略，满足老年人健康需求并提升老年人健康水平。老年健康服务体系是医疗卫生服务体系的重要组成部分，尤其面临着优质资源不足、区域发展不平衡以及体制机制不完善等突出挑战，更需要与深化医改同步，统筹推进供给侧结构性改革，创新筹资支付、机构运行等关键机制，提升医疗卫生服务体系的适老化水平，建立完善老年健康服务体系。无锡市政府针对较早进入人口老龄化的这一实际情况，近年来探索和推进老年健康服务体系改革，注重系统性和协调性，形成了一些有推广和借鉴意义的做法。

---

　　① 《2022 年度国家老龄事业发展公报》，https：//www.mca.gov.cn/n152/n165/c1662004 999979996614/attr/315138.pdf。

一　改革背景

（一）老龄化形势严峻，老年健康服务需求迫切

无锡市于 1983 年进入人口老龄化阶段，是全国最早进入人口老龄化和深度老龄化的城市之一，老年人口呈现基数大、增长快、高龄化的特点。截至 2022 年底，全市 60 周岁及以上老年人口达 141.0 万人，占户籍人口的 27.2%。"十四五"期间，全市户籍老年人口预计将以年均 4 万人左右的速度增长，到 2025 年，全市户籍老年人口将达 154.9 万人左右，占比将达 29%左右。[①] 随着老龄化程度不断加深，患慢性病和有多种健康问题以及失能、失智老年人口也随之增加，无锡市 60 周岁及以上老年人高血压的患病率为 61.71%，糖尿病的患病率为 20.23%，血脂异常的患病率为 51.50%，冠心病的患病率为 9.30%，脑卒中的患病率为 10.28%，恶性肿瘤的患病率为 4.62%，慢性阻塞性肺疾病的患病率为 1.80%。老年健康服务需求不断增长和升级，特别是失能、半失能老人的医疗护理和长期照护需求十分迫切。

（二）现有老年健康服务能力难以满足老年人健康需求

老年人患病多为慢性病、多病共存，其医疗需求往往更为复杂，需要综合性的长期护理和康复计划。为缩小康复护理等老年人急需服务的供给缺口，无锡市采取公建民营、民办公助等市场化运作方式支持社会力量为老年人提供多层次、多样化的医养结合服务，按照"非禁即入"原则设置，不受区域总量规划限制，积极推进护理院、康复医院等医疗机构审批"放管服"改革，建立专项补贴制度，大力推动了护理院、康复医院建设。然

而，现有护理院多为养老机构设置，其医务人员配置水平和医疗服务能力相对较低，仅能提供最基本的医疗服务，无法真正满足在院老年人复杂的医疗服务需求，而以康复护理为主且有闲置床位的基层医疗卫生机构由于医保限额、收支两条线等因素无法真正发挥其康复护理等服务职能。整体来看，无锡市老年健康服务存在资源总量不足与利用不充分并存、服务能力和质量有待提升等问题，难以满足老年人日益增长的多层次多样化的健康服务需求。

（三）老年人群急需的居家医疗服务供给不足

在我国"9073""9064"养老服务格局下（即90%左右的老年人居家养老，7%或6%左右的老年人依托社区支持养老，3%或4%左右的老年人在机构养老），有90%左右的老年人选择居家养老，加之老年人多行动不便、陪护就医困难和医疗机构床位有限及床日限制等原因，城乡老年人对居家医疗服务的需求迫切。然而，由于开展居家医疗服务人力成本高，医护人员人身安全保障、医疗责任风险防范、收费标准、服务标准、医务人员上门出巡诊补偿机制等不完善，目前居家医疗服务供给不足。

（四）社会保障对健康养老服务的支持力度不够

老年人口增加意味着生活照料和医疗健康服务的成本和费用上升，给社会和个人都带来沉重的经济负担。同时，老年人的疾病特点和健康养老服务需求具有特殊性，对健康管理、康复、护理以及居家医疗照护服务有较高的需求，这就要求社会保障政策结合老年人疾病特点和需求进行相应改革。尽管无锡市自2014年起就不断完善护理院与基本医疗保险衔接机制，印发《关于扩大护理院纳入基本医疗保险定点管理的试行意见》，建立定点护理院医保床日结算制度并逐步提高结算标准，提高老年人护理服务的支付能力，但是老年人需求较大的健康管理以及家庭病床等居家医疗服务及其设施仍缺乏保障。

二　主要做法

基于世界卫生组织卫生体系六模块理论，近年来，无锡市结合老年健康服务体系现有基础和老年人健康服务需求，将老龄健康工作纳入深化医药卫生体制改革总体部署，围绕管理体制、投入机制、医保支付方式、人才培养与使用机制等进行改革，从治理、筹资、服务提供、人力资源、信息系统等方面完善老年健康服务体系，具体工作思路见图1。

（一）注重规划引领，完善老年健康服务体系

无锡市注重制定切实可行的老年健康服务体系建设发展规划，在"十四五"卫生健康、老龄事业发展规划中明确老年病医院、老年医学科、老年友善医疗机构建设目标，结合老年人需求，推动老年医疗、康复、护理、安宁疗护等服务发展。在规划引领下，无锡市近年来努力构建以老年病医院为核心、基层医疗卫生机构和护理院为基础、综合医院和专科医院老年医学科为支撑，包括健康教育、预防保健、疾病诊治、康复护理、长期照护、安宁疗护的综合连续、覆盖城乡的老年健康服务体系，并建立7个市级老龄健康与医养结合业务培训基地，开展医疗护理员等医养结合人才的专项培训。截至2023年，全市已经建成5家老年病医院（3家三级政府办、2家二级社会办）；二级及以上公立综合医院老年医学科建成率达到93%，并制定《无锡市老年医学科规范化建设实施方案》，以加强老年医学科建设标准化、提升服务内涵；建成老年友善医疗机构226家，建成率达到95%，其中优秀比例达到30%；建成以老年健康护理服务为主的医疗机构139家，其中护理院72家，医养结合康复医院3家，护理站13家，养老机构内设医疗机构51家。

（二）多部门发力，破解基层老年健康服务发展难点堵点问题

无锡市卫生健康委积极协调财政、编办、医保、人社等部门共同破解基

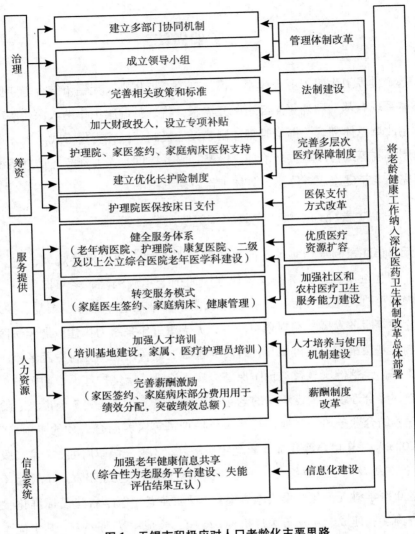

图1 无锡市积极应对人口老龄化主要思路

层医疗卫生机构开展老年健康服务尤其是居家医疗服务长期面临的难点堵点问题。一是加大财政投入，将基层医疗卫生机构提档升级建设列为市政府为民办实事项目，2020年以来，121家基层医疗卫生机构开展提档升级建设，有效改善社区老年人就医环境。二是有效整合现有资源，支持具备条件的基层医疗卫生机构在不改变职能、不增加编制的前提下，利用闲置床位或者改扩建增设护理院，按照一个法人、一套班子的运营模式，实现了护理院公建公营的突破，从而形成政府办护理院与社会办机构共同发展、互相促进的良好生态。三是对公建公营护理院符合条件的也依法纳入医保定点协议管理，实施按床日结算办法，并可享受长期护理险，解决了基层医疗卫生机构由医保定额限制导致住院老年人反复办理出入院、无法享受长期护理险的问题，使社区老年人享受就近、方便、安全、有效的医疗服务。四是建立考核激励机制，基层医疗卫生机构家庭医生签约服务费原则上将不低于70%的部分用于参与家庭医生签约服务人员的薪酬分配，基层医疗卫生机构提供家庭病床上门服务在收入扣除成本并按规定提取各项基金后，按不低于70%直接发放给上门服务医务人员，不受单位绩效工资总量限制，有效调动了基层医务人员积极性。

（三）创新服务模式，提供多元化居家社区老年健康服务

一是做实老年人家庭医生签约服务。无锡市结合社区网格化、居（村）委会功能配置，在城乡社区、居民小区建设家庭医生工作室，以家庭医生为服务主体，采取定点、定人、定时方式，实施居家社区医疗服务"网格化"管理，重点针对失能、失智、慢性病等老年人进行签约，签约老年人可享受优先建档用档、优先预约转诊、优先保障长期处方用药、优先提供居家医疗等服务。无锡市对居民服务需求进行充分调研，以实际需求为导向，研究制定了为居家老年人提供的医疗护理服务清单和服务规范，设计个性化服务包，不断健全完善治疗、康复、长期护理服务链，优先满足家庭医生签约的低收入、高龄老人及患有重病、失能及部分失能、行动不便的老年人居家健康管理、家庭病床、预约上门、居家护理等个性化、多层次的服务需求。

二是启动实施家庭病床制度。2022年底，无锡市卫生健康委会同医保局等部门出台了《关于印发加快推进全市家庭病床建设实施意见的通知》，在全市范围内启动了以政府办基层医疗卫生机构为实施主体，按照"建床评估、签订协议、履约服务、撤床管理"实施流程，向诊断明确、病情稳定、行动不便、适合在家庭条件下进行检查、治疗和护理的中度、重度失能

患者尤其是老年患者在其居住场所内建立病床，制定涵盖治疗护理、中医项目、药品服务、健康指导、康复项目、安宁疗护等内容的上门医疗服务清单，并明确服务规范和收费价格，有效缓解长期卧床或行动不便的老年人群看病就医困难以及医疗机构床位紧张和床日限制等问题。

三是创新老年健康管理内容和方式。无锡市开展老年人群重点慢性病的早期筛查、干预及分类指导，拓展老年口腔健康、老年营养改善、老年痴呆防治和心理关爱服务，不断提高社区老年人的健康服务保障水平。2020 年起，无锡市整合 65 周岁及以上老年人年度健康体检与纳入社会化管理的企业退休人员体检两项健康服务，并率先在 65 周岁及以上老年人和企业退休人员体检中增加人均 108 元的肿瘤标志物免费检测，项目纳入每年市政府为民办实事项目，3 年来各级财政共投入 1.29 亿元。2021 年起，在 3 个试点地区选取 45~74 岁人群，开展国家癌症中心的癌症防控全链条全周期管理试点，对老年人肿瘤标志物检测和评估出的肿瘤高危人群跟踪肺癌、乳腺癌、肝癌、上消化道癌、结直肠癌的检查确诊率。此外，无锡市还依托无锡人口库建立全市体检数据中心，实现体检数据与老年人健康档案的对接、报表数据自动统计以及与人社等部门间的体检人员名单比对、数据质控和体检结果共享，系统形成以市、县区、体检机构为单位的体检总报告，也为有针对性开展老年人健康教育管理提供了支撑。

（四）紧贴医保配套，提标扩容居家社区医养服务

一是加大家庭医生签约服务医保支持力度。无锡市家庭医生签约健康管理综合服务包筹资金额 130 元/（人·年），其中财政承担 60 元/（人·年），医保基金承担 40 元/（人·年），个人承担 30 元/（人·年），由个人现金或医保个人账户支付。为进一步提高家庭医生签约服务费筹资水平，拓展家庭医生服务内涵，无锡市卫生健康委、医保局等多部门将在医保基金 40 元/（人·年）的支持基础上，引入商业保险"惠民保"，加大对家庭医生签约服务的保障力度。

二是调整医保政策引导护理院高质量发展。在建设补贴、医保以及后期

长护险的有力引导下，无锡市社会资本办养老机构设置护理院数量迅速增长。为进一步规范护理院管理、促进护理院高质量发展、保障护理院老年人健康权益，无锡市一方面印发《无锡市护理院医疗等级管理试行方案》，根据机构建设基础、基本医疗服务设施条件、人员配置和服务能力等对护理院进行评级，作为下一步分类制定医保结算办法的依据，通过差异化医保床日结算标准引导现有护理院提高服务质量和水平；另一方面支持基层医疗卫生机构设置的护理院纳入医保定点管理，并执行 100 元/床·日标准的护理院医保床日结算制度，不计入基层医疗卫生机构医保总额，消除基层医疗卫生机构开设护理院的痛点问题，促进了护理院行业的良性竞争。

三是制定家庭病床医保结算办法。为进一步减轻患者就医负担，规范家庭病床服务医保费用管理，无锡市医保局会同市卫生健康委整合了原先的家庭病床结算办法，发布了《无锡市家庭病床医保结算暂行办法》，明确"家庭病床"建床期间产生的医疗费用可纳入医保报销，且建床期间参保人员发生的医疗费用不设起付标准、不计住院次数，按照社区卫生服务中心的住院标准享受医保待遇。家庭病床建床期间的医疗费用由医保部门与建床的定点医疗机构按照每人日均支付不超过 60 元且每人每年不超过 8000 元的标准结算，按此标准年末仍有结余的再根据服务量完成情况确定结余留用比例，并且相关医疗费用不纳入建床的医疗机构总额管理，鼓励医疗机构开展家庭病床服务。

（五）建立优化长护险制度，保障居家失能老人基本生活权益

为进一步健全社会保障制度体系，提高失能老人长期照护服务支付能力，2018 年无锡市政府下发了《关于建立长期护理保险制度的意见（试行）》及相关配套文件，从 2019 年 1 月 1 日起，在全市范围内启动实施长期护理保险制度，建立个人缴费、政府补助、医保统筹基金划转等多渠道资金筹集机制，为经评估符合条件的中度、重度失能老人提供基本生活照料和与基本生活密切相关的医疗护理服务，覆盖范围包括了无锡市行政区域内所有职工基本医疗保险和城乡居民基本医疗保险的参保人员。为满足大多数选

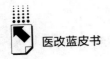

择居家养老的老年人长期护理需求，无锡市在长护险服务形式、支付方式、人员培训、动态监管等方面不断进行探索和优化，以保障失能老人获得护理服务的质量。

一是增强长护险与基本医保的协同作用。长护险的服务形式包括长护险定点机构住院护理、专业机构上门护理和居家亲情护理三种。对选择机构住院护理和居家亲情护理的，重度失能人员由长护险基金按照 50 元/天标准支付，中度失能人员按 30 元/天标准支付，同时可按规定享受原基本医疗保险住院待遇，如在护理院接受住院护理服务和在家庭接受家庭病床服务的失能老人均可同时享受长护险补助与护理院、家庭病床的基本医疗保险住院报销待遇。

二是支持居家专业护理服务的供给和利用。由于大多数老年人选择在家庭养老，为保障长护险居家护理服务质量，2022 年无锡市调整长护险政策。① 一方面调动专业护理人员提供居家上门护理服务的积极性，根据服务人员类别调整支付标准，体现专业技能价值，养老护理员每次 75 元，医疗照护员每次 95 元，执业护士每次 120 元，其中由长护险基金支付 75 元/次，超出部分由个人支付；另一方面鼓励居家失能老人选择专业机构上门护理，对于连续接受专业机构上门护理 6 个月以上的重度失能人员，由参保人员自主选择，每月在规定的上门护理次数（重度失能老人 5 次/周、中度失能老人 3 次/周）的基础上增加 1 次专业机构上门护理，增加的护理服务由长护险基金仍按 75 元/次的标准支付。

三是加强家属居家护理技能培训与考核。无锡市医保部门委托承办长护险服务的商保公司开展免费技能培训和考核，鼓励为失能人员提供居家护理服务的家属参加专业培训和考核。2022 年长护险新政策规定经过专业培训和考核且取得专业资质的失能人员家属提供护理服务的，失能人员获得全部长护险补助（重度失能人员 50 元/天、中度失能人员 30 元/天）；经过培训

① 《重要消息！无锡市长期护理保险政策调整啦！》，无锡市医疗保障局网站，2022 年 4 月 2 日，http://ylbzj.wuxi.gov.cn/doc/2022/04/02/3635061.shtml。

但未通过考核的非专业资质家属或其他人员提供护理服务的，增加由定点服务机构专业人员同期上门提供重度失能人员每月 4 次、中度失能人员每月 2 次的辅助护理服务，相关费用由长护险基金按照 75 元/次标准与定点服务机构结算，其余长护险补助待遇发放至失能人员，中度、重度失能人员每月剩余长护险补助待遇分别约为 750 元和 1200 元。

四是建立老年人失能状态动态监测机制。失能老人经过治疗或康复、护理等服务，其失能状态呈现动态变化过程，长护险的待遇支付标准和服务提供频次等取决于老年人的失能状态。为了提高基金使用效率，保障失能老人享受相应的护理服务，无锡市在两年一次的失能等级复评估之外，增加了对由家属提供服务的失能老人回访抽查机制和长护险专项稽核制度，对享受长护险待遇的失能人员进行随机抽查。2021~2022 年，长护险专项稽核覆盖失能人员 3000 余人，其中因失能状态及时调整支付待遇的 300 余人。

三 改革成效

（一）老龄健康政策环境逐步完善

无锡市把积极老龄观、健康老龄化理念融入经济社会发展全过程，充分发挥政策出台在促进健康老龄化工作中的指导作用，相继制定出台《关于印发"锡心医养"社区居家"332"服务行动方案（2023—2025 年）的通知》、《关于印发无锡市基层医疗卫生机构居家医养结合服务能力提升行动方案的通知》、《关于印发无锡市"一老一小"整体解决方案的通知》、《无锡市积极应对人口老龄化建设工作方案》、《关于建立长期护理保险制度的意见（试行）》和《老龄事业发展规划》等相关文件，将老龄健康工作纳入医疗改革总体部署，逐步构建完善了基层医疗卫生机构参与老龄健康工作制度体系，为规范、有序、系统推进基层医疗卫生机构参与老龄健康工作提供了坚实的保障（见表1）。

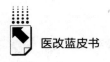

表1　无锡市积极应对人口老龄化实践探索的主要政策文件及标准规范

维度	主要政策文件及标准规范
改革类	《关于扩大护理院纳入基本医疗保险定点管理的试行意见》
	《无锡市家庭照护床位试点工作方案》
	《关于印发无锡市"一老一小"整体解决方案的通知》
	《关于成立无锡市"一老一幼"工作协调小组及工作专班的通知》
	《关于印发加快推进全市家庭病床建设实施意见的通知》
	《无锡市家庭病床医保结算暂行办法》
	《无锡市"十四五"健康老龄化规划》
	《无锡市积极应对人口老龄化建设工作方案》
	《关于建立长期护理保险制度的意见(试行)》
应用类	《无锡市长期护理保险失能等级评估管理办法(试行)》
	《无锡市长期护理保险定点护理服务机构管理办法(试行)》
	《无锡市护理院医疗等级管理试行方案》
	《关于做好无锡市医疗护理员培训工作的通知》
	《关于印发无锡市基层医疗卫生机构居家医养结合服务能力提升行动方案的通知》
标准类	《无锡市长期护理保险服务项目内容及标准(机构版)》
	《无锡市长期护理保险服务项目内容及标准(居家版)》
	《无锡市护理院等级评估标准》
	《无锡市长期护理保险失能等级评估标准(试行)》

资料来源：根据历年无锡市相关政策文件及标准规范整理。

（二）老年健康服务可及性与便利性得以提升

为进一步提升基层医疗卫生机构提供老龄健康服务的能力并切实改善老年人群就医服务的可及性与便利性，无锡市聚焦老年群体"就医难、照护难、康养难"的突出短板，积极推进家庭医生工作站、家庭病床建设等工作的落实并提高老年公共卫生服务的针对性与实效性。截至2022年，全市建成星级家庭医生工作室129个，组成家庭医生签约团队1159个，优先签约65周岁及以上老年人63.51万人。有条件的社区卫生服务中心除了成立机构内的家庭医生工作室，还深入社区设立家庭医生工作室613个，打通服务"最后一公里"。此外，2023年初无锡市在全市范围内启动以政府办基层医疗卫生机构为服务主体向老年患者提供的家庭病床服务，已实现家庭病床制度县区全覆盖，受到老年人的高度欢迎，切实推进了居家医养结合服务，目前共有 475 人次中、重度失能患者享受到家庭病床服务，建床时间累计 11546 天。同时，自 2020 年在 65 周岁及以上老年人和企业退休人员体检中增加肿瘤标志物筛查等项目以来，三年共计完成免费监测 118.79 万人次，筛查出肿瘤高危人群 71939 人（占检测人群的 6.07%），进一步提高了肿瘤早诊早治率以及五年生存率。

（三）老年人健康服务和管理落实较为到位

截至 2022 年底，无锡市老年健康管理相关指标已达到或接近国家相关规划和工作要求。其中，65 周岁及以上老年高血压患者规范管理率达到 70.84%，65 周岁及以上老年糖尿病患者规范管理率达 70.10%，均已高于《中国防治慢性病中长期规划（2017—2025 年）》中提出的 2025 年高血压、糖尿病患者规范管理率预期达到 70% 这一目标，老年血压控制率与血糖控制率也分别达到 66.39% 和 61.64%，处于较高水平；65 周岁及以上老年人城乡社区规范健康管理服务率为 64.90%，接近国家卫生健康委老龄健康司《关于全面加强老年健康服务工作的通知》提出的到 2025 年 65 周岁及以上老年人城乡社区规范健康管理服务率达到 65% 以上这一预期目标，惠山区、锡山区、江阴市已高于这一目标值。

（四）老年人长期照护和就医负担得到缓解

无锡市通过不断探索推进长期护理保险制度和家庭病床医保报销制度，较大程度上减轻了老年人及其家庭的经济负担和照护负担。目前，无锡市长期护理保险实现了全区域、全人群层面的全覆盖，并涵盖了各类机构护理和社区居家护理形式。无锡市现共有 121 家长期护理保险定点机构，制度覆盖人群达 640.65 万人，长护险项目待遇申请总人数累计 6.7 万人，待遇享受累计人数 5.4 万人，当前待遇享受人数 2.1 万人，其中重度失能人员 12889 人、中度失能人员 7899 人。2020～2022 年，无锡市长期护理保险累计筹资

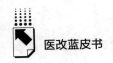
17.27 亿元，待遇给付 12.36 亿元，基金使用率为 71.57%。无锡市及时将家庭病床服务纳入医保报销范围，符合建床标准的城镇职工医保和城乡居民医保参保人员均可享受"居家住院、医保报销"的制度，医保报销比例达到 95.8%，远远高出了社区卫生服务中心或者乡镇卫生院住院的报销比例。

四 改革经验

（一）坚持健康老龄化和以人民健康为中心的理念，加强部门协同综合施策

老龄化是社会结构的深刻变化，对经济社会各个领域构成冲击，健康老龄化不仅有利于改善老年人口福祉，也有助于减轻人口老龄化对财政和社会造成的潜在负担，[①] 而健康老龄化的实现需要多部门协同推进、综合施策。无锡市委、市政府高度重视老龄健康工作，转变发展理念和治理观念，把积极老龄观、健康老龄化理念融入经济社会发展的全过程，从保障和改善民生、促进社会和谐、拉动产业发展以及健康中国建设的高度出发，将老龄健康工作纳入深化医药卫生体制改革以及促进养老、健康服务业发展的总体部署，切实把健康老龄化提上重要议事日程。无锡市政府充分发挥在促进健康老龄化工作中的主导作用，履行政府在制定规划、引导投入、兜底保障、服务监管等方面的职责，统筹政府各部门力量、社会各方面资源，努力满足老年人多样化、多层次的健康服务需求。在推动家庭病床建设、优化社会保障制度等重点工作中，由市长担任领导小组组长，建立跨部门协调机制，是破除相关工作难点堵点问题的关键所在。同时，无锡市通过创新家庭医生签约服务和老年人健康管理，不断强化老年常见病、慢性病、重大疾病的防控、健康指导和综合干预，促进医疗服务由以治病为中心向以健康为中心转变，从而最大限度减少或延缓老年人群患病，尽量延长老年人处于健康状态的时间。

[①] Xinxin Chen, John Giles, Yao Yao, et al., "The Path to Healthy Ageing in China: A Peking University - Lancet Commission," *Lancet*, 2022, 400 (10367): 1967-2006.

（二）平衡政府和市场关系，形成公办与社会办机构共同发展格局

政府和市场分工合作提供医疗服务是国际发展的普遍趋势，有利于分担公共财政压力，优化卫生资源配置，缓解多层次多样化医疗服务供给不足的问题，促进医疗服务的公平和高效。[①] 面对健康养老服务需求急剧增长和供给资源缺乏的现状，既需要充分利用现有公立医疗资源保障基本健康养老服务覆盖，又需要充分调动社会力量提供多层次多样化的健康养老服务选择，促进竞争和创新，合力满足老年人日益增长和升级的健康养老服务需求。无锡市通过放开审批备案制度、放宽准入条件、落实建设和运营补贴、加强医保和长护险支持，以及灵活运用公建民营、民办公助等市场化运作方式等综合措施，引导和支持各类社会资本举办康复、护理和医养结合等机构，为老年人提供多样化的健康养老服务。同时，针对公立医疗机构在部分健康养老服务中的缺位现象，无锡市及时采取措施解决相关政策和资金保障不足问题，支持公立医疗机构提供健康服务，形成公办与社会办机构共同发展、相互促进、良性竞争的多元格局。

（三）重点依托基层医疗卫生机构，满足老年人居家社区健康服务需求

基层医疗卫生机构是医疗卫生服务体系的网底，主要职责包括面向辖区居民提供预防、保健、健康教育等基本公共卫生服务和常见病、多发病的诊疗服务以及部分疾病的康复、护理服务，其服务内容、方式和范围与老年人健康需求相契合，同时基层医疗卫生机构床位使用率较低，大量资源处于闲置状态，在老年健康服务特别是居家社区老年健康服务中有着无可比拟的天然优势和重要意义。然而基层医疗卫生机构的人员能力、设备设施等软硬件水平普遍没有跟上老龄化社会的需求，投入补偿、考核激励等机制也未随着老龄化形势及时调整，提供老年健康服务的能力欠缺、动力不足。无锡市认

---

① 袁素维等：《新形势下对我国推行社会办医的思考》，《中国医院管理》2014 年第 2 期。

识到基层医疗卫生机构在提供老年健康服务中的重要作用，从提升服务能力和调动积极性两方面着手进行改革，通过加大投入力度、完善补偿机制、转变服务模式等系统措施强化基层医疗卫生机构老年健康服务功能发挥，使占总数97%以上的居家社区养老老年人群的基本健康服务需求得到满足。

（四）发挥家庭基础支撑作用，弥补照护人力资源不足

由于待遇保障、职业发展、社会认同、工作内容和强度等多重因素影响，养老护理员等正式照护资源总量不足，并且随着老龄化的发展缺口不断加大。受到传统观念、支付能力等多种因素影响，家庭成员是大多数老年人生活照料的主要提供者，是照护队伍的有效补充，我国失能老人中非正式照护服务的使用比例为84.62%。① 然而家庭照护一方面存在缺乏专业照护能力、照护质量不能保障的问题，另一方面也对家庭照护者造成经济和健康方面的负面影响。因此，为满足老年人倾向由家庭成员照护的需求，鼓励家庭成员承担照护责任，同时体现其承担照护服务的劳动价值和隐性成本，无锡市将家庭成员提供的照护服务纳入长护险支付范围，同时对其进行培训和考核以保障照护服务质量，有效缓解了正式照护人力资源紧张的问题。

五 展望与建议

（一）强化战略购买理念，完善老年健康服务稳定的投入和增长机制

由于对各类高龄、失能、残疾等特殊人群各有相应补贴和保障政策，如高龄补贴、失能补贴、残疾人补贴及长期护理保险、基本医疗保险等社会保障，各类补贴和保障在个体层面存在叠加，部分老年人在扣除、报销相应费用后补贴资金出现结余，而部分老年人由于支付能力和保障不足无法利用服

---

① 袁笛：《长期照护服务体系中正式和非正式照护的平衡研究》，博士学位论文，西南财经大学，2021。

务，造成资源的浪费和服务利用的不平等。下一步，需全面梳理各项投入政策，以战略购买理念整合各类资金，合理分配基本医疗保险、大病保险、长护险、医疗救助等基金的使用范围、支付能力和保障效益，探索与基本公共卫生经费协同使用办法，侧重根据中低收入老年人的支付能力和服务需求，为其购买整合预防、治疗、康复、健康管理、安宁疗护等服务的系统性、连续性的老年健康服务，同时根据老龄化以及老年健康需求的发展变化，在合理测算服务成本的基础上建立老年健康服务价格调整机制，完善稳定的投入渠道和标准以及动态增长机制，从而保障老年健康服务体系的建设与服务提供，满足老年人的健康需求。

（二）整合能力评估与管理，实现服务精准化

失能失智老人是老年健康照护服务的重点人群，但目前由于缺乏统一的评估机制，老年人根据领取失能补贴、享受长期照护服务的需要参加民政、医保等部门的能力评估，相应数据信息分别由不同部门掌握，整体人群的失能失智老人底数不清，不利于老年健康照护服务提供。无锡市将整合卫健、民政、医保等部门资源，统一老年人能力综合评估标准及评估体系，并通过部门间信息系统与数据对接，推动评估结果跨部门共享互认，推进各部门按照各自职能实施精准的老年健康照护服务。同时，搭建综合性为老服务平台，加强"社区卫生服务中心+养老服务中心+呼叫服务中心"三中心联动，促进老年健康照护服务的供需对接。

（三）推动失能综合干预关口前移，促进健康老龄化

失能老人照护是人口老龄化进程中的突出难题。将失能的发生尽可能延迟至生命的终末期，维持老年人的功能发挥，是世界卫生组织提倡的健康老龄化目标之一，我国也在《健康中国行动（2019—2030年）》中要求降低65~74周岁老年人失能发生率。失能发生发展的因素非常复杂，开展预防性综合干预对于降低失能风险和延缓失能发生非常重要。下一步，将结合《老年失能预防核心信息》，进一步加强老年人失能预防健康教育，提高老

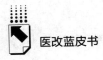

年人自我健康管理能力；从老年人常见病、多发病的防治和管理着手，关注与老年人生活起居密切相关的健康问题，早期发现和干预易导致失能的肌肉骨骼疾病、心脑血管疾病、呼吸系统疾病、神经系统疾病等，维护老年人视觉、听觉等感官功能；同时，落实国家基本公共卫生服务项目，为失能老人提供居家健康评估和康复护理指导、心理支持等健康服务，延缓失能状态的发展。

（四）推进护理院等级管理和差异化结算，促进服务能力提升

护理院作为一级医疗机构，而且大部分由养老机构设置，存在人员配备、服务能力不足的情况，亟须卫生健康行政部门作为行业主管部门制定符合护理院特点的完善的考核管理制度，无锡市先行先试，率先制定了《无锡市护理院等级评估标准》和启动了公建公营护理院建设，下一步将依据护理院等级建立差异化医保床日结算制度，通过资金引领推进护理院服务能力的整体提升，更好地保障护理院老年人享受到规范、安全、有效的医疗服务，真正实现医养服务的有机结合和政策红利的充分释放。

Abstract

In accordance with the principle of scientificness, rigor and representativeness, the Chinese Academy of Medical Sciences organized experts of relevant fields to compile this report including progress of health reform in 2022 and key issues and areas of health reform at current stage. This report objectively analyses the health reform on the basis of factual evidence, puts forward a strategic vision for reform in the new era, and provides helpful support to further deepen health reform.

In 2022, the health reform continues to adhere to the concept of "people first", driven by system and mechanism reform and innovation, focusing on key areas and links, and continuously advancing the reform towards depth. New progress and achievements have been made in the expansion of high-quality medical resources and regional balanced layout, the formation of five new mechanisms for comprehensive reform and high-quality development of public hospital, the reform of diversified compound payment methods and the multi-level medical security system for the high-quality development of medical security, the further improvement of the drug supply guarantee system, the enhancement of the construction and capacity building of the public health system, and the reform of traditional Chinese medicine with the goal of inheritance, innovation, and development. Additionally, the achievements in the construction of reform related fields such as healthcare informatization, technological innovation, and talent pool are becoming more prominent. Deepening the reform of the medical and health system has entered an important historical period of inheriting the past and ushering in the future. The future development strategy of health reform should be guided by the top-level design of Chinese path to modernization of health governance, further improve the high-quality development of the system and mechanism of

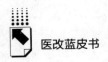

health, and finally achieve the strategic goal of joint construction, sharing and public health by means of technology enabling the development of health undertakings.

This book consists of three parts: a general report, a special report, and local experiences and cases. The general report systematically, scientifically, and objectively analyzes main progresses and impacts of key fields in health reform in 2022, which include accelerating the construction of an orderly new pattern of medical treatment and diagnosis, promoting the reform and high-quality development of public hospitals, promoting the development of multi-level medical security systems, improving the drug supply guarantee system, enhancing the construction and capacity of public health systems, promoting the revitalization and development of traditional Chinese medicine, and advancing the construction of information technology and talent teams. The special reports objectively and systematically analyze the core issues in key areas of the reform from perspective of experts, which focus on promoting the Chinese (path to) modernization of healthcare, reforming public hospitals and promoting high-quality development, deepening the reform of medical insurance payment methods, and reforming on drug protection policy and clinical use of national basic medical insurance. The local experiences and cases section selects typical regions with considerable reform progress and obvious reform results and summarizes their practical experience to provide reference and inspiration for promoting the development of health reform in depth.

Keywords: Medical and Health System Reform; High-quality Development; Health Governance; Coordination and Interaction

Contents

I General Report

Abstract: In 2022, the country continues to deepen health reform, and multiple key reform measures have been implemented and taken effect. Continuing to take the expansion and sinking of quality medical resources and the balance of regional layout as the starting point, the construction of the orderly medical service and treatment pattern was accelerated. The comprehensive reform of public hospitals was promoted by point-to-surface integration, and the formation of five new mechanisms for the high-quality development of public hospitals was accelerated. Deepening of the medical insurance system reform continuously promoted the high-quality development of the medical insurance industry. The ability to ensure drug supply was enhanced and continued to improve the drug supply guarantee system. The construction and capacity building of the public health system has been continuously enhanced, and the innovation of the collaboration mechanism of medical and preventive services was advanced. The reform of the governance mechanism of traditional Chinese medicine has been deepened continuously, promoting the inheritance, innovation and development of traditional Chinese medicine. The construction of reform related fields such as

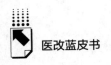
healthcare informatization, technological innovation, and talent pool continued to support the deepening of health reform. Facing the new situations and challenges, future development strategy of the health reform should guarantee the Chinese (path to) modernization of health governance of the priority strategic development of people's health, constantly improve the system and mechanism of high-quality development, and use new technologies to enable the advance of health care service.

Keywords: Deepening Medical and Health System Reform; System and Mechanism Reform; High-quality Development; Health Governance

II Special Topics

B.2 Improve the Health Care Developing in Chinese Modernization
by Reform and Innovation

Yao Jianhong, Yao Lan, Liu Hui and Li Jian / 096

Abstract: From this day forward, the central task of the Communist Party of China (CPC) and Chinese people of all ethnic groups is realizing Chinese modernization. Health system modernization is the proper meaning and important foundation of Chinese modernization. Reform and innovation are important measures to realize health system modernization. The overall requirements of Chinese modernization will be important guide to continuously deepen the reform of the medical and health system in the new era. To write a new chapter of health care developing in Chinese modernization by reform and innovation, the following principles are important. The reform and innovation are always on the way, the strategy is put high-quality development as basic goal, the path is building new pattern of medical care, the measure is integration of medical and preventive system, the supportive strategy is developing of Science and Education and human resources, the feature is placing equal importance on both Traditional Chinese Medicine and Western medicine, the method is improving the medical and health governance mechanism.

Keywords: Hygiene and Health; Chinese (Path to) Modernization; Medical and Health System Reform

B.3 Promoting the Reform and High-quality Development of Public Hospitals

Fu Qiang, Wang Xiufeng, Ren Jing and Wang Hao / 109

Abstract: Public hospitals are the mainbody of China's medical service system and a vital force to maintain people's life safety and physical health. Promoting the reform and high-quality development of public hospitals is an essential task to deepen the health system reform in the new era and a basic requirement to improve the basic medical and health system with Chinese characteristics. Since 2021, the public hospital reform has entered a new stage of high-quality development with gradually improved policy system and steadily advanced key tasks. In this stage, promoting the reform and high-quality development of public hospitals still face some problems and challenges. In order to push the reform and high-quality development of public hospitals into a new level, we should strengthen the Party-building in public hospitals, improve the support of health provider system, promote capacity building of medical service and management, push the model innovaton in medical service supply and the increasement in efficiency, as well as improve the level of cultural construction in public hospitals.

Keywords: Public Hospitals; Medical Service System; High-quality Development

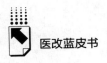

B.4 Deepening the Reform of Payment Methods

—*Progress and Experience in the Reform of*

Diagnosis-Intervention Packet

Ying Yazhen, Zhang Liqiang / 138

Abstract: Diagnosis-Intervention Packet (DIP) is a payment system based on the summary and refinement of local practices in China. Since its launch in November 2020, 203 areas have carried out DIP reforms. Various areas have expanded their coverage, established mechanisms, laid a solid foundation, and promoted synergy. Payment reform has steadily advanced, and some areas have formed typical experiences and achieved initial results. At the same time, due to the strong professionalism of DIP reform and the wide range of interest relationship adjustments, this report is recommended to analyze the misunderstandings, as well as the difficulties and challenges faced in its implementation. It is suggested to strengthen information and data support, improve technical specifications, implement scientifically and meticulously, and increase collaborative efforts.

Keywords: Reform of Payment Methods; Diagnosis-Intervention Packet (DIP); Technical Specification

B.5 Research on Drug Protection Policy and Clinical Use of National Basic Medical Insurance

Zhou Yingyu, Liu Guiyang, Kuai Liping and Xu Dongyan / 162

Abstract: Since the establishment of the National Health Insurance Bureau (NHIB) in 2018, significant policy results have been achieved through continuous health insurance drug reform. Medicines in National Reimbursement Drug List have become increasingly abundant, and the structure of medicines used by medical institutions has become more reasonable. Over the past six years, 618 new and good medicines have been transferred in National Reimbursement Drug List, and

194 medicines with inaccurate therapeutic effects that are easy to abuse in the clinic have been transferred out. The level of drug protection for the treatment of major diseases and special populations has been improved, and the proportion of medicines used for the treatment of cardiovascular diseases, diabetes, oncology and other chronic diseases has been further increased. The number of medicines used for rare diseases has risen from 22 to 65, and the types of diseases covered has risen from 13 to 26; the number of medicines used for children's hospitals under the medical insurance scheme has risen significantly in both quantity and amount. And the prices of collectively purchased and nationally negotiated medicines have fallen. The prices of collectively procured and nationally negotiated medicines have fallen and their dosage has increased, effectively improving the accessibility of medicines to patients and reducing their financial burden of medicines. Most innovative medicines have been included in the National Reimbursement Drug List, and the time between approval and entry into the medical insurance scheme has been shortened year by year, so that the accessibility of medicines to patients has been significantly improved.

Keywords: Medical Insurance Drug; Drug Management Reform; Medicare Drug Catalogue

Ⅲ Local Experiences and Cases

B. 6 Fujian Province Promotes the Coordinating Development
and Governance of "Tripartite Medical" by Taking
the Provincial Comprehensive Medical Reform
Pilot as the Grasp   *Health Commission of Fujian Province* / 194

Abstract: This article summarizes the development process of Fujian Province's exploration and implementation of the "Tripartite Medical System" path in the process of deepening medical reform, which includes a series of measures

279

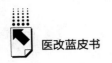

from single reform to systematic promotion, from partial pilot to overall promotion, and from linkage concept to institutional construction. It also analyzes the effectiveness of measures around residents' health level, medical and health burden, resource structure allocation, public hospital performance, and medical insurance fund operation. The main inspirations of promoting the pilot comprehensive medical reform in Fujian Province include: strengthening the leadership of the Party is the fundamental guarantee for promoting the coordination of the "Tripartite Medical System" implementing government investment is an important foundation for ensuring the development of the "three medical" system, streamlining departmental functions is a prerequisite for deepening the governance of the "Tripartite Medical System", encouraging grassroots innovation is the source and driving force for improving the "Tripartite Medical System" policies, and playing a market role is the key to enhancing the vitality of the "Tripartite Medical System"; And based on the actual situation of Fujian Province, from three dimensions of cross department, cross domain, and cross level, propose the next step of promoting the collaborative development and governance of "Tripartite Medical System" work prospects.

Keywords: Comprehensive Healthcare Reform; Tripartite Medical Collaboration; Fujian Province

B.7 Building a High-quality and Efficient Integrated Medical and Health Service System in Foshan City, Guangdong Province

Health Commission of Guangdong Province, Foshan Health Bureau / 213

Abstract: Foshan City adheres to the principle of "putting people's health at the center", anchors to the theme of high-quality development, and continuously deepens the medical and health service system reform. By implementing four policy linkage measures, pushing three reform shifts, stimulating three driving forces, and consolidating three foundations, Foshan City has built an development pattern based on the concept of "Top health resource reservation at the city-level, strong-capable general hospitals cultivation at the district level, active incentive mechanism at the township level, and stable health safety network strengthening at the village level". The reformed system has promoted the expansion and vertical allocation of high-quality medical resources, improved the regional balance of medical resources, and strengthened the safety network. All measures enhanced the capacity of the primary care organization, improved the quality and efficiency of the integrated health service delivery system, and created the "Accessible Care and High-quality Care" Foshan Sample for all her residents. Foshan City has embarked on a path of high-quality healthcare system development that aligns with the requirements of the central government, conforms to comprehensive city capacity, and meets the people's expectations.

Keywords: Integrated Health Service System; Deepening Health System Reform; High-quality Development; Foshan Model

B.8　Taking the Construction of Comprehensive Pilot Zones As
　　an Effective Mean to Build a High-quality Development
　　Model of Primary Health in Suixi County, Anhui Province

Qin Jiangmei, Zhang Lifang, Lin Chunmei,
Zhang Yanchun and Bo Guangbao / 239

Abstract: Suixi County takes the construction of comprehensive pilot zones for primary health as an effective mean, and strives to build a high-quality development model of primary health. In recent years, Suixi County has implemented the hierarchical diagnosis and treatment system of "first diagnosis in primary health care, two-way referral, different treatment for acute and chronic diseases, and upper and lower linkage" through effective measures such as improving the primary health service capacity, unblocking policy channels,

improving the system and mechanism, and strengthening technical and information support. Suixi County actively innovated and made breakthroughs regarding the improvement of incentive compatibility mechanism, exploration of the new integrated model of treatment and prevention, and improvement of the primary health management. County-level medical and health service capacity has continued to improve, and a pattern of hierarchical diagnosis and treatment and orderly medical treatment has taken shape, achieving a three-way win-win effect of improving the quality and efficiency of county-level and community-level medical and health services, demonstrating the value of doctors, and ensuring that patients receive medical treatment at ease. The main inspiration includes adhering to the coordinated efforts of high-level promotion and departmental actions, adhering to the coordinated construction of county-level and primary health care, adhering to the coordinated development of medical treatment and public health, and adhering to the coordinated promotion of capacity enhancement and institutional reform. According to the existing problems and shortcomings of Suixi County, suggestions were put forward to further improve the benefit mechanism and talent mechanism, improve service capacity and contract service quality, promote the construction of health unit and deepen the integration of treatment and prevention services.

Keywords: Hierarchical Diagnosis and Treatment; Primary Health Care; Suixi County

B.9　Research on the Reform of the Elderly Health Service System under the Background of Active Aging in Wuxi City, Jiangsu Province

Wang Fang, Zhao Jun, Liu Siqi, Xu Wen, Yu Weiping,

Wang Yan, Ru Xiaomei and Li Ying / 255

Abstract: Responding proactively to population aging and establishing and improving the elderly healthcare system is a major strategic task jointly issued by the Central Committee of the Communist Party of China and the State Council for correctly grasping the general trend of population development and the rule of aging. As an important part of the healthcare system, healthcare system for the elderly is supposed to synchronize with the deepening of Heath Reform for continuously enhancing the level of providing elderly care service based on the whole healthcare system. In recent years, focusing on problems such as insufficient capacity of providing healthcare service for the elderly, mismatch between supply and demand, and poor support of social security, Wuxi has adhered to the principle of "healthy aging" and "people's health as the center" and adopted following measures, i. e. , regarding deepening medical reform as the driving force, coordinating efforts from multiple departments, innovating elderly service models, and strengthening the construction of medical insurance and long-term care insurance, taking advantages and roles of the government and the market, institutions and families. Therefore, Wuxi has achieved great progress in improving the policy environment for elderly health, bettering the accessibility and quality of elderly healthcare service, alleviating the medical and elderly care burden in the population. In the next step, Wuxi will continue to establish a stable investment and growth mechanism of elder healthcare system, integrate disability assessment and management, strengthen disability prevention, promote the medical grade management and varied payment method of nursing home for continuously meeting the growing and upgraded healthcare service needs of the elderly.

Keywords: Active Aging; Healthcare Service for the Elderly; Primary Healthcare Institution

社会科学文献出版社

皮 书

智库成果出版与传播平台

❖ 皮书定义 ❖

皮书是对中国与世界发展状况和热点问题进行年度监测，以专业的角度、专家的视野和实证研究方法，针对某一领域或区域现状与发展态势展开分析和预测，具备前沿性、原创性、实证性、连续性、时效性等特点的公开出版物，由一系列权威研究报告组成。

❖ 皮书作者 ❖

皮书系列报告作者以国内外一流研究机构、知名高校等重点智库的研究人员为主，多为相关领域一流专家学者，他们的观点代表了当下学界对中国与世界的现实和未来最高水平的解读与分析。

❖ 皮书荣誉 ❖

皮书作为中国社会科学院基础理论研究与应用对策研究融合发展的代表性成果，不仅是哲学社会科学工作者服务中国特色社会主义现代化建设的重要成果，更是助力中国特色新型智库建设、构建中国特色哲学社会科学"三大体系"的重要平台。皮书系列先后被列入"十二五""十三五""十四五"时期国家重点出版物出版专项规划项目；自2013年起，重点皮书被列入中国社会科学院国家哲学社会科学创新工程项目。

皮书网

（网址：www.pishu.cn）

发布皮书研创资讯，传播皮书精彩内容
引领皮书出版潮流，打造皮书服务平台

栏目设置

◆ **关于皮书**
何谓皮书、皮书分类、皮书大事记、
皮书荣誉、皮书出版第一人、皮书编辑部

◆ **最新资讯**
通知公告、新闻动态、媒体聚焦、
网站专题、视频直播、下载专区

◆ **皮书研创**
皮书规范、皮书出版、
皮书研究、研创团队

◆ **皮书评奖评价**
指标体系、皮书评价、皮书评奖

所获荣誉

◆ 2008 年、2011 年、2014 年，皮书网均
在全国新闻出版业网站荣誉评选中获得
"最具商业价值网站"称号；

◆ 2012 年，获得"出版业网站百强"称号。

网库合一

2014 年，皮书网与皮书数据库端口合
一，实现资源共享，搭建智库成果融合创
新平台。

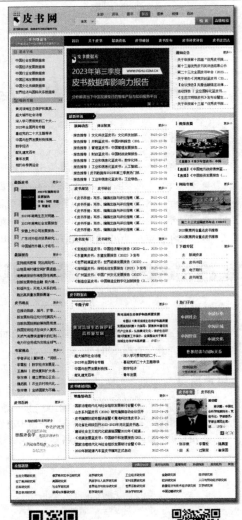

皮书网

"皮书说"
微信公众号

权威报告·连续出版·独家资源

皮书数据库
ANNUAL REPORT(YEARBOOK)
DATABASE

分析解读当下中国发展变迁的高端智库平台

所获荣誉

- 2022年，入选技术赋能"新闻+"推荐案例
- 2020年，入选全国新闻出版深度融合发展创新案例
- 2019年，入选国家新闻出版署数字出版精品遴选推荐计划
- 2016年，入选"十三五"国家重点电子出版物出版规划骨干工程
- 2013年，荣获"中国出版政府奖·网络出版物奖"提名奖

皮书数据库

"社科数托邦"
微信公众号

成为用户

登录网址www.pishu.com.cn访问皮书数据库网站或下载皮书数据库APP，通过手机号码验证或邮箱验证即可成为皮书数据库用户。

用户福利

- 已注册用户购书后可免费获赠100元皮书数据库充值卡。刮开充值卡涂层获取充值密码，登录并进入"会员中心"—"在线充值"—"充值卡充值"，充值成功即可购买和查看数据库内容。
- 用户福利最终解释权归社会科学文献出版社所有。

社会科学文献出版社 皮书系列
SOCIAL SCIENCES ACADEMIC PRESS (CHINA)

卡号：174875775213
密码：

数据库服务热线：010-59367265
数据库服务QQ：2475522410
数据库服务邮箱：database@ssap.cn
图书销售热线：010-59367070/7028
图书服务QQ：1265056568
图书服务邮箱：duzhe@ssap.cn

法律声明

"皮书系列"（含蓝皮书、绿皮书、黄皮书）之品牌由社会科学文献出版社最早使用并持续至今，现已被中国图书行业所熟知。"皮书系列"的相关商标已在国家商标管理部门商标局注册，包括但不限于 LOGO（▧）、皮书、Pishu、经济蓝皮书、社会蓝皮书等。"皮书系列"图书的注册商标专用权及封面设计、版式设计的著作权均为社会科学文献出版社所有。未经社会科学文献出版社书面授权许可，任何使用与"皮书系列"图书注册商标、封面设计、版式设计相同或者近似的文字、图形或其组合的行为均系侵权行为。

经作者授权，本书的专有出版权及信息网络传播权等为社会科学文献出版社享有。未经社会科学文献出版社书面授权许可，任何就本书内容的复制、发行或以数字形式进行网络传播的行为均系侵权行为。

社会科学文献出版社将通过法律途径追究上述侵权行为的法律责任，维护自身合法权益。

欢迎社会各界人士对侵犯社会科学文献出版社上述权利的侵权行为进行举报。电话：010-59367121，电子邮箱：fawubu@ssap.cn。

社会科学文献出版社